国家卫生健康委员会"十四五"规划教材

全国高等学校教材

供基础、临床、预防、口腔医学类专业用

新形态教材

医学文献检索与论文写作

Medical Literature Retrieval and Thesis Writing

第 6 版

主　　编 | 赵玉虹

副 主 编 | 马　路　胡德华

数字主编 | 赵玉虹

数字副主编 | 胡德华　田金徽

U0292520

人民卫生出版社

·北京·

图书在版编目（CIP）数据

医学文献检索与论文写作 / 赵玉虹主编. -- 6 版.
北京：人民卫生出版社，2024. 12. --（全国高等学校
五年制本科临床医学专业第十轮规划教材）. -- ISBN
978-7-117-37316-6

Ⅰ. R-058；H152. 3

中国国家版本馆 CIP 数据核字第 20242HM573 号

人卫智网	www.ipmph.com	医学教育、学术、考试、健康，购书智慧智能综合服务平台
人卫官网	www.pmph.com	人卫官方资讯发布平台

医学文献检索与论文写作

Yixue Wenxian Jiansuo yu Lunwen Xiezuo

第 6 版

主　　编：赵玉虹
出版发行：人民卫生出版社（中继线 010-59780011）
地　　址：北京市朝阳区潘家园南里 19 号
邮　　编：100021
E - mail：pmph @ pmph.com
购书热线：010-59787592　010-59787584　010-65264830
印　　刷：人卫印务（北京）有限公司
经　　销：新华书店
开　　本：850×1168　1/16　　印张：14
字　　数：414 千字
版　　次：2001 年 8 月第 1 版　　2024 年 12 月第 6 版
印　　次：2025 年 1 月第 1 次印刷
标准书号：ISBN 978-7-117-37316-6
定　　价：55.00 元

打击盗版举报电话：010-59787491　E-mail：WQ @ pmph.com
质量问题联系电话：010-59787234　E-mail：zhiliang @ pmph.com
数字融合服务电话：4001118166　E-mail：zengzhi @ pmph.com

编委名单

新形态教材使用说明

　　新形态教材是充分利用多种形式的数字资源及现代信息技术，通过二维码将纸书内容与数字资源进行深度融合的教材。本套教材全部以新形态教材形式出版，每本教材均配有特色的数字资源和电子教材，读者阅读纸书时可以扫描二维码，获取数字资源、电子教材。

　　电子教材是纸质教材的电子阅读版本，其内容及排版与纸质教材保持一致，支持手机、平板及电脑等多终端浏览，具有目录导航、全文检索功能，方便与纸质教材配合使用，进行随时随地阅读。

获取数字资源与电子教材的步骤

① 扫描封底红标二维码，获取图书"使用说明"。

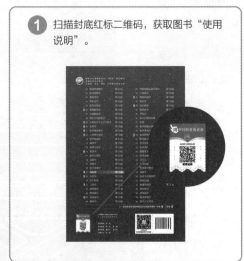

② 揭开红标，扫描绿标激活码，注册／登录人卫账号获取数字资源与电子教材。

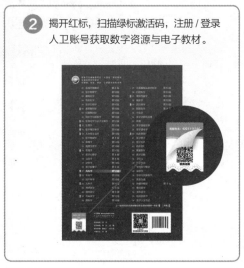

③ 扫描书内二维码或封底绿标激活码，随时查看数字资源和电子教材。

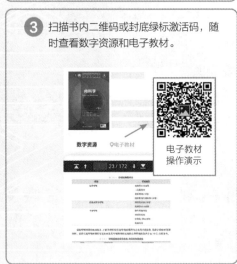

④ 登录 zengzhi.ipmph.com 或下载应用体验更多功能和服务。

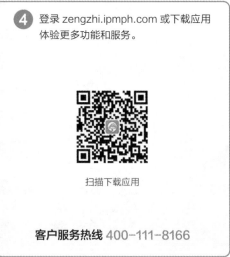

扫描下载应用

客户服务热线 400-111-8166

读者信息反馈方式

　　欢迎登录"人卫e教"平台官网"medu.pmph.com"，在首页注册登录后，即可通过输入书名、书号或主编姓名等关键字，查询我社已出版教材，并可对该教材进行读者反馈、图书纠错、撰写书评以及分享资源等。

序言

百年大计,教育为本。教育立德树人,教材培根铸魂。

过去几年,面对突如其来的新冠疫情,以习近平同志为核心的党中央坚持人民至上、生命至上,团结带领全党全国各族人民同心抗疫,取得疫情防控重大决定性胜利。在这场抗疫战中,我国广大医务工作者为最大限度保护人民生命安全和身体健康发挥了至关重要的作用。事实证明,我国的医学教育培养出了一代代优秀的医务工作者,我国的医学教材体系发挥了重要的支撑作用。

党的二十大报告提出到 2035 年建成教育强国、健康中国的奋斗目标。我们必须深刻领会党的二十大精神,深刻理解新时代、新征程赋予医学教育的重大使命,立足基本国情,尊重医学教育规律,不断改革创新,加快建设更高质量的医学教育体系,全面提高医学人才培养质量。

尺寸教材,国家事权,国之大者。面对新时代对医学教育改革和医学人才培养的新要求,第十轮教材的修订工作落实习近平总书记的重要指示精神,用心打造培根铸魂、启智增慧、适应时代需求的精品教材,主要体现了以下特点。

1. 进一步落实立德树人根本任务。遵循《习近平新时代中国特色社会主义思想进课程教材指南》要求,努力发掘专业课程蕴含的思想政治教育资源,将课程思政贯穿于医学人才培养过程之中。注重加强医学人文精神培养,在医学院校普遍开设医学伦理学、卫生法以及医患沟通课程基础上,新增蕴含医学温度的《医学人文导论》,培养情系人民、服务人民、医德高尚、医术精湛的仁心医者。

2. 落实"大健康"理念。将保障人民全生命周期健康体现在医学教材中,聚焦人民健康服务需求,努力实现"以治病为中心"转向"以健康为中心",推动医学教育创新发展。为弥合临床与预防的裂痕作出积极探索,梳理临床医学教材体系中公共卫生与预防医学相关课程,建立更为系统的预防医学知识结构。进一步优化重组《流行病学》《预防医学》等教材内容,撤销内容重复的《卫生学》,推进医防协同、医防融合。

3. 守正创新。传承我国几代医学教育家探索形成的具有中国特色的高等医学教育教材体系和人才培养模式,准确反映学科新进展,把握跟进医学教育改革新趋势新要求,推进医科与理科、工科、文科等学科交叉融合,有机衔接毕业后教育和继续教育,着力提升医学生实践能力和创新能力。

4. 坚持新形态教材的纸数一体化设计。数字内容建设与教材知识内容契合，有效服务于教学应用，拓展教学内容和学习过程；充分体现"人工智能＋"在我国医学教育数字化转型升级、融合发展中的促进和引领作用。打造融合新技术、新形式和优质资源的新形态教材，推动重塑医学教育教学新生态。

5. 积极适应社会发展，增设一批新教材。包括：聚焦老年医疗、健康服务需求，新增《老年医学》，维护老年健康和生命尊严，与原有的《妇产科学》《儿科学》等形成较为完整的重点人群医学教材体系；重视营养的基础与一线治疗作用，新增《临床营养学》，更新营养治疗理念，规范营养治疗路径，提升营养治疗技能和全民营养素养；以满足重大疾病临床需求为导向，新增《重症医学》，强化重症医学人才的规范化培养，推进实现重症管理关口前移，提升应对突发重大公共卫生事件的能力。

我相信，第十轮教材的修订，能够传承老一辈医学教育家、医学科学家胸怀祖国、服务人民的爱国精神，勇攀高峰、敢为人先的创新精神，追求真理、严谨治学的求实精神，淡泊名利、潜心研究的奉献精神，集智攻关、团结协作的协同精神。在人民卫生出版社与全体编者的共同努力下，新修订教材将全面体现教材的思想性、科学性、先进性、启发性和适用性，以全套新形态教材的崭新面貌，以数字赋能医学教育现代化、培养医学领域时代新人的强劲动力，为推动健康中国建设作出积极贡献。

教育部医学教育专家委员会主任委员
教育部原副部长

林蕙青

2024 年 5 月

全国高等学校五年制本科临床医学专业
第十轮 规划教材修订说明

全国高等学校五年制本科临床医学专业国家卫生健康委员会规划教材自 1978 年第一轮出版至今已有 46 年的历史。近半个世纪以来,在教育部、国家卫生健康委员会的领导和支持下,以吴阶平、裘法祖、吴孟超、陈灏珠等院士为代表的几代德高望重、有丰富的临床和教学经验、有高度责任感和敬业精神的国内外著名院士、专家、医学家、教育家参与了本套教材的创建和每一轮教材的修订工作,使我国的五年制本科临床医学教材从无到有、从少到多、从多到精,不断丰富、完善与创新,形成了课程门类齐全、学科系统优化、内容衔接合理、结构体系科学的由纸质教材与数字教材、在线课程、专业题库、虚拟仿真和人工智能等深度融合的立体化教材格局。这套教材为我国千百万医学生的培养和成才提供了根本保障,为我国培养了一代又一代高水平、高素质的合格医学人才,为推动我国医疗卫生事业的改革和发展作出了历史性巨大贡献,并通过教材的创新建设和高质量发展,推动了我国高等医学本科教育的改革和发展,促进了我国医药学相关学科或领域的教材建设和教育发展,走出了一条适合中国医药学教育和卫生事业发展实际的具有中国特色医药学教材建设和发展的道路,创建了中国特色医药学教育教材建设模式。老一辈医学教育家和科学家们亲切地称这套教材是中国医学教育的"干细胞"教材。

本套第十轮教材修订启动之时,正是全党上下深入学习贯彻党的二十大精神之际。党的二十大报告首次提出要"加强教材建设和管理",表明了教材建设是国家事权的重要属性,体现了以习近平同志为核心的党中央对教材工作的高度重视和对"尺寸课本、国之大者"的殷切期望。第十轮教材的修订始终坚持将贯彻落实习近平新时代中国特色社会主义思想和党的二十大精神进教材作为首要任务。同时以高度的政治责任感、使命感和紧迫感,与全体教材编者共同把打造精品落实到每一本教材、每一幅插图、每一个知识点,与全国院校共同将教材审核把关贯穿到编、审、出、修、选、用的每一个环节。

本轮教材修订全面贯彻党的教育方针,全面贯彻落实全国高校思想政治工作会议精神、全国医学教育改革发展工作会议精神、首届全国教材工作会议精神,以及《国务院办公厅关于深化医教协同进一步推进医学教育改革与发展的意见》(国办发〔2017〕63 号)与《国务院办公厅关于加快医学教育创新发展的指导意见》(国办发〔2020〕34 号)对深化医学教育机制体制改革的要求。认真贯彻执行《普通高等学校教材管理办法》,加强教材建设和管理,推进教育数字化,通过第十轮规划教材的全面修订,打造新一轮高质量新形态教材,不断拓展新领域、建设新赛道、激发新动能、形成新优势。

其修订和编写特点如下：

1. **坚持教材立德树人课程思政** 认真贯彻落实教育部《高等学校课程思政建设指导纲要》，以教材思政明确培养什么人、怎样培养人、为谁培养人的根本问题，落实立德树人的根本任务，积极推进习近平新时代中国特色社会主义思想进教材进课堂进头脑，坚持不懈用习近平新时代中国特色社会主义思想铸魂育人。在医学教材中注重加强医德医风教育，着力培养学生"敬佑生命、救死扶伤、甘于奉献、大爱无疆"的医者精神，注重加强医者仁心教育，在培养精湛医术的同时，教育引导学生始终把人民群众生命安全和身体健康放在首位，提升综合素养和人文修养，做党和人民信赖的好医生。

2. **坚持教材守正创新提质增效** 为了更好地适应新时代卫生健康改革及人才培养需求，进一步优化、完善教材品种。新增《重症医学》《老年医学》《临床营养学》《医学人文导论》，以顺应人民健康迫切需求，提高医学生积极应对突发重大公共卫生事件及人口老龄化的能力，提升医学生营养治疗技能，培养医学生传承中华优秀传统文化、厚植大医精诚医者仁心的人文素养。同时，不再修订第9版《卫生学》，将其内容有机融入《预防医学》《医学统计学》等教材，减轻学生课程负担。教材品种的调整，凸显了教材建设顺应新时代自我革新精神的要求。

3. **坚持教材精品质量铸就经典** 教材编写修订工作是在教育部、国家卫生健康委员会的领导和支持下，由全国高等医药教材建设学组规划，临床医学专业教材评审委员会审定，院士专家把关，全国各医学院校知名专家教授编写，人民卫生出版社高质量出版。在首届全国教材建设奖评选过程中，五年制本科临床医学专业第九轮规划教材共有13种教材获奖，其中一等奖5种、二等奖8种，先进个人7人，并助力人卫社荣获先进集体。在全国医学教材中获奖数量与比例之高，独树一帜，足以证明本套教材的精品质量，再造了本套教材经典传承的又一重要里程碑。

4. **坚持教材"三基""五性"编写原则** 教材编写立足临床医学专业五年制本科教育，牢牢坚持教材"三基"（基础理论、基本知识、基本技能）和"五性"（思想性、科学性、先进性、启发性、适用性）编写原则。严格控制纸质教材编写字数，主动响应广大师生坚决反对教材"越编越厚"的强烈呼声；提升全套教材印刷质量，在双色印制基础上，全彩教材调整纸张类型，便于书写、不反光。努力为院校提供最优质的内容、最准确的知识、最生动的载体、最满意的体验。

5. **坚持教材数字赋能开辟新赛道** 为了进一步满足教育数字化需求，实现教材系统化、立体化建设，同步建设了与纸质教材配套的电子教材、数字资源及在线课程。数字资源在延续第九轮教材的教学课件、案例、视频、动画、英文索引词读音、AR互动等内容基础上，创新提供基于虚拟现实和人工智能等技术打造的数字人案例和三维模型，并在教材中融入思维导图、目标测试、思考题解题思路，拓展数字切片、DICOM等图像内容。力争以教材的数字化开发与使用，全方位服务院校教学，持续推动教育数字化转型。

第十轮教材共有56种，均为国家卫生健康委员会"十四五"规划教材。全套教材将于2024年秋季出版发行，数字内容和电子教材也将同步上线。希望全国广大院校在使用过程中能够多提供宝贵意见，反馈使用信息，以逐步修改和完善教材内容，提高教材质量，为第十一轮教材的修订工作建言献策。

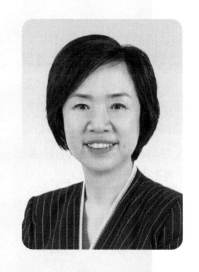

赵玉虹

　　二级教授,博士生导师,中国医科大学临床研究中心主任。国家"万人计划"领军人才、国家重点研发计划首席科学家、享受国务院政府特殊津贴专家、辽宁省"兴辽英才计划"科技创新领军人才。中华医学会医学信息学分会候任主任委员、中国卫生信息与健康医疗大数据学会智慧医院与人工智能应用标准委员会主任委员。辽宁省重大慢病精准医学重点实验室主任、辽宁省智能诊疗生态系统工程研究中心主任。主要从事医学信息学、精准医学等相关科学研究、实践及教育教学工作,在健康医疗大数据处理、生物医学文献与网络资源检索等方面有较深造诣,两次获国家级教学成果奖二等奖,多次获辽宁省教学成果奖一等奖,主持国家级精品课程及精品资源共享课程 1 项。连续主持"十三五""十四五"国家重点研发计划项目、国家自然科学基金、辽宁省"揭榜挂帅"项目等,发表中外文学术论文 200 余篇,编写教材及专著 10 余部,曾获首届全国教材建设奖一等奖。

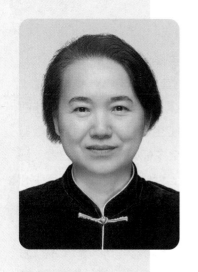

马　路

首都医科大学医学信息学系教授，博士生导师，现任首都医科大学国际交流与合作处处长。兼任中国中西医结合学会第四届信息专业委员会副主任委员、中华预防医学会第六届公共卫生信息化专业委员会副主任委员、中国图书馆学会第十届学术研究委员会图书馆管理专业组委员、中国高等教育学会引进国外智力工作分会第五届理事会理事，《图书情报工作》《中国中医药图书情报杂志》等学术期刊编委。从事医学文献检索与教学工作三十余年，主持、参与多项教育部、北京市教委科研课题，编写教材 24 部，发表论文 80 余篇。

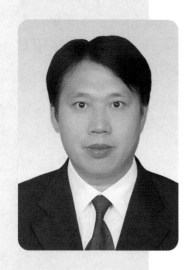

胡德华

中南大学生命科学学院副院长，三级教授、博士生导师。兼任中华医学会医学信息学分会委员、教育学组组长，中国卫生信息与健康医疗大数据学会常务理事，中国卫生信息学会卫生信息学教育专业委员会副主任委员，全国医学文献检索教学研究会副理事长，湖南省医学会医学信息学专业委员会副主任委员。长期从事医学文献检索、生物信息学教学和科研工作，是"生物信息学"国家级一流本科专业负责人，"信息检索"国家级一流本科课程负责人。主持国家社会科学基金 3 项以及全国教育科学"十一五"规划课题等各级各类项目 20 多项。在核心期刊上发表学术论文 100 多篇。主编多部国家级规划教材及专著。获湖南省科学技术进步奖二等奖、三等奖以及湖南省社会科学优秀成果奖等 10 余项。

前言

医学信息学科和技术的发展对医学领域的创新及进步起到重要的推动作用。医学文献作为医学信息的重要载体,是开展医学实践与学术交流的重要工具。具备良好的信息素养、能够有效利用医学文献是医学生的必备能力之一。

《医学文献检索与论文写作》教材自出版发行以来,作为各医学院校的精品教材广泛采用,承担着医学院校学生信息素养教育和文献检索能力培养的重任,深受师生好评。然而,随着人工智能技术的迅猛发展,以及网络和数字化技术的持续革新,数据库更新速度日益加快,现有的文献检索工具、技术和方法都在经历深刻的变革,旧版教材中的部分内容已无法满足当前的教学需求和学习需要。

因此,本次教材修订采用以岗位胜任力为导向的教育教学理念,以提升临床医学生信息能力为目标,注重对学生信息素养和创新能力的培养,力求为学生提供更优质的学习资源和指导服务,为医学生的学术成长和职业发展提供支持和帮助。

在编写思路方面,新版教材在介绍最新的文献检索理论和技术之外,深入结合医学行业的实际需求,秉持"问题导向、案例驱动"的编写思路,让学生在解决实际问题的过程中,掌握检索知识与技能,将理论、实践和技能训练融为一体,力求为学生提供更加全面、准确、实用的检索指导。同时,新版教材本着"授人以鱼不如授人以渔"的教学理念,更注重对医学文献检索原则和方法的介绍,帮助学生在数据库持续更新的环境中,快速掌握检索要领。

在教材内容方面,新版教材新增医疗信息系统章节,旨在帮助学生掌握临床信息检索、数据分析和系统操作等关键技能,对医学生未来利用信息技术进行医学研究和临床实践具有重要的促进作用。在论文写作部分,新版教材新增学术诚信规范、科研选题等内容,引导学生树立正确的学术观念和良好的学术道德,为未来的学术研究和职业发展奠定坚实基础。

在数字资源建设方面,新版教材充分发挥信息技术优势,数字资源包含教学课件、思维导图、思考题解题思路等内容,表达更加生动形象、更有利于互动交流、更有利于分层施教,可满足不同场景、不同类型、不同需求的教学设计。

当然,尽管写作过程中我们采用最新的检索工具、检索技术和知识体系,但由于信息资源的快速发展和数据库的不断更新等,书中有些检索实例可能与学生实际应用的数据库检索界面或版本等有所差异,敬请理解。

感谢马路、胡德华副主编以及全体教材编委在教材编写过程中付出的努力,欢迎广大师生给予宝贵建议与意见,共同推动教材的不断完善与进步。

赵玉虹

2024 年 6 月 13 日

目录

15

第一章 | 绪 论

文献检索（literature retrieval），是指收集整理特定文献并按一定方式组织和存储，同时根据信息需求查找出相关信息的过程，又称为文献存储与检索（literature storage and retrieval）。狭义的文献检索则指根据用户信息需求，利用检索工具或检索系统从文献信息集合中找出用户所需要文献的过程，本教材内容主要以狭义的文献检索为主。文献检索是人们有效利用文献信息资源，提高个人知识技能水平、科学研究能力和个人信息素养的重要方式，尤其在网络化、信息化时代，能否充分利用各种文献检索技术收集、筛选和利用现有文献信息资源，是衡量个体未来发展能力、新知识吸收能力以及个体整体素质的重要指标之一，因此掌握文献检索与利用的基本技能、具备良好的信息素养已经成为现代科技工作者甚至普通人员应该具备的基本生存条件。本章从分析需要掌握的信息获取与利用的基本技能出发，阐述信息、知识、文献的基本概念，医学生应具备的基本信息素养；介绍文献检索的发展概况、研究内容和如何开展本课程的学习。

第一节 | 信息与信息素养

现代人类生活与工作都离不开信息的支持，从最基本的穿衣吃饭、天气查询、旅行外出的列车时刻或者航班动态、文化娱乐的电影播放时间到专业的疾病诊治最新技术、科技开发动态，都要实时从网络或其他媒体中获取最新相关信息以作出最优选择。一方面，科学技术的发展和通信技术、信息数字化技术的快速发展使各类信息资源迅速增加，方便了人们获取和利用各类信息；另一方面，大量的信息堆积又造成信息过载或称之为信息泛滥，增加了人们查找、利用信息的负担。因此如何认识信息，怎样准确查找、筛选、利用信息就成为当代人类生活、工作和学习的重要能力之一。

一、信息、知识、情报与文献

1. 信息　信息（information）指物质存在或运动方式与状态的表现形式或反映，是现实世界事物的反映，它提供了客观世界事物的消息、知识，是事物的一种普遍属性。信息的定义还有其他各种表述，如王邵平编著的《图书情报词典》中，信息的定义是："一般指数据、消息中所包含的意义，它可以使信息中所描述的事件的不肯定性减少。" 美国图书馆协会（ALA）对信息的定义是："All ideas, facts, and imaginative works of the mind which have been communicated, recorded, published and/or distributed formally or informally in any format." 《辞海》将信息解释为 "音信、消息"。作为科学术语，广义的信息指事物属性的表征，狭义的信息指系统传输和处理的对象。不同事物具有不同的存在状态和运动方式，会表现出不同的信息，信息千差万别。信息本身不是实体，必须借助某种介质才能表现或传播。信息是可以感知和识别的，通过人的感官被传递和接收。人们通过信息载体的特征和差异，可以识别各种信息。信息的表达形式可以是数据、文字、图像、音频等各种形态，信息的表现形态又是可以转换的，可以从一种形态转换为另一种形态。

医学信息是指通过观察、实验或借助于其他工具，对健康或疾病状态下人体生理或病理特征的认识及其反映。例如，人体脉搏、呼吸、温度以及疾病状态下的各种体征与症状、实验室检测数据等都是医学信息，甚至包括姓名、年龄等基本资料。目前越来越多的医学信息产生、传递，且随着循证医学、精准医学和大数据的发展，医学信息越来越多地受到关注，医学信息的大数据处理与应用已经成为新的产业,不仅可以提高医疗服务水平、个体治疗决策,而且医学大数据逐渐成为健康服务的重要支撑。

信息被认为是无所不在的,广泛存在于自然界、人类社会及思维领域中,人之间、机器之间、人机之间、动物之间、植物之间、细胞之间等,都可以进行信息交换。然而,人们对信息的发现和认识受到各个时期生产力和科学技术发展水平及认识能力的影响和制约,人类社会发展的历史就是人类不断认识信息、获取信息、掌握信息、传递信息、生产信息,并用其为人类服务、改造世界的过程。随着信息社会的不断发展,信息的生产和积累越来越多、越来越复杂,人们需要获得、传递、掌握使用的信息越来越多,用来解决问题的范围也日益广泛。人们已经充分认识到信息社会中信息的重要性,信息与能源、物质并列为经济、社会发展最重要的资源,谁能更有效地搜集信息、掌握信息、加工信息、使用信息,谁就能够在社会中发挥更大的作用并处于更有利的地位。

2. **知识**　知识(knowledge)是人类在认识和改造客观世界实践中获得的对事物本质的认识和经验的综合,是人们通过实践对客观事物及其运动过程和规律的认识。知识来源于信息,是被人们理解和认识并经大脑重新组织和系列化、总结和归纳出规律性的信息内容。在生活、生产、科研等活动中,人脑通过对客观事物发出的信息的接收、选择、处理,得到对事物一般特征的认识,形成了概念。在反复实践和认识的过程中,人脑通过对相关概念的判断、推理、综合,加深了对事物本质的认识,形成了知识。医学知识是人们通过实践对医学信息的获取、提炼和系统化、理论化的结果,是关于人体生命、健康、疾病的现象、本质和规律的认识。知识在人类社会的发展中起着巨大的作用,是衡量一个国家、一个民族文明程度的标志。可以按多种标准将知识划分为不同类型:如可分为生活常识、科学知识;经验知识、理论知识;主观知识、客观知识;基础知识、技术知识、应用知识;哲学知识、自然科学知识、社会科学知识、思维科学知识等。

3. **情报**　情报(intelligence)指人们以各种方式传递与交流的具有特定价值与时效的信息,是人们为一定目的搜集的有使用价值的知识或信息。情报原意为消息、报道、敌情报告,最早认为情报是战时关于敌情的报告;20世纪70年代,情报被认为是意志、决策、部署、规划、行动所需要的能指引方向的知识和智慧;20世纪80年代,情报被认为是获得的他方有关情况以及对其分析研究的结果。情报的重要属性有传递性、知识性和效用性,是信息源产生的各类信息被人们以某种方式接收、过滤,在一定的时间内经用户使用产生某些效益的信息。情报具有信息所有的特征,同样普遍存在于社会活动和实践。人们在物质生产和知识生产的实践活动中,源源不断地创造、交流与利用各种各样的情报。在信息社会中,情报发挥着越来越重要的作用,人们在从事各项事业时对情报的依赖程度也日益增大。

情报能够启迪人们的思维、增进知识、提高认识能力,有助于决策、在竞争中获胜。情报按内容范围可划分为科学技术情报、社会科学情报、政治情报、军事情报、经济情报、技术经济情报、体育情报、管理情报等;按使用目的可以划分为战略情报、战术情报、竞争情报等;按传播形式可分为口头情报、实物情报、文献情报以及文字情报、数据情报、音像情报等;按公开程度可分为公开情报、内部情报、秘密情报、机要情报等。情报的交流基本通过文献、口头或视听方式,其中文献交流是情报交流的主要方式。由于网络通信技术的发展以及社交网络的普及,利用网络交换情报已经成为主流。

4. **文献**　文献(document/literature)是指以文字、图像、公式、音频、视频、代码等手段将信息、知识记录或描述在一定的物质载体上,并能起到存贮、传播信息情报和知识作用的一切载体。简言之,文献是"记录知识或信息的载体"。文献是人类长期从事生产和科学技术活动以及社会交往的真实记录,是各种知识或信息载体的总称,这些信息和知识是通过文字、符号、图形、音频、视频、数字等手段记载在各种载体上的。文献由四个基本要素构成:所记录的知识和信息、记录知识和信息的符号、用于记录知识和信息的物质载体、记录的方式或手段。内容是关键;符号是表现形式;载体是文献存在方式,如龟甲兽骨、竹木缣帛、纸张、胶片胶卷、磁带磁盘、光盘、网络等;手段是文献的存储方式,如印刷、缩微等。文献的基本功能有存贮知识信息、传递知识信息、教育和娱乐等。文献记录了人类历史长河中科学技术发展和人类活动所达到的成就和水平,凝结着人类的辛勤劳动和智慧,积累着各种对后人有用的事实、数据理论、方法,记载着前人成功的经验和失败的教训,反映了各个时代、各种社会环境下科学和人类社会进步所达到的水平状况,能够使人类继往开来,不断推陈出新。随着网络通信技术、信息数字化技术的发展,电子文献被越来越多的人所接受,电子阅读、移动阅读已经成为人们的主要阅读方式,因此出版发行电子文献、网络图书,收集与利用电子文献逐渐成为文献信息服务机构的重要工作内容,学会电子文献的检索与利用已成为新时代信息用户的重要能力之一。文献承载了人类文化发展的历史,无论纸质文献还是电子文献,始终是图书馆开展信息服务的重要保障,是人类学习、交流的重要工具。

文献与信息、知识、情报之间有着极为密切的关系,信息、知识、情报需要固定在一定的物质载体上,形成文献后才能进行传递,才能被人们所利用,文献是信息、知识、情报存储、传递、利用的重要方式。信息可以成为情报,但是一般要经过选择、综合、研究、分析等加工过程,也就是要经过去粗取精、去伪存真、由此及彼、由表及里的提炼过程;信息是知识的重要组成部分,但不是全部,只有系统化、理论化的信息才能称为知识;情报是知识或信息经传递并起作用的部分,即运用一定的形式,传递给特定用户,在一定的时间内产生效用的知识或信息。

二、信息素养内涵及发展

信息素养(information literacy),又称为信息素质,是伴随着社会信息化的形成和发展而出现的一个名词术语,指人们利用信息工具和信息资源的能力,以及选择、获取、识别信息,加工、处理、传递信息并创造信息的能力。信息素养是对个人信息行为能力、独立学习能力以及批判性思维能力等的概括性描述。信息素养是一个比较宽泛的概念,包括对信息重要性和需要的知识或信息的内容、范围、性质的理解,以及为解决面临的问题来确定、查询、评价、组织和有效生产、使用与交流信息的能力。具备信息素养的人能认识到何时需要信息、需要什么样的信息,并能检索、评价和有效利用所需要的信息,知道如何学习、能够进行终身学习。

信息素养一般包括信息意识、信息能力、信息道德等方面。信息意识是信息素养的前提,指能充分认识信息的重要作用,树立终身学习、勇于创新的观念,对信息有敏感性和洞察力,能迅速有效地发现与掌握有价值的信息。信息能力是信息素养的重点和核心,指能够有效地利用各种工具以及信息资源获取信息、加工处理信息及创造新信息的能力,包括能够主动确定所需信息范围和程度,能够利用合适的方式有效获取所需信息,能够批判性地评价、分析信息资源,并能够独立、有效、准确地利用信息资源解决问题。信息道德是指人们在获取、利用信息过程中必须遵循的准则,树立正确的法治观念,增强信息安全意识,了解与信息和信息技术有关的道德问题,遵守法规和有关获取及使用信息资源的行为规范。

2000 年美国大学和研究型图书馆协会(Association of College and Research Libraries, ACRL)董事会公布了《美国高等教育信息素养能力标准》(*Information Literacy Competency Standards for Higher Education*,以下简称《能力标准》),次年该标准得到美国高等教育协会认可,成为美国高等教育中学生信息能力培养的标准。《能力标准》包括 5 项信息素养能力标准、22 项执行指标和 87 项效果指标,强调信息化环境下人们应具备的信息获取、评价、鉴别、整合和交流能力,并遵守信息化伦理规范。《能力标准》发布后很快被各个国家教育部门接受并逐渐成为各国开展学生信息能力培养的通用标准。ACRL 以该标准为框架,相继制定了适合各学科领域的信息素养标准,如《科学技术领域信息素养标准》(2006 年)、《人类学与社会学学生信息素养标准》和《政治学专业研究能力指南》(2008 年)、《心理学信息素养标准》(2010 年)、《新闻专业信息素养标准》和《教师教育信息素养标准》(2011 年)等,将学科专业教育与专业信息素养教育结合,体现学科特色,提升学科信息素养培养水平。其他国家的图书馆学相关学会、机构也相继出台了各自的信息素养标准,如 2001 年澳大利亚与新西兰高校信息素养联合工作组(ANZIIL)正式发布的《澳大利亚与新西兰信息素养框架:原则、标准及实践》等。《美国高等教育信息素养能力标准》认为有信息素养的人应具备以下能力:①能确定所需信息的性质和范围;②能有效地获得所需信息;③评判性地评估信息以及信息源;④将获取的信息与自身的知识加以融合;⑤有效地利用信息以完成特定的任务;⑥理解与信息利用相关的经济、法律以及社会因素,并在社会伦理以及法律规范之下存取、利用信息。

2015 年 2 月 ACRL 在第一版标准的基础上颁布了《高等教育信息素养框架》(*Framework for*

Information Literacy for Higher Education,以下简称《框架》),《框架》替代了原来的《美国高等教育信息素养能力标准》。《框架》用6个"要素"(又称为"阈")描述学生面对新媒体时代怎样整合、利用信息资源提高学术研究和学习能力。框架由能力标准的信息检索、评价技能培养转变为信息思维意识能力培养,旨在强调批判性信息整合能力。这6个要素是:信息权威的建构性与情境性;信息创建的过程性;信息的价值属性;学科研究的探究性;学术研究的对话性;信息检索的策略性。每个要素包括一个信息素养的核心概念、一组知识技能以及一组行为方式。其核心内容有:

1. **要素一**　信息权威的建构性与情境性(authority is constructed and contextual)。

核心概念:指信息内容的质量、学术水平的权威性及其评价,信息使用者应依据信息需要和所处情境判断信息的权威性。

知识技能:如何辨别、评估、理解信息内容的权威性以及这种权威性对信息交流的影响。

行为方式:如何以开放、评判的思维将获得的权威性信息整合并形成个人知识系统。

2. **要素二**　信息创建的过程性(information creation as a process)。

核心概念:信息经传递而产生、获得、共享,研究、创造、修改和传播信息的迭代过程不同,最终的信息产品也会有差异。

知识技能:理解不同的创造、传递过程产生的信息内容、功能不同及其局限性,了解信息需求与信息创造和传递过程间的匹配程度、不同环境下的信息价值差异。

行为方式:认识信息创造、传递过程对信息价值、内容的影响,合理辨别信息需求与所获得的信息,批判性地评价信息的有用性。

3. **要素三**　信息的价值属性(information has value)。

核心概念:信息具有多种价值属性,既有商品价值属性又可用于教育、研究等非商业活动,法律和社会经济利益影响信息的产生和传播,应关注信息利用的道德和伦理。

知识技能:了解知识产权,标明引用信息的来源,合理利用、传播网络信息,关注个人信息安全。

行为方式:尊重知识、成为信息的创造者。

4. **要素四**　探究式研究(research as inquiry)。

核心概念:研究无止境,提出问题、解决问题、发现新问题循环反复螺旋上升。

知识技能:通过获取的信息发现问题,确定研究范围及合理的解决方案、研究方法,组织、归纳、总结得出合理的结论。

行为方式:科学研究过程是开放性、批判性的信息创造与处理过程,重视求异思维与合作。

5. **要素五**　对话式学术研究(scholarship as conversation)。

核心概念:不同的学者、研究人员或专业人士团体通过对话交流新见解、新发现形成新理论、新概念。

知识技能:了解学术对话途径,利用获得的信息积极参与学术对话交流,评判性地评价、理解获得的各种信息价值,整合并形成自己的知识体系。

行为方式:找出并参与学术对话、了解学术对话环境及其影响、批判性地理解对话内容、承担学术交流中的责任。

6. **要素六**　策略探索式检索(searching as strategic exploration)。

核心概念:文献检索是依据信息需求、需求环境和对文献信息的评价而不断修正检索策略和行为的探索过程,检索过程受到检索者本身知识背景、认知能力等相关因素的影响。

知识技能:明确信息需求的范围,了解该信息的来源和获取方式、方法,熟悉相应的文献检索工具和检索语言,能对检索的文献进行评价,并具有发散思维和归纳总结能力,能依据检索结果和信息需求修正检索策略,科学管理检索过程、处理检索结果。

行为方式:思维的灵活性与创造性,理解文献检索策略不断修正的过程,认识不同信息源的特点与价值,能合理寻求其他人员的帮助并准确介绍检索任务。

三、医学信息素养教育及评价标准

医学教育关系生命与健康，因此专业性要求高，教育时限几乎伴随整个从医生涯。医学知识更新快，要求医学研究人员和医务工作者要不断学习新知识、新理论、新方法，提高医疗技能和水平。各个国际组织、国家依据医学教育特点、医疗服务需求、卫生健康管理政策等纷纷制定各种医学教育标准，如世界卫生组织认可的世界医学教育联合会（World Federation for Medical Education，WFME）制定的《本科医学教育国际标准》(ISUME)，在此标准基础上世界卫生组织西太平洋区域办事处制定了区域性医学教育标准《本科医学教育质量保证指南》，美国中华医学基金会（China Medical Board，CMB）也制定了《全球医学教育最基本要求》(GMER)，澳大利亚医学理事会（Australian Medical Council，AMC）制定了《本科临床医学专业评估与认证标准》(*Standards for Assessment and Accreditation of Primary Medical Programs*)，英国医学总会（General Medical Council，GMC）制定了《明日医生》(*Tomorrow Doctors*) 和美国医学教育联络委员会（Liaison Committee on Medical Education，LCME）制定了《医学院校的职能与结构——临床医学专业认证标准》(*Functions and Structure of a Medical School*) 等。我国教育部制定了《中国本科医学教育标准——临床医学专业》并不断更新。这些标准从不同程度强调了终身学习、信息资源利用、循证医学思维等与信息素养相关的内容，如在《中国本科医学教育标准——临床医学专业（2022 版）》中的"临床医学专业本科毕业生应达到的基本要求"中提出：在科学和学术领域"能够获取、甄别、理解并应用医学等科学文献中的证据"；在临床能力领域"能够在临床数据系统中有效地检索、解读和记录信息"；在职业精神与素养领域"能够意识到自己专业知识的局限性，尊重其他卫生从业人员，并注重相互合作和学习"和"树立自主学习、终身学习的观念，认识到持续自我完善的重要性，不断追求卓越"。

在"临床医学专业本科医学教育办学标准"的"教育资源"中特别提出"通过现代信息技术手段构建校园数字化学习平台，使学生能够利用所有的教学资源，为学生利用信息技术提供支持"。信息和通信技术有助于学生循证医学和终身学习意识的培养，为学生接受未来的继续职业发展（CPD）或继续医学教育（CME）做好充分准备。

这些要求分别从不同角度强调了学校在信息技术和信息资源上保证教学需要和学生利用各种信息资源的需求，也强调医学生在信息素养上的培养，包括信息思维、信息意识、信息获取与辨别能力、信息利用与知识整合等各个方面。

四、医学信息岗位胜任力

"胜任力（competency）"最初由美国哈佛大学心理学教授戴维·麦克利兰（David McClelland）于1973年提出，它不同于智力、能力和专长力，是指与工作、工作绩效或生活中其他重要成果直接相似或相联系的知识、技能、能力、特质或动机。"胜任力"也翻译为"能力""职能""胜任素质"。岗位胜任力是指拥有足够的技能、知识来履行特定任务或从事某一活动，在组织中有效地承担一个岗位所需的知识、技能和性格特点的特殊组合，或是"能够最直接影响工作效率的行为"。20 世纪 70 年代，由于欧美国家医务人员失职导致的医疗事故和医疗质量问题引起的公众广泛关注，胜任力在医学领域研究逐渐展开。医学人才的胜任力即其胜任临床工作岗位的能力，在医疗服务中能熟练精准地运用交流沟通技能、学术知识、技术手段、职业素养等，出色完成岗位职责。让未来可能成为医学人才的医学生早日了解其岗位胜任力，有针对性地加大医学人才的培养力度，对提升我国医学人才的整体职业素质，有重要的理论意义和现实意义。

2013 年，由中国医科大学孙宝志教授牵头开展的中国临床医生岗位胜任力研究结果显示，在遵循医学规律、规范性、先进性、通用性和导向性的原则下，医生岗位胜任力通用模型由八大要素组成，即临床技能和医疗服务（clinical skill and patient care）、疾病预防与健康促进（disease prevention and health promotion）、信息与管理（information and management）、医学知识与终身学习（knowledge and life-long learning）、人际沟通（interpersonal and communication skills）、团队合作（teamwork）、科学研究

（research）、核心价值观与医生职业素养（core value and professionalism）。其中，信息与管理（information and management）作为重要能力之一，与目前国际广泛认可的医生胜任力标准相一致。中国临床医生岗位胜任力模型中关于信息与管理能力内涵的表述主要包括2个指标，分别是：信息管理，利用不同数据库途径检索、收集、组织、分析有关医学信息；有效利用信息技术进行医疗服务及患者教育。

五、信息伦理

信息伦理（information ethics），又称信息道德，指人类从事信息活动的共识性准则，是调整人们之间以及个人和社会之间信息关系的行为规范的社会原则，决定信息生态环境的构建和信息开发、信息传播、信息管理和利用等方面的道德规范。伦理通过社会舆论、个人内心信念和价值观以及必要的行政手段，调节人与自然、个人与他人、个人与社会关系的行为准则和规范的总和，是一个社会的道德规范体系。信息伦理不是由国家强行制定和执行的，而是依靠社会舆论的力量，依靠人们的信念、习惯、传统和教育的力量来维持的，是每个社会成员应具备的基本素质，在信息时代，社会信息伦理水平的高低是一个国家或民族精神文明发达与否的重要标志之一。信息伦理的兴起与发展源于信息技术的广泛应用所引起的社会利益冲突和建立信息社会新的道德秩序的需要。20世纪80年代，由于计算机技术的应用，西方学者首先关注计算机伦理（computer ethics）。美国学者摩尔（James Moor）和贝奈姆（Terrell W. Bynum）于1985年提出"计算机伦理学"概念，被西方学术界视为计算机伦理学诞生的重要理论标志，之后哲学界、计算机界、信息管理界等具有各种不同学术背景的学者介入计算机伦理问题研究，思考计算机信息技术应用中所产生的大量道德和社会问题。20世纪90年代中期，随着互联网的应用和信息基础设施建设以及信息处理技术的推进，信息网络、电子资源逐渐成为新的社会基础结构和主要信息来源，计算机伦理学进而发展到网络伦理学，研究的内容由计算机信息技术应用所产生的伦理问题上升到整个社会信息活动，各种专业刊物、专业机构、国际性的信息伦理年会相继出现，探讨信息伦理相关的基本理论、分析方法与工具、信息伦理原则与规范等。

大数据时代信息伦理问题面临更大的挑战，人们关注的信息伦理问题主要有以下几个方面：①通信自由与社会责任。通信自由是人民的基本权利之一，《中华人民共和国宪法》第四十条明确规定，中华人民共和国公民的通信自由和通信秘密受法律的保护。除因国家安全或者追查刑事犯罪的需要，由公安机关或者检察机关依照法律规定的程序对通信进行检查外，任何组织或者个人不得以任何理由侵犯公民的通信自由和通信秘密。网络环境下的通信更加便捷、快速，通过社交媒体、门户网站等可以与不同人群交流，通信不再是单纯的个人行为，更是一种社会行为，会产生更大范围、更为深刻的社会影响，还要承担一定的社会责任，正确把握网络通信的自由度。例如在线浏览信息时，需要考虑信息的真假，需要对提供的信息负责任，个人能否通过网络传播灾害天气预报等。国家管理机构有权通过立法手段或技术措施对互联网内容进行管制和过滤。②个人隐私与公众利益。云技术的发展使个人通过网络存储、交流、获取信息更加便捷，个人隐私更容易受到冲击，如不时发生的人肉搜索以致造成的人身伤害、网络用户个人信息泄露等都是网络应用的信息伦理问题。③信息共享与尊重知识产权。信息是最重要的社会资源，网络通信技术和信息处理技术的发展的根本动力就是信息共享，通过信息传播得更快、更方便，可以使更多的人快速获得、复制大量更多、更新的信息，但这种共享是受到信息伦理限制的。学术规范（academic norm）亦属于信息伦理的一部分，它指学术共同体内形成的从事学术活动的行为规范，或者根据学术发展规律制订的学术共同体成员必须遵循的学术活动准则。学术规范涉及学术活动的各方面，包括学术研究规范、学术评审规范、学术批评规范、学术管理规范等，是在学术共同体内部构建的一种自觉的约束机制。随着科学技术、社会科学研究成果在社会发展、经济建设等各个领域发挥越来越大的作用，学术共同体内对学术交流、科学研究行为逐渐形成了学术道德规范，形成了学术共同体成员必须熟悉和掌握学术研究的行为准则。我国也制定了规范，要求学术研究人员普遍遵守、严格执行，更要依靠自律和自觉，即学术规范，并在实际行动中遵守这些规范。只有遵守学术规范，才能在学术共同体中得到认可，如果违反了学术规范，就要受到否定。

第二节 | 医学文献检索概述

广义的文献检索包括文献加工整序和文献查询两个部分。在文献检索过程中,文献是满足用户所需知识的信息来源,也是文献检索过程中的加工整序和查询的对象和目标。医学文献检索的目标是检索医学领域的文献及其蕴含的知识和信息,因此,学习医学文献检索首先需要掌握医学文献以及医学文献检索相关的基础知识。

一、医学文献的类型

医学文献是经过人类组织、加工,可以存取并能够满足人类需求的各种医学文献的集合。人们往往按照文献的某种属性特征,将医学文献划分为不同的类型。

(一) 按载体类型划分

文献按载体类型的不同可分为书写型文献、印刷型文献、缩微型文献、视听文献和数字文献。

1. **书写型文献**(written document)　一般指以手工书写或抄写方式记录在载体上的文献,如书写在竹简、缣帛或纸张上的书法作品、手稿、书信、原始记录等。

2. **印刷型文献**(printed document)　主要以纸张为信息载体,形成纸质出版物,是图书馆收藏文献的主要类型。印刷型文献最大的优点是信息丰富,因为在电子资源出现之前的近两千年里,纸质文献是最重要和最常见的信息资源类型。其次纸质信息资源便于阅读,不需要借助任何工具,符合人们的阅读习惯,利于深阅读。但纸质信息资源也有诸多不足之处,首先是收藏和管理需要较大的空间和人力;其次是借阅图书馆的藏书要受图书馆服务地点和开馆时间的限制。

3. **缩微型文献**(microform document)　是以感光材料为存储载体,用缩微照相方法为记录手段把文献缩小而形成的复制文献。分为缩微胶卷、缩微胶片和缩微照片等。缩微文献的优点是体积小、存储密度高、节省空间,缺点是必须借助阅读器才能阅读。

4. **视听文献**(audio-visual document)　又称"音像资料""视听资料",是以磁性材料和感光材料为存储介质,通过录音、录像而产生的一种文献形式。包括唱片、录像带、录像盘、磁盘、磁带等。这种文献直接记录声音和图像,如心脏病变的杂音、外科手术的整个过程等,用它们进行教学可以收到很好的效果,具有印刷品和缩微资料所不具备的独特作用。

5. **数字文献**(digital document)　是以二进制数字代码形式记录于磁带、磁盘、光盘等媒体,依赖计算机系统存取并可在通信网络上传输的文本、图像、音频、视频等文献。随着计算机存储技术和网络通信的普及,数字文献得到迅速发展,如网络数据库、电子期刊、网络全文图书等已经成为最重要的信息获取渠道,也是图书馆文献资源收藏的重要组成部分。

(二) 按出版类型划分

文献按出版类型的不同可分为图书、期刊、会议文献、学位论文等类型。

1. **图书**(book)　是现代出版物中最普通的一种类型,图书内容比较成熟、系统,是系统学习和掌握各门科学知识最重要的资料。联合国教育、科学及文化组织(United Nations Educational, Scientific and Cultural Organization, UNESCO)将篇幅(封面除外)不少于49页的非定期出版物称为图书,以示与期刊等连续出版物的区别。在每一种正式出版图书的版权页或其他明显部位都标有一个由 10 位或 13 位数字组成的国际标准书号(International Standard Book Number, ISBN),如 ISBN 978-7-117-26680-2。这是一种国际通用的出版物代码,代表某种特定图书的某一版本,具有唯一性和专指性,读者可借此通过某些文献信息系统查询特定图书。图书基本上分两大类:一类是供读者阅读的图书,如专著、教材;一类是供读者查阅的图书,如字典、百科全书等。

(1) **专著**(monography):是对某一学科或某一专门课题进行较为集中的论述的著作。一般是对特定问题进行详细、系统考察或研究的结果。专著是针对某一专题分章节作出系统深入全面叙述的一种著作,一般内容较专深,以科研工作者为主要阅读对象。

（2）教科书（textbook）:又称教材,是按照教学大纲要求编写的、能系统地反映学科内容的教学用书。教科书一般只介绍基础知识和公认的见解,内容相对稳定,阐述系统完整,表述概括清楚,能使读者获得有关学科领域的一般知识。著名的医学教科书有:《格氏解剖学》（*Gray's Anatomy*）、《希氏内科学》（*Cecil Textbook of Medicine*）、《克氏外科学》（*Sabiston Textbook of Surgery*）等。

（3）工具书（reference book）:又称参考工具书,是指汇集特定知识领域的材料,采用一定格式编排,供人按需查检和获取各类信息。包括百科全书、年鉴、字典、词典、指南、手册等。工具书对知识高度浓缩,供查阅参考而非系统学习。具有检索性、汇集性、浏览性以及对课题检索方向具有提示作用。

2. **期刊**（journal）　是刊载不同著者、译者、编者的不同作品,有固定的名称,以统一的装帧形式,按期序号（卷号、期号）或时序号（月号、季号）定期或不定期并计划无限期地连续出版的文献。每期期刊中发表多个作者的多篇文章,作者众多,内容不重复。与图书相比,期刊具有出版周期短、报道速度快、内容新颖、学科面广、数量大、种类多等特点,是科学研究、交流学术思想经常利用的文献信息资源。期刊按内容和用途,可分为理论性或学术性期刊、技术性期刊、宣传报道性期刊、知识普及性期刊、资料与检索性期刊、综述性期刊等;按出版周期可分为周刊、半月刊、月刊、双月刊、季刊、半年刊等;在图书馆,按收藏时间分为现刊（近期出版的期刊的卷期）和过刊（以往出版的期刊的卷期）。

同图书的 ISBN 一样,每种期刊均有一个由 8 位数字组成的国际标准连续出版物号（International Standard Serial Number, ISSN）,例如 ISSN 0317-8471。ISSN 同样具有唯一性和专指性,因而成为读者查询某种刊物的一个检索途径。著名的医学期刊有:《新英格兰医学杂志》（*The New England Journal of Medicine*）、《柳叶刀》（*The Lancet*）等。

3. **会议文献**（conference literature）　是在学术会议上宣读和交流的论文、报告及其他有关资料,包括论文、报告、会议纪要等,是重要的信息来源。会议文献一般在会前或会后编制成会议文集。会议文献因为能够展示研究人员的最新成果,尤其是一些阶段性成果,颇受专业人员的青睐。

4. **学位论文**（dissertation）　是高等学校或研究机构的学生为取得学位,在导师指导下完成的科学研究、科学试验成果的书面报告。学位论文包括学士论文、硕士论文、博士论文。其特点是探讨问题专一,论述详细系统,数据充分,带有一定的创新性,对科研、生产和教学有一定的参考价值。学位论文大多不公开出版发行,故不易搜集,但历来被大学和专业图书馆所重视。目前相当多的数据库收集学位论文,如中国知网、万方数据等。

5. **政府出版物**（government publication）　是各国政府及其所属机构出版的文献资料。具有官方性质,内容广泛,可大致分为行政性文献和科技性文献两大类。行政性文献包括政府工作报告、会议记录、司法资料、决议、指示以及调查统计资料等;科技性文献包括各部门的研究报告、技术政策文件和教育、科学的统计资料等,具有权威性和参考价值。

6. **专利文献**（patent document）　是指政府专利机构公布或归档的与专利有关的所有文献。包括各种类型的专利说明书、国家专利机构审理的专利申请案及诉讼案的有关文件、各国专利机构出版的专利公报以及各种专利文摘和索引等二次专利信息文献等。其中以专利说明书为主。专利说明书是专利申请人为了获得某项发明的专利权,在申请专利时必须呈交给专利主管部门并经专利主管部门审核公布的有关该发明的详细技术说明书。具有法律文献和技术文献两种属性,是专利文献的重要组成部分。它说明该项发明的目的、用途、特点、效果,详述工艺过程、技术细节,并附图表和各种数据。专利文献反映了当时某项科技所达到的最新成就,是科学技术领域内一种重要的信息来源。

7. **标准文献**（standard document）　是由技术标准、管理标准以及在标准化过程中产生的具有标准效力的类似文件所组成的一种特定形式的技术文献体系。标准文献有一定的法律效力,是人们从事生产和建设的共同依据。每一件技术标准都是独立完整的文献,可分为国际标准、区域标准、国家标准、部门标准、企业标准等。它可以反映当时的经济技术政策、生产工艺水平,对新产品的研制和改进起到借鉴作用。

8. **科技报告**（scientific and technical report） 是指科技人员为了描述其从事的科研、设计、工程、试验和鉴定等活动的过程、进展和结果,按照规定的标准格式编写而成的特种文献。科技报告产生于各类科研项目的研究活动之中,翔实记载了项目研究工作的全过程,包括成功的经验和失败的教训,是科技文献信息的重要组成部分。科技报告内容翔实、专深,能如实、完整、及时地描述科研的基本原理、方法、技术、工艺和过程等,科技管理部门和科研工作者依据科技报告中的描述能够评价科研结果的真实性和合理性。

（三）按文献内容的加工深度划分

1. **零次文献**（zeroth document） 是形成一次文献之前的文献,即未经出版发行或未进入社会交流的最原始的文献。如书信、论文手稿、笔记、实验记录、会议记录等,是一种零星、分散和无规则的信息。它是一次文献的素材,对一次文献的形成具有重要作用。其主要特点是内容原始,但不成熟,不公开交流。

2. **一次文献**（primary document） 是以作者本人的研究或研制成果为依据而创作的原始文献。如期刊论文、科技报告、专利说明书、会议论文、学位论文等。一次文献是科学技术发展的标志,由于内容具有创新性、资料与数据具有原始性以及同一主题的文献可在本学科或者相关学科的多个期刊上发表,因此具有新颖性、原创性和分散性等特点。它是重要的文献信息源,是产生二次文献、三次文献的基础,是文献检索的主要对象。

3. **二次文献**（secondary document） 是对一次文献进行加工整理后的产物。即对无序的一次文献的外部特征,如题名、作者、出处等进行著录,或将其内容压缩成简介、提要或文摘,并按照一定的学科或专业加以有序化而形成的文献形式。其主要功能是检索、通报一次文献,将大量分散无序的文献通过收集、整理、排序形成有序的文献集合,帮助用户在较少的时间内获得较多的文献信息,故又称为检索工具。二次文献具有汇集性、系统性、检索性、浓缩性等特点。

4. **三次文献**（tertiary document） 是在充分利用二次文献的基础上对一次文献作出系统整理和概括的论述,并加以分析,综合编写而成的概括性文献。主要包括三种类型:①综述述评,如专题述评、总结报告、动态综述、进展通信、信息预测、未来展望等;②参考工具书,如年鉴、手册、百科全书、词典、大全等;③文献指南,如专科文献指南、索引与文摘、服务目录、书目之书目、工具书目录等。它来源于一次文献和二次文献,是人们掌握信息源的主要资料。三次文献的特点是:内容的浓缩性、针对性,具有参考性和指引性。

从零次文献、一次文献、二次文献到三次文献,是一个由分散到集中,由无序到有序对知识信息进行不同层次的加工过程,它们对于改善人们的知识结构所起到的作用不尽相同。零次文献是创造知识、产生一次文献的素材;一次文献是初始化的知识产品,是文献检索和利用的主要对象;二次文献是一次文献的有序化,它是文献检索的工具;三次文献是通过二次文献将分散的一次文献中的知识进行综合分析加工而成的成果,是高度浓缩的信息知识产品,它既是文献检索和利用的对象,又可作为检索文献信息的工具。

二、医学文献检索与数据库的类型

不同类型的文献检索之所以能够得以实现,主要是由于人们设计和构建了不同类型的数据库。

（一）医学文献检索的类型

根据检索手段的不同,文献检索可分为手工检索、光盘检索、联机检索和网络检索。根据检索对象形式的不同,广义的文献检索又可分为以下几种类型。

1. **文献检索**（literature retrieval） 是以文献（包括题录、文摘和全文）为检索对象的检索。按照文献内容的完整性,文献检索又可以进一步分为书目检索和全文检索。书目检索是指检索对象为原始文献的书目记录,想阅读原始文献,还必须依据书目记录进一步找到和获取原始文献,书目检索通常借助于文摘数据库、索引数据库、目录数据库等书目数据库来完成。全文检索是指检索对象为原始文献本身,主要是对全文中的字、词、句、段等进行检索,检索出来的结果就是原始文献,进而可以直接阅读和使用原始文献,全文检索通常借助于全文数据库来完成。

2. **数值检索**（numerical search）　将经过选择、整理和评价（鉴定）的数值数据存入某种载体中,并根据用户需要从数据集合中检索出能回答问题的准确数据。数值检索的对象是具有数量性质且以数值形式表示的量化信息,它们或来自文献,或直接来自实验、观测和调查。可以是数据、公式、图表,也包括某一物质的化学分子式等。数值检索通常借助于数值数据库来实现。

3. **事实检索**（fact retrieval）　是以客观事实为检索对象,查找某一事件发生的时间、地点及过程的一种检索方法。其检索结果主要是客观事实或为说明事实而提供的相关资料。完成事实检索主要借助于各种指南数据库、知识库和全文数据库。

4. **文本检索**（text retrieval）　相对于音频检索、视频检索、图像检索而言,是以文字符号为主要对象的文献检索。文本检索是直接通过计算机以自然语言中的语词匹配查找相关文章、报告、图书或其中部分内容的检索方式,是一种传统的信息检索类型。

5. **多媒体检索**（multimedia retrieval）　是根据媒体和媒体对象的内容及上下文联系,在大规模多媒体数据库中进行的检索。可分为基于内容的多媒体检索和基于文本的多媒体检索。前者利用图像、视频、音频等本身的特征进行检索,后者则直接利用与多媒体信息有关的文本进行检索。多媒体检索是在网络环境下发展起来的全新的检索类型。

（二）数据库的类型

文献检索的工具是检索系统（retrieval system）,检索系统是指根据人类社会对知识信息的需要,由一定的硬件设备和软件条件所构成的,对结构化和非结构化的数据资源进行储存、索引、查询和管理的系统或体系。检索系统由硬件设备、计算机软件、数据库和网络构成。数据库（database）是长期储存在计算机内、有组织的、可共享的大量数据的集合。按数据库收录内容的类型,可将数据库分为以下几种类型。

1. **文献数据库**（document database）　是以结构化文献信息为主要内容的数据库。产生于20世纪60年代初期,多数是在书本式检索刊物的基础上形成的。按内容可分为一次文献数据库（全文数据库）和二次文献数据库（书目、文摘、索引数据库等参考数据库）。

（1）全文数据库（full-text database）:是由包含正文在内的文献完整信息内容所构成的数据库,是收录有原始文献全文的数据库。

（2）参考数据库（reference database）:是二次文献数据库,是由信息源和相关信息构成的数据库。它并不存储原始信息本身,而是指引用户查询其他更为完整的信息源。包括书目数据库和咨询数据库两大类。前者主要提供文献的目录、索引、文摘、提要等,后者提供有关个人、机构、研究项目、非书资料等信息源的线索。既有针对图书进行内容的报道与揭示,如各图书馆的馆藏机读目录类的数据库;也有对期刊论文、会议论文、专利文献、学位论文等进行内容和属性的认识与加工,如Web of Science、SciFinder和Ei Compendex等数据库。

2. **数值数据库**（numeric database）　是由储存的数据和某些特殊符号组成的代码形成的数据库。主要收录原始调查报告、总结报告、统计报告、观测报告和实验报告等资料中摘录出的数值数据和表格,运用数据库理论和方法赋予检索标识,可供检索利用。

3. **事实数据库**（factual database）　是以客观事实为内容的数据库,包含对客观事物的概念、属性和变化情况的描述信息,如人物传记数据库、企业名录数据库、产品指南数据库、科技成果数据库等。还包括术语数据库等,相当于印刷型文献中的字典、辞典、百科全书、手册等。

4. **搜索引擎**（search engine）　是根据一定的策略,运用特定的计算机程序从互联网上搜集信息,在对信息进行组织和处理后,将检索相关结果展示给用户的系统。

5. **学科导航**（subject navigation）　是按学科门类将学科信息、学术资源等集中在一起,以实现资源的规范搜集、分类、组织和序化整理,并能对导航信息进行多途径内容揭示,方便用户按学科查找相关信息和学术资源的系统工具。

（三）数据库的结构

为了便于管理和处理数据,就必须按照一定的数据结构和文件组织方式序化组织,使存入的数据可以为多用户反复使用,达到数据共享的目的。从用户的角度看,数据库主要由文档、记录和字段三个层次构成。

1. **文档**（file）　文档有两个含义,其一指数据库中一部分记录的有序集合。为了便于管理和检索,常根据年代范围或学科专业等将数据库划分为若干个文档。其二从数据库内部结构理解,文档指数据库内容组成的基本形式。一般来说,一个数据库至少要包括一个顺排文档和一个倒排文档。顺排文档是数据库的主体,又称主文档,由按顺序排列的记录组成。检索结果都来自顺排文档。倒排文档是快速检索顺排文档的工具,如主题词倒排文档、著者倒排文档等,按索引词的顺序排列。

2. **记录**（record）　是数据库中文档的组成单元,是对某一文献或一则信息的相关属性进行描述的结果。在文献数据库中,一条记录代表一篇文献的信息,每条记录都描述了一篇文献的外部特征和内部特征。

3. **字段**（field）　是比记录更小的单位,字段集合组成记录。每个字段描述文献的某一特征,即数据项,并且有唯一的供计算机识别的字段标识符（field tag）。凡可用作检索点的字段称为可检字段,是检索得以实现的基础。如 MEDLINE 数据库,按时间分成不同的文档,文档中每篇文献是一条记录,而篇名、著者、摘要等文献特征就是一个个字段。可见,数据库的检索实际上就是通过对字段检索获得文献记录的。

三、文献检索的作用

如何有序组织文献中的知识和信息,并能快速地检索到所需知识和信息是文献检索需要解决的问题。文献检索能力是科研人员提高工作、学习和科学研究能力与水平的基本技能之一。文献检索的作用主要有以下三个方面。

1. **控制知识信息的手段**　信息的海量增长与读者对知识信息的特定需要之间的矛盾日益尖锐,对知识信息进行控制的要求也越来越强烈。通过文献检索可以有效地管理各种分散的信息流,在信息的海洋中快速找到所需的资料。

2. **获取知识的门径、学习的助手**　柏林图书馆的大门上刻有这样一句名言:"这里是人类知识的宝库,如果你掌握了它的钥匙,那么全部知识都是你的。" 在现代社会,如何进入知识的大门呢? 文献检索是一把金钥匙,是终身学习的基本技能。

3. **科学研究的工具和指南**　文献检索对科学研究的最大功用在于节约科研人员的科研时间和经费,避免研究的低水平重复。曾有研究结果显示,一位科研人员用在查找和阅读信息资料的时间占完成其课题时间的 50.9%。今天,任何一个学科的科学家都无法阅读完本学科的全部文献。研究人员必须利用检索工具节省查找资料的时间;或者利用检索系统中的文摘综述等,节省阅读文献的时间。文献检索还可以起到科研选题论证、科研成果鉴定等方面的支持作用,避免科学研究的重复,获取科研成果的评价。

四、文献检索的相关学科领域

文献检索属于一个比较典型的交叉学科研究领域。它源于其母体学科——图书馆学、情报学。但是,随着文献检索活动的不断深入和普及,文献检索开始广泛借鉴和吸收其他自然科学、社会科学和人文科学等多个领域的研究成果和方法。

与文献检索关系比较密切的相关学科领域如下所示。

1. **信息技术**　信息技术是有关数据与信息的应用技术,其内容包括数据采集、表示、处理、传输、交换、检索等。它是以计算机和现代通信为主要手段实现信息的获取、加工、传递和利用等功能的技术总和。从"文献检索"一词的提出年代看,正是由于计算机等信息技术的诞生和应用,才出现了文献检索,也使文献检索跨入信息检索时代。信息技术是文献检索赖以生长和发展的土壤,现代文献检索的理论、方法与技术几乎都是借助于信息技术的成果。伴随着计算机技术在文献检索方面的应用,各种检索技术相继产生,如截词检索、汉语自动分词、自动标引、语义检索、概念检索等。信息技术是与文献检索关系最为密切的学科。因此,要想学习、理解、掌握和运用文献检索的基本理论和方法,就必须对信息技术有比较充分的了解和准确的把握。

2. **语言学** 语言是人类思想交流的工具,语言学是以语言为研究对象的科学。在以文本语言信息处理为主的文献检索时代,语言学在文献检索中的应用形成了文献检索的一个重要分支——检索语言学,其中的典型代表是分类语言和主题语言。检索语言是信息存储与检索过程中用于描述信息特征和用户提问的一种专门的人工语言。其实质是检索和标引之间的约定语言,因此,学习检索语言的基础知识对于文献检索至关重要。

3. **认知科学** 认知科学是一门研究人类思维规律和方法的科学。从信息处理的观点来看,它研究人类的认知行为和过程。文献检索的任务是对文献生产者、文献处理者、系统设计者、文献检索者的认知结构进行统筹、协同和调整。从用户的角度来看,检索者以已有的知识结构和认知能力为出发点,通过与文献检索系统的交互,解决其信息需求,是改进和完善检索者的知识结构的过程。从认知的角度来看,文献检索系统、文献检索过程和文献检索活动绝不单纯是物理的和机械的,它涉及文献检索过程中的人与文献信息资源的交互、反馈和控制等。

第三节 | 医学文献检索课程

医学文献检索教学旨在教授学生如何借助检索工具和文献资源拓展医学生学习资源,提高医学生认知能力,培养医学生批判性思维和独立思考能力,并为终身学习奠定基础。

一、课程的性质和目标

1984 年 2 月,教育部发出《印发〈关于在高等学校开设"文献检索与利用"课的意见〉的通知》中指出:为了跟上科学技术发展日新月异的步伐,适应四化建设的需要,高等学校在给学生传授基本知识的同时,必须注重培养学生的自学能力和独立研究的能力。1992 年,国家教育委员会高等教育司在《文献检索课教学基本要求》中指出:文献检索课是培养学生的情报意识,掌握用手工方式和计算机方式从文献中获取知识和情报的一门科学方法课。

本课程的目标是通过掌握使用信息工具与信息源的方法,培养医学生的自学能力和独立研究的能力。理解信息素养的定义和内容是课程的阶段性目标,课程的终极目标不是为了学习获取信息而获取信息,而是为了将文献检索这一智能工具与人的智力能力相结合,提升个体解决问题的能力,优化学习者的认知能力,即人脑加工、储存和提取信息的能力,扩展医学生的信息处理能力。

二、课程的任务和内容

《文献检索课教学基本要求》中指出:课程的任务是使学生了解各自专业及相关专业文献的基本知识,学会常用检索工具书与参考工具书的使用方法,懂得如何获得与利用文献情报,增强自学能力和研究能力。因此本教材主要内容划分为基本知识和基本技能两部分。

1. **基本知识** 基本知识部分包括信息素养与信息岗位胜任力、文献基础知识、文献检索基础知识等内容。

2. **基本技能**

(1)掌握若干种与医学领域相关的综合性和专业性中外文检索工具,了解其收录范围、著录格式和检索功能,能够通过多种途径使用检索工具检索专业相关的不同类型的文献。

（2）初步掌握计算机检索的方法,包括选择数据库、制订检索策略、分析检索结果。

（3）能够根据检索课题独立地选用适当的检索工具,并综合使用多种检索工具和参考工具完成检索课题。

（4）掌握获取原始文献的主要方法及初步整理文献资料、撰写论文和病例的基本方法。

三、课程的学习方法

学习是一个复杂的认知过程,即从模仿、阅读、研究、生活实践中获得知识、技能和经验的过程。医学文献检索课程主要学习利用各种检索工具获取所需信息,因此具有较强的实践性。

本课程学习需要:①理论联系实践,在掌握文献检索基本知识的基础上,多利用各章提供的思考题和检索案例练习文献检索技巧,掌握各检索工具的检索方法。②对比分析,利用逻辑运算、字段限定等多种检索技术,结合各类检索词的运用,对同一问题在不同检索工具或同一检索工具的不同检索策略进行比较,分析不同检索途径、检索方法、检索词等所检出文献内容与数量的差异,学会运用不同检索策略获取文献。③多沟通交流,与老师、同学、同事交流讨论文献检索的经验。文献检索是对未知或有疑问的主题通过不断探索、分析而获得结论的过程,在探索、研究过程中需要更多地与他人交流、分享文献检索的感性认识和对检索技能的理解,从中得到启发,可谓"三人行,必有我师焉"。④学会合理评价检索结果,文献检索因检索者的不同信息需求、不同专业背景、不同需求环境等,对文献信息需求程度不同,因此学会合理评价检索结果显得非常重要,这也是信息素养中最强调的素质之一。⑤学会举一反三:数据库在不断更新,新的检索工具、搜索引擎不断出现,现有的检索举例、检索策略会因数据库更新等发生变化,但在掌握文献检索基本理论、检索技术的基础上借鉴现有的检索方法,应该能够应对新的检索工具、数据库更新后的新的检索途径和功能。总之,随着通信技术、信息技术、数字技术等不断发展以及数据库不断更新,文献检索技能与知识也需要不断练习、不断更新。文献检索看似简单但也非常复杂,如同写字一样,写字人人都会,但要写好字、成为书法家却要通过刻苦练习、持之以恒,因此,不断练习、实践是学好本课程的重要方法。

大学生主要的学习方法有:①管理时间;②主动听课;③学会做笔记;④学会阅读文献;⑤学会图解法;⑥培养批判性思维;⑦充分利用图书馆;⑧撰写论文。这些学习方法都与文献检索密切相关,利用本书所介绍的方法结合本人的学习目标和职业规划,利用文献检索知识和技能,主动获取知识、解决学习中遇到的问题,就能够将本课程的知识与技能融会贯通,进而转化为独立思考和解决问题的能力。

（赵玉虹　李玉玲）

思考题

1. 按出版类型可以将文献进行怎样的分类?
2. 按文献内容的加工深度划分,可将文献分为几种类型?
3. 按数据库收录内容的类型,可将数据库分为几种类型?
4. 文献检索有哪些类型?怎样理解文献检索的作用?

思考题解题思路

本章目标测试

本章思维导图

第二章 | 医学文献检索基础

广义的信息检索包括信息存储和信息检索两个过程。前者通过收集大量无序信息,依据其特征加工处理使之系统和有序化,构建检索工具或检索系统;后者通过检索工具或检索系统提供的检索途径查找所需的信息。本章通过介绍信息检索过程中运用的检索语言,使学生了解信息存储与加工的语言学基本知识,为有效利用检索工具奠定基础;通过阐述检索方法、检索途径、检索技术、检索策略的制订和调整,以及医学文献的管理与评价,使学生了解信息检索的方法学基本知识,为后续章节的学习奠定基础。

第一节 | 检索语言

检索语言是信息检索过程中信息交流的工具。检索语言是信息检索系统的重要组成部分,信息检索系统需要依赖检索语言实现信息的组织和存储,检索用户同样也需要利用检索语言,才能表达信息需求,获得所需信息,完成有效的信息检索。可见,检索语言是信息组织和信息检索的语言保证和桥梁纽带。

一、信息组织方法

信息组织是信息检索的前提,只有将无序的信息进行加工处理,对其进行有序化组织,从而编制成各种类型的数据库或信息检索系统,才能有效地检索与利用信息资源。信息组织的依据、标准、方法决定了信息检索系统的功能和检索的质量。文献信息的特征不同,用于表达特征的检索语言的类型各异,进而使文献信息组织的方法多种多样。

信息组织方法是指能将信息按一定规律进行有序排列的方法。常见的分类方法是根据信息的形式、内容、效用三个层次进行划分的,即形式信息组织法、内容信息组织法和语用信息组织法。

(一) 形式信息组织法

形式信息组织法是根据信息的形式特征,使用一套形式化的符号,系统按照一定的规则组织信息的方法。常见方法:①号码法,利用专用代码顺序组织信息,如通过专利号排序组织专利文献信息;②物名法,根据事物名称字顺组织信息,如通过书名编制书名目录;③引证关系法,利用信息之间引证与被引证的关系来组织信息。还有时序法、地序法等方法。

(二) 内容信息组织法

各类信息除了外在特征,更重要的是内容特征。依据信息的内容特征组织信息就是内容信息组织法。常见的有分类法和主题法。

1. 分类法 是一种按学科或体系范畴,依据类别特征组织排列文献信息的方法。分类标识作为其检索标识,按学科性质进行系统排列,具有较好的层次性和系统性,传统的文献组织多采用此法,它也是网络信息组织的基本方法之一,分类体系便于用户扩检、缩检和浏览检索。《中国图书馆分类法》(简称《中图法》)是目前国内最常用的体系分类法。

2. 主题法 是以自然语言中的词语或规范化的语词作为揭示文献主题的标识,并以此标识、编排、组织和查找文献的方法。该法提供了一种直接面向具体对象、事实或概念的信息组织方法和检索途径。主题法主要包括标题词法、单元词法、叙词法和关键词法。世界许多著名的检索系统都采用主题法组织文献信息,如美国国立医学图书馆(National Library of Medicine,NLM)开发的用于文献标引和编目的《医学主题词表》(*Medical Subject Headings*,MeSH),是主题法应用于医学领域的一个典型工具。

由于每种信息组织方法都有其优缺点,将多种方法结合使用往往会达到更好的效果,如分类主题语言一体化的组织方法,规范语言与自然语言相结合的组织方法等,都被应用于一些检索系统中。

(三)语用信息组织法

语用信息组织法是以信息的效用特征为依据序化信息的方法。该法能够反映和满足用户的信息需求,属于一种应用性信息组织方法,在实际工作和检索系统中应用都很广泛。常用的方法有:权值组织法(赋予不同信息以不同的权重值,以权重值大小序化信息)、概率组织法(按事物发生的概率大小序化信息)、特色组织法(按用户的特殊需求组织信息)、重要性递减组织法(按信息的重要程度序化信息)。

无论采用何种信息组织方法,最终目标都是遵循一定的规则建立标识系统,这些规则的集合体就构成了检索语言。标引人员依据检索语言的规则确立信息标识,检索人员依据信息标识找到所需要的信息。

二、检索语言的概念

为了能够有效地序化组织、检索利用丰富的信息资源,现代人类又在自然语言的基础上创造了一种专用于检索系统的特殊类型的人工语言——检索语言(retrieval language)。

检索语言又称文献存储与检索语言、情报检索语言和标引语言等,是信息检索系统存储与检索过程中共同使用的一种专用语言,是用来描述文献信息特征和表达信息检索提问的一种专用语言。

作为信息检索系统的重要组成部分,检索语言实际上是信息存储(标引)与检索过程中共同遵循、约定的一种语言,这种语言常涉及标引者、检索者和机器之间的信息交流,是三者共同遵循的一种专用语言,因而构成信息检索理论的核心。

检索系统通过检索语言使其所收集的大量文献信息由无序到有序,便于检索者通过这种语言系统准确地查到所需要的文献信息。它成为有效沟通标引者、检索者的桥梁。因此,检索语言是掌握检索技术的重要基础知识。

三、检索语言的类型

检索语言通过标识文献的内容特征和外部特征,而形成描述文献特征的标识系统。检索语言有很多类型,可以按不同的方式和标准划分。

(一)按照检索语词规范化程度划分

1. **受控语言**(controlled language)　也称规范语言或人工语言(artificial language),对文献检索用语加以人工控制和规范,对同义词、多义词、近义词等进行规范化处理,从而用一个特定词来表达一个概念。

2. **非受控语言**(uncontrolled language)　也称非规范语言或自然语言(natural language),对于同一个概念可以有不同的自然语言表达形式。

如对维生素 C 这一化学物质,有许多同义词,如抗坏血酸、维 C、维他命 C 等,在受控语言体系中会选择其中的一个表达"抗坏血酸"作为主题词,而其他的表达为非受控语言。

(二)按照所描述的文献信息特征划分

按描述的内容不同,检索语言可分为描述文献外部特征的检索语言和描述文献内容特征的检索语言两大类(图 2-1)。

1. **描述文献外部特征的检索语言**　是将文献信息的外部特征,如题名(书名、刊名)、著者、专利号、档案号等,作为文献信息标引和检索途径的检索语言。此类检索语言属非规范化检索语言(非受控语言)。

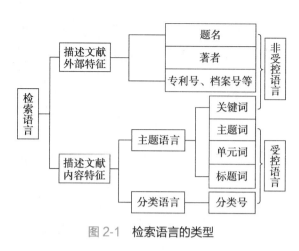

图 2-1　检索语言的类型

2. 描述文献内容特征的检索语言　文献信息的内容特征主要指文献研究的主题、所属学科或专业等方面。一般可分为主题语言和分类语言。

（1）主题语言：又称主题检索语言。主题语言是一系列反映文献主题内容的概念标识。在其发展历程中出现过标题词、单元词、叙词和关键词等多种语言形式。目前应用较多的是关键词和主题词。

1）关键词（keyword）：属于非受控语言，是从文献题目、文摘或正文中抽取出来的具有实质意义、未经或略经规范化处理的能代表文献主题内容的词汇。除了一般事物名称、科学术语，还包括一些俗名、商品型号和缩写等。关键词语言不需规范化处理，抽词简单，使用灵活，常能准确检索到含有新出现概念的文献；缺点是由于关键词多由作者选定，使同一概念出现形式不同、拼法不同或具有同义词、近义词等自然语言的现象，造成同一主题内容的文献可能因使用不同的关键词而被分散，从而造成漏检。如异搏定、异搏停、维拉帕米是同一种药物的不同名称，均可作为关键词，若仅选其一进行检索，就会漏掉使用其他形式表达的相关文献。因此，使用关键词语言的检索工具虽易于使用，但应注意检索结果的全面性和准确性。目前多数数据库都有关键词检索途径。

2）主题词（descriptor）：又称叙词，属于受控语言。指能代表文献内容实质的、从自然语言中精选并经严格规范化处理的名词术语或词组。

主题词语言是在传统的标题词语言、单元词语言和关键词语言的基础上，吸收了分类语言的优点而发展起来的一种信息检索语言。由于它抛弃了间接的人为号码系统，代之以通用的规范化的自然语言，因而直观易记。它还具有唯一性的特点，一个概念的多种表达形式只能用唯一的主题词来表达，从而使内容相同或相近的文献更加集中、更加具有专指性，进而避免同义词的多次检索，降低出错的可能性，能有效地避免漏检、误检，但对文献加工人员和检索用户在选词上要求比较严格。主题词语言可以通过主题词之间的组配来表达复杂的概念，也可以通过参照系统揭示主题词之间相互关系，如等同、包含、分支等。主题词还会不断更新以揭示和表达新的专业名词术语。因而，主题词语言能较好地满足多种检索要求，并具有提高检索效率的优势。

主题词语言编制灵活，利于用户使用。利用主题词字顺表可以查找该主题词表的所有主题词，也可以利用将主题词按特定分类标准编制而成、能揭示主题词之间相互关系的等级结构表来查看和选择适当的主题词。我国常用的主题词表有《汉语主题词表》《中国中医药学主题词表》等，MeSH 是世界医学领域最著名也是应用最多的主题词表，被 MEDLINE/PubMed 和中国生物医学文献数据库（CBM）用于组织、标引其文献信息，掌握如何利用主题词表是检索医学文献的重要基础。

（2）分类语言：又叫分类检索语言，属于受控语言。分类语言是使用分类方法将文献所涉及的学科内容区分、归纳形成类目体系，然后以号码为基本字符，用分类号形式表达类目体系中每一个主题概念的检索语言。其特点是揭示学科体系，按学科专业所属等级排列文献，分类体系（分类号）使同学科专业文献集中，提供从学科专业角度查找文献信息的途径。

分类语言有多种类型。如按其涉及的学科领域范围，可分为综合性分类法和专业分类法；按其适用的文献类型，可分为图书分类法、期刊分类法、专利分类法、资料分类法、网络资源分类法等；按其文献的规模，可分为大型分类法、中小型分类法等。一般来说，分类语言按照编制的原理可分为三种类型，即体系分类法、分面组配式分类法和半分面分类法。其中，体系分类法最为常见，它以学科门类为基础，根据文献的内部和某些外部特征，运用概念划分的原则，按知识门类的逻辑次序由总体到分支、由一般到具体、由简单到复杂进行层层划分，逐级展开。一个大类或上位类每划分一次产生许多子类目,所有不同级别的子类目向上层层隶属,向下级级派生,从而形成一个严格有序的线性知识门类等级体系。常用的有《中国图书馆分类法》《中国科学院图书馆图书分类法》(简称《科图法》)、《杜威十进分类法》(*Dewey Decimal Classification*, DDC)、《美国国会图书馆图书分类法》(*Library of Congress Classification*, LCC)等。我国最常用的分类语言是《中国图书馆分类法》。

四、常用的医学文献检索语言

医学生学习检索语言的目的是更好地利用检索语言编制的检索系统或信息系统。以下是医学检索系统中常用的几种检索语言。

(一)《医学主题词表》

1. 概述　《医学主题词表》(*Medical Subject Headings*, MeSH)是 NLM 编制的世界医学领域最权威、最常用的一部规范化程度颇高且不断增删与修订的叙词表。NLM 不仅将 MeSH 用于标引生物医学文献,编制 MEDLINE/PubMed 及其他多种检索数据库,还用于馆藏图书及视听资料的编目。此外,世界上很多检索系统也使用或借鉴 MeSH 作为标引数据或编制词表的依据,如中国生物医学文献服务系统(SinoMed)进行主题标引的依据是 MeSH 的中译本 CMeSH 以及参考 MeSH 编制的《中国中医药学主题词表》。重要的医学检索系统 Embase 参考 MeSH 编制主题词表 Emtree,用于该库的标引。作为最具代表性的词表,MeSH 对相关检索系统的结构、功能,尤其是检索质量起着重要作用,因此,了解该词表有助于有效利用这些检索系统,提高检索效率。

2. MeSH 的主要词汇　MeSH 每年更新。用户可在相关的检索系统或者利用其免费浏览器 MeSH Browser 及时查看最新词汇。

(1)主题词:是以规定概念为基础,经过规范化和优选处理,具有组配功能的动态性的词或词组。MeSH 中的主题词按照学科属性被归入 16 个大类,形成树状结构表。多数大类按需要再划分为若干等级的下位类,如二级类目、三级类目。从学科体系出发,将主题词分门别类,逐级展开,可以详尽展示主题词间的等级关系,从文献标引的角度,有利于提高标引的准确性,从检索的角度,能够帮助检索者正确地选择专指词或上位词,提高查全率(选上位词并扩展检索)和查准率(选专指词)。MeSH 2023 年共有 30 454 个主题词,补充概念记录(supplementary concept record)为 321 528 个。

(2)限定词(qualifier):又称副主题词(subheading)。MeSH 中主题词用于表达确切的概念,而副主题词则用于限定主题概念,它们不能独立检索,仅对主题范畴起细分作用以及揭示多个主题词之间的关系。其作用是增加主题概念的专指性,提高检索的查准率。如检索药物治疗高血压方面的文献,用主题词"高血压"配以副主题词"药物疗法"可较准确地检出命中文献,而仅用"高血压"检索,则会检出高血压各个方面的文献,用户还须筛选其中有关药物治疗的文献。

副主题词与主题词组配,能使主题词更具专指性。但须注意,在进行组配时,一个副主题词并不能与所有的主题词相组配,而只能和指定的那些类目的主题词组配。另外,副主题词之间也存在着树状等级关系,在使用时要注意选词的准确性。

MeSH 有 76 个副主题词,每个副主题词都有其使用范围和允许组配的主题词类别,使用时应明确了解其含义。如"继发性"专指肿瘤细胞的转移,其他疾病的复发不能用,如转移性肝癌用"肝肿瘤/继发性"检索;血友病患者血液凝固性变化应选用副主题词"血液",即用"血友病/血液"检索,而血友病患者血液流速改变,应选副主题词"病理生理学",因为"血液"只包括血液物理状态如凝固性、黏滞度等,而血压、血流速度等血流动力学的问题应属于"生理学"或"病理生理学"。

(3)入口词(entry term):又称款目词,是 MeSH 中收录的主题词的同义词、近义词或其他代用形式,作用在于指引用户找到主题词。如 acetylsalicylic acid(乙酰水杨酸)是 MeSH 的入口词,如果用户输入该词,系统会自动将其对应的主题词 aspirin(阿司匹林)提供给用户。

(4)特征词(check tag):是一组对检索范围具有特别意义的词汇,包括研究对象、文献类型、时间等方面词汇,如人类、动物、男(雄)性、女(雌)性、儿童、老年人等词,这些词虽无关文献论述的主题,但限定其特定的范围,能有效缩小检索范围,提高查准率。

3. MeSH 的选词原则 MeSH 收录的主题词数量有限,因此,并非所有主题概念均有对应的主题词。在使用 MeSH 检索时,需要了解其标引规则和选词原则,才能获得较好的检索效果。

(1)首选专指词:即首先选用与主题概念完全对应的专指主题词。如 vitamin C(维生素 C)的主题词为 ascorbic acid(抗坏血酸),两者属同义词,完全对应。词表会通过入口词参见主题词的形式引导用户选择专指词。

(2)次选组配词:当某一复合概念无对应的专指主题词时,则选用主题词与副主题词组配或主题词与主题词组配的方式。如牙畸形在词表中有专指主题词,直接选用即可,而肾畸形无专指主题词,应使用主副组配的形式(肾/畸形)。再如胆囊管疾病亦无专指词,应使用两个主题词组配的方法来表达(胆囊疾病+胆囊管)。用户应注意查看词表中各词汇的注释及树状结构,以便选择最为接近欲表达概念的组配形式。

(3)选择上位词或近义词:当没有专指词或者不能采用组配时,可选用与欲表达概念最接近的上位词或者近义词。如上例,胆囊管疾病,选择了胆管疾病主题词,即为上位词,然后组配以表达具体解剖部位的主题词胆囊管以提高标引的准确性。

(二)国际疾病分类法

1. 概述 国际疾病分类法(International Classification of Diseases,ICD)由世界卫生组织(World Health Organization,WHO)主持编写、发布,并要求各成员国在卫生统计中共同采用的对疾病、损伤和中毒进行编码的一种国际权威的疾病分类方法,是 WHO 国际分类家族(WHO Family of International Classifications,WHO-IFC)最核心的知识库。

ICD 在医疗领域的应用广泛,主要用于疾病编码、疾病统计、生命统计工作,其目的是允许对不同国家或地区及在不同时间收集到的死亡和疾病数据进行系统记录、分析、解释和比较。ICD 提供了世界范围内通用的医疗信息语言,通过 ICD 代码,不同地区之间、医院之间、医院和保险公司之间,可以进行对等的数据分享和比较,这对医疗信息和费用的管理起到了积极的推动作用。

2. 发展 第一版 ICD 诞生于 1893 年,最初目的是对死亡原因进行统一分类登记,此后不断更新以反映健康和医学的发展。

2018 年 6 月,WHO 发布了 ICD-11 作为健康与医疗服务信息最新国际标准。ICD-11 的章节结构反映了疾病与健康的多个方面,包括疾病、障碍、综合征、症状、体征、发现、损伤、影响健康状况的因素以及传统医学等。ICD-11 补充了解剖学、化学制品和药剂、诊断时间、功能评价等。2018 年 12 月,中华人民共和国国家卫生健康委员会正式发布 ICD-11 中文版,并且要求自 2019 年 3 月 1 日起,各级医疗机构应当全面使用 ICD-11 中文版进行疾病分类和编码。

3. ICD-11 的基本内容 作为医学领域分类编码标准的典型代表,ICD 是多轴的统计分类体系。不同于疾病命名,ICD 具有明确的范围,体现了完整性、唯一性、科学性、权威性和实用性。

ICD-11 共包括 28 章,比 ICD-10 增加了 6 章,首次纳入传统医学内容,并独立设置章节——"传统医学病证-模块 1",可以被我国中医医疗机构目前正在应用的 GB/T 15657—2021《中医病证分类与代码》所兼容。其内容及划分如表 2-1。

(三)医学系统命名法 - 临床术语

医学系统命名法 - 临床术语(Systematized Nomenclature of Medicine-Clinical Term,SNOMED-CT)是一部经过系统组织编排、便于计算机处理的医学术语集。是当前国际上广为使用的一种临床医学术语标准,旨在方便临床信息的电子化交换。2002 年 1 月,医学系统命名法 - 参考术语集与英国国家卫生服务部的临床术语(又称 Read 临床代码)相互合并,并经扩充和结构重组为 SNOMED-CT。SNOMED-CT 与国际疾病分类法(ICD-9、ICD-10、ICD-11)以及英国外科和手术操作分类(OPCS-4)等术语集之间进行了交叉映射,并支持美国国家标准化组织(American National Standards Institute,ANSI)规范、医学数字影像和通信标准、HL7 卫生信息交换标准和国际标准化组织标准。

表 2-1 ICD-11 内容及划分

章节	名称（范围）
1	某些感染性疾病或寄生虫病（1A00-1H0Z）
2	肿瘤（2A00-2F92）
3	血液或造血器官疾病（3A00-3C0Z）
4	免疫系统疾病（4A00-4B4Z）
5	内分泌、营养或代谢疾病（5A00-5D46）
6	精神、行为或神经发育障碍（6A00-6E8Z）
7	睡眠-觉醒障碍（7A00-7B2Z）
8	神经系统疾病（8A00-8E7Z）
9	视觉系统疾病（9A00-9E1Z）
10	耳或乳突疾病（AA00-AC0Z）
11	循环系统疾病（BA00-BE2Z）
12	呼吸系统疾病（CA00-CB7Z）
13	消化系统疾病（DA00-DE2Z）
14	皮肤疾病（EA00-EM0Z）
15	肌肉骨骼系统或结缔组织疾病（FA00-FC0Z）
16	泌尿生殖系统疾病（GA00-GC8Z）
17	性健康相关情况（HA00-HA8Z）
18	妊娠、分娩或产褥期（JA00-JB6Z）
19	起源于围生期的某些情况（KA00-KD5Z）
20	发育异常（LA00-LD9Z）
21	症状、体征或临床所见，不可归类在他处者（MA00-MH2Y）
22	损伤、中毒或外因的某些其他后果（NA00-NF2Z）
23	疾病或死亡的外因（PA00-PL2Z）
24	影响健康状态或与保健机构接触的因素（QA00-QF4Z）
25	用于特殊目的的编码（RA00-RA26）
26	传统医学病证-模块1（SA00-SJ3Z）
V	功能评定补充部分（VA00-VC50）
X	扩展码（XS8H-XX2QG9）

SNOMED-CT 是一个组配式概念体系（compositional concept system），其核心内容是概念表、描述表和关系表；此外还包括历史表、ICD 映射表等。

概念表是一个概念层级体系，通过对概念的划分形成顶层概念，每个顶层概念还可再细分，如以"临床发现"层面为第一个层面，下面又可分为"畸形""疾病""神经系统上的发现"等二级层面。具体概念的编码以其代表层面的字母开头，后面加上数字编码，数字编码体现该概念在整个层面中的位置。

描述表用以灵活地表达临床概念，这是考虑到每个临床医师使用的术语可能存在一定的个性化特征。例如：慢性胃肠道出血（chronic gastrointestinal hemorrhage），有的医师习惯写成"chronic gastrointestinal hemorrhage"或"chronic GI hemorrhage"等。描述表包括完全指定名称（fully specified name,FSN)和同义词(synonym)两种类型。FSN 代表对概念含义的明确的、独特的描述,每个概念只有一个 FSN,但可能有多个同义词。

关系表包含语义关联。语义关联一方面可以用来组织概念,另一方面可以构成灵活多样的复杂概念表达方式。关联分为"is a"关系和属性关系两类。"is a"表示同一顶层概念间的上下位关系,概念之间通过"is a"关系建立各类的等级体系。除顶级概念外,每个概念至少有一个"is a"关系与其上位概念关联,一个概念可以有多个"is a"关系与同一顶级概念下多个子类相连。属性关系连接不同顶层概念,每个概念可以有多个属性关系。

第二节 | 文献检索方法与策略

查找文献和获取信息的基本方法可分为四种:检索工具法、浏览法、引文追踪法和综合法。①检索工具法就是利用各种工具书、数据库、搜索引擎等检索工具查找所需信息的方法,是系统、全面获取文献信息的有效方法,也是进行科研决策的重要手段。检索工具法能够有效运用的前提是检索者具备一定的检索知识和技能,在运用过程中需要注意检索工具的选择、检索策略的制订与调整等相关问题。②浏览法是通过定期或不定期浏览近期出版的期刊、专著等文献来了解最新研究动态的方法。在时间有限的情况下,运用浏览法需要注意选取浏览对象的范围和质量。例如,采取以浏览本领域期刊为主,重视核心期刊的方式,可以提高浏览法的效率。③引文追踪法就是以现有文献后所附的参考文献为线索,去追踪、查找相关文献的方法。与现刊浏览法相比,此法获取的信息从时间上来说是越查越旧的;与检索工具法相比,此法获取的信息受论文作者的影响,具有一定的主观性,不够系统全面,但其优势在于对某些问题的追根溯源,能够了解经典文献,追踪科研发展轨迹。④综合法又叫循环法,是将前述方法根据需要联合运用以获取文献信息的方法。在学习和科研活动中,需要用户根据实际需求灵活选择适当的检索方法,才能获得满意的结果。

检索策略是指为了满足检索需求,实现检索目标,在分析课题内容实质的基础上,运用检索方法和技术而制订的方案。在计算机检索过程中,检索策略往往具体表现为检索表达式(又叫检索策略式、检索式、检索提问式),是一种能够表达用户检索提问的逻辑表达式,它既能反映检索课题的需求,又能被计算机识别。在信息检索过程中,检索途径和检索技术的选择和使用直接关系到检索效果和质量,也是用户检索策略制订的关键环节。检索步骤则是检索过程中实施检索策略的具体操作流程。

一、文献检索途径

属性、字段、检索途径和检索项是不同场景下对事物特征的表达,属性常用于现实中对事物的描述,字段常用于计算机数字世界中对事物的信息化编码描述,检索途径常用于文献数据库的检索功能的可检索字段,检索项常用于检索表达式的构建。因此,在文献检索学科中,这四个词语所表达的内容具有一致性。一般在制订检索表达式时习惯使用检索项,在讨论文献检索方法与总体的检索策略时习惯使用检索途径。

检索途径是检索系统提供的检索入口,在数据库中通常表现为对字段的检索。常用的检索途径有主题词途径、关键词途径、分类途径、题名途径、著者途径等,这些检索途径往往对应数据库的各个字段或检索功能界面。

1. **主题词途径**　利用主题词途径就是对主题词进行检索来查找文献,其检索标识是主题词。由于主题词是一种规范化的检索语言,主题词途径能够在一定程度上提高检索效率,因而往往是课题主题检索的优选途径。但并非所有检索系统都提供主题词途径,且使用主题词途径有一定的难度,需要一定的检索语言知识作为基础。常用的支持主题词检索途径的医学检索系统有 CBM 和 PubMed。

2. **关键词途径**　关键词途径选取关键词字段作为检索入口,其检索标识是关键词。关键词往往是从文章题目、摘要或正文中抽取的能够反映文章主题内容的词汇。文献数据库中的关键词一般由论文作者提取或者由数据库自动标引抽取。它不同于主题词,不需要经过规范化处理,关键词途径因用词灵活、符合用户习惯成为文献数据库的一个常用检索途径,但检索文献时,必须同时考虑到与检索词相关内容的同义词、近义词等不同的表达形式,否则易造成漏检,影响检索质量。

3. **分类途径**　分类途径是将课题内容的学科属性在分类体系中的位置(分类号或类名)作为检索文献的入口,便于族性检索。检索标识是分类号或类名。可满足用户从学科或专业角度出发检索文献的需要。如 CBM 提供了分类途径,用户可依课题需要选取《中国图书馆分类法》中的分类号作为检索入口来查找文献。

4. **题名途径**　题名途径是利用文献题名(篇名、书名、专利名等)作为检索入口查找文献。由于文献题名往往能反映文献的主要内容,因此利用题名中的名词术语可以较为准确地查到所需的文献。同关键词途径一样,同属于自由词检索的范畴,需要注意概念的不同表达形式,以提高检索效率。

5. **著者途径**　著者途径是利用文献上署名的作者、编者、译者或机构名为检索入口查找文献的途径。通过著者途径可以准确查到同一著者的多篇著作,适于全面了解某一著者或团体机构的学术观点、研究成果、科研动态等。

由于世界各国姓名的写法不一样,因此使用著者途径查找文献应注意著者姓名的写法。如欧美国家著者姓名书写习惯为名在前,姓在后。而我国著者姓名的拼音写法则比较随意,出现了多种不规范的形式。《汉语拼音正词法基本规则》(2012 年实施)要求中国著者姓名汉语拼音应遵循姓在前,名在后,复姓的姓氏要连写,首字母大写的规则。而在检索系统中著录的著者姓名形式,通常采取姓在前用全称,名在后用首字母缩写的形式。因此检索著者途径时须将欧美国家著者姓名顺序颠倒,如原文中著者姓名为 David Saliven Crawford,检索词应为 Crawford DS。

6. **其他检索途径**　另外,还有刊名途径、著者地址途径、序号途径、引文途径等。在检索中,应根据课题的需要和所使用检索系统的特点,灵活地应用各种检索途径,将各途径配合使用,以便达到最佳的检索效果。

二、文献检索技术

不同于手工检索过程,计算机检索过程是通过计算机对一个或多个检索词进行运算查得所需文献的。那些能够表达信息需求的一系列可为人-机"共识"的技术方法,即计算机检索技术。因而,为了实现有效的计算机检索,掌握与利用计算机检索技术显得尤为重要。需要注意的是,各检索系统支持的检索技术并不相同,即使是同一检索技术,检索运算符号也有差异,因此,需要在理解检索技术原理的基础上,再结合具体检索系统的"使用帮助"正确使用检索技术。

(一)布尔逻辑检索

布尔逻辑检索(Boolean logic searching)是计算机检索最基本、最重要的运算方式,是利用布尔逻辑运算符对若干个检索词进行组合,以表达检索要求的方法。主要有三种布尔逻辑运算符,即逻辑与(AND)、逻辑或(OR)和逻辑非(NOT)。

1. **逻辑与**　符号为 AND 或 "*",表示概念之间的交叉或限定关系。表达式为 A AND B 或者 A*B。只有同时包含检索词 A 和检索词 B 的文献记录才是命中文献。该运算符的作用是缩小检索范围,提高查准率。

2. **逻辑或**　符号为 OR 或 "+",表示概念之间的并列关系。表达式为 A OR B 或者 A+B。数据库中凡含有检索词 A 或者检索词 B 或同时含有检索词 A 和检索词 B 的记录均为命中文献。该运算符的作用是扩大检索范围,提高查全率。

3. **逻辑非**　符号为 NOT 或 "–",表示概念之间的不包含关系或排斥关系。表达式为 A NOT B 或者 A–B。数据库中含有检索词 A,但不包含检索词 B 的文献记录才算命中文献。该运算符的作用是通过从某一检索范围(含检索词 A 的记录)中去除某一部分文献(含检索词 B 的记录)的方式缩小检索范围,提高查准率。

上述三种布尔逻辑运算符可以单独使用也可组合使用,计算机在处理检索提问时一般会按 NOT、AND、OR 的次序进行检索,可用括号改变运算次序。但有些检索系统在检索界面中如同时选择了多种逻辑运算符,其运算的先后顺序可能是依据逻辑运算符出现的先后顺序,如中国知网(CNKI)的"高级检索"界面。

(二)截词检索

截词检索(truncation searching)又称通配符检索(wildcard searching),是利用检索词的词干或不完整的词形进行检索。在西方语言中,一个词可能有多种形态,而这些不同的形态多半只具有语法上的意义,对检索问题而言意义是相同的,如 child 和 children。使用截词检索,可以扩大检索范围,避免漏检,且减少多次输入的麻烦。在不同的检索系统,支持的截词符号可能有所不同,一般为"*""?""%"等。截词检索按截断的位置,分为后截断、前截断、中截断三种;按截断的字符数量,分为有限截词和无限截词。

1. **无限截词**　常用"*"来表示一串字符。截断形式有前截词(后方一致),如以"*ology"作为检索提问,可以检索出含有 physiology、pathology、biology 等的文献;后截词(前方一致),如以"child*"作为检索提问,可以检索出含有 child、children、childhood 等词的文献;中间截词,主要用于英式英语和美式英语的拼写差异,如用"colo*r"作为检索提问,可以将含有 color 或 colour 的文献全部检出。无限截词符也可用于中文检索,如"急性 * 肝炎",可检出含有"急性中毒性肝炎""急性黄疸型肝炎""急性肝炎"等的文献。

2. **有限截词**　常用"?"来代替一个字符或空字符,可连续多次使用。如检索词"acid??",可以检出含有 acid、acids、acidic、acidly 等的文献,但不能检索出含有 acidity 的文献。

(三)限定检索

在大多数检索系统中都有一些缩小或精练检索结果的方法,最常用的是对特定字段的限定检索,常见的限制符为"[ ]""=""in"等。用这种方法可以将检索词限制在特定的字段中,如 review [PT],表示检索结果的文献类型为综述(PT 为文献类型字段 publication type 的缩写)。目前,很多检索系统将常用的限制检索字段集合起来,供检索者选择,大大方便了检索操作,如 PubMed、Web of Science 和 CBM 等。

(四)词组检索

词组检索(phrase searching)又称短语检索或精确检索,是将一个词组或短语用半角双引号("")括起作为一个独立运算单元,进行严格匹配,以提高检索准确度的一种方法。要求检索结果必须含有与检索提问式完全相同(包括次序)的字串,即完全匹配。CBM、PubMed 等系统均支持精确检索。

与之相对的是模糊检索。由于不同的检索系统对其界定不同,模糊检索可能是将检索词进行拆分后进行检索,也可能检索到与检索词意义相近的同义词的结果(又称概念检索或智能检索)。现在大多数检索系统,包括搜索引擎都有这种功能,只是模糊的程度不同。

(五)扩展检索

扩展检索(expanded searching)是检索系统向运行的检索式中自动加入与检索词词义相关词的方法,如同义词、概念蕴含词(下位词)等。其作用亦是扩大检索范围,提高查全率。这种自动的扩展是基于系统内部预设的相关词典实现的,系统自动或半自动地将与检索词相关的多个检索词查出,并执行逻辑或(OR)运算。如输入检索词"甲流",具有扩展检索功能的系统可同时检索含有猪流感、甲型 H1N1 流感、A 型流感等词的文献记录,此为同义词扩展;如输入检索词"青霉素",系统进行扩展检索,可同时检出含有美西林、匹美西林、阿莫西林、氨苄西林等词的文献记录,此为下位词扩展。扩展检索可视作一种模糊检索或智能检索。常用的 CBM、PubMed 均具有智能检索和扩展检索功能(详见第三章文摘型数据库资源)。

(六)位置检索

位置检索(position searching)也称邻近检索(proximity searching),是对检索词在文献中相对位置关系的限定性检索。位置检索的语法命令不尽相同,大致包括以下四个层次的限制:①记录级,限定检索词出现在数据库的同一个记录中;②字段级,限定检索词出现在同一字段中;③子字段或自然句级,限定检索词出现在同一子字段或同一自然句中;④词组的词位限定,限定检索词组(短语)的单个词之间的位置关系,包括紧密相连顺序不变、紧密相连顺序可以颠倒、间可以插入 n 个单词等。

使用位置检索可以增强选词的灵活性,还可弥补布尔逻辑检索、截词检索的一些不足,从而提高文献检索的质量。

不同的检索系统可能采用不同层次的限制,相同的层次也可能会出现不同形式的位置运算符号,如 MEDLINE 数据库中 near 要求两检索词必须同时出现在同一个句子里,而 Web of Science 中 SAME 是用于地址字段的同句检索算符,NEAR/X 则主要用于限定两词之间的最大间隔单词数(X),而两单词可位于不同的字段。因此应先了解所使用数据库的检索规则,然后再使用这些位置运算符。当然,提供位置运算的检索系统并不多。

(七) 大语言模型检索

1. 大语言模型　指的是具有数十亿参数的预训练语言模型,这种模型可以用于各种自然语言处理任务,如文本生成、机器翻译和自然语言理解等。在通用信息检索中,大语言模型可以用于生成符合用户查询需求的相关文本,以及提供语音、图像、视频等多模态的搜索能力和 AI 生成能力,从而提高检索效率和准确率。医学垂直搜索领域有提供医疗问答的聊天医生大语言模型(ChatDoctor)和胜任中文医疗问诊的本草(BenTsao),可以解释生物医学语言并辅助疾病诊断、治疗和预防的生物医学大语言模型(BioMedLM),以及助力医学研究的蛋白质结构预测大模型阿尔法折叠(AlphaFold3)和小分子药物全流程辅助设计盘古药物分子大模型(PanGu Drug Model)等。

2. CNKI AI 学术研究助手　文献数据库服务也可搭建大语言模型增强智能搜索方案。如 CNKI AI 学术研究助手,是大模型时代全面拥抱 AI、赋能科研创新的全新探索,是推进问答式增强检索和生成式知识服务的场景实践。基于 AI 技术驱动的智能化服务,可大幅简化繁复的检索与研究流程,用户仅需以自然语言提问,即可直接快速获得答案,并可连续追问。

大语言模型在信息检索中具有广泛的应用前景,可以提高检索效率和准确率,为用户提供更好的检索体验。

三、文献检索步骤

因检索需求、检索系统、检索人员等方面的不同,导致每个课题的检索步骤也不尽相同,但对于初学者,可以遵循以下步骤,再结合实际情况进行检索。

(一) 分析检索课题,明确检索要求

分析检索课题的目的是明确课题检索的需求,如所需信息的内容、性质、要求等,此步骤是确定检索策略的根本出发点,也是关系到信息检索效率高低和成败的关键。分析检索需求时需注意分析以下几个问题。

1. 明确所需信息的学科范围,以便选择合适的数据库　一方面,需要分析明确所检课题的学科领域,另一方面,需要了解该领域现有数据库的基本情况,从而根据需要进行选择。一般优先选择该课题学科领域的高质量的专业数据库,其次是综合学科的数据库。

2. 明确对查全、查准、查新的目标要求　因检索需求不同,检索目标也不相同。常见的检索目标包括查全、查准、查新等。检索目标不同,制订的检索策略自然也就不同,因此,明确检索目标很重要。如要了解科技的最新动态、学科的进展,则强调"新";如要解决研究中的具体问题,则要强调"准";如进行课题论证、了解课题的发展过程、撰写综述、申报成果等,就要回溯大量相关文献,这就要求检索目标应全面、系统,此时则要强调"全"。

3. 明确所需文献的年代范围、文献类型、语种等　应该根据检索需要,适当地调整限定条件,这样有利于对检索结果范围的调整。

4. 明确课题的主题概念及其关系　分析课题的主题内容,进行精确的概括提炼,明确主题概念

及其逻辑关系,为制订检索表达式做准备。主题概念的组配类型有两种:主题词与主题词的组配,主题词和副主题词的组配。

(二)选择检索工具,确定检索方法

检索工具选择得是否恰当直接影响检索的效果。检索者应基本了解各相关检索工具(常用文献检索系统)的学科收录范围、文献类型、时间跨度、检索途径及使用方法、标引情况等方面的信息,再结合检索课题的要求选择合适的检索工具。然后,再选择适当的检索方法,如检索工具法、浏览法、引文追踪法或综合法。

(三)选定检索词

1. **转换主题概念**　将所分析出的概念主题,同相应的检索语言进行转换,即对照《医学主题词表》或《中图法》,将主题概念转换成检索系统中认可的检索标识。主题词常见的转换有:直接转换、俗语的转换、不准确概念的转换、一词多义的转换、概念的分解转换、副主题词的转换。

2. **选择特征词**　特征词是在对文献或检索课题进行主题分析时,经常要选择的一类词,其目的是将检索范围缩小在某一特定的范围中。

3. **合理组配**　根据主题词之间合理的逻辑联系及确切的语义概念,将主题词与主题词、主题词与副主题词、主题词与特征词等进行有限条件的组合,其最终目的是限定检索内容,提高查准率或查全率。

(四)制订检索表达式

检索表达式的组成要素主要有检索词、检索项、逻辑运算、匹配方式、优先级、连接符等。

制订检索表达式的过程:首先,在进行课题分析以及把握所选的检索工具/系统的检索功能的基础上确定检索项,即将通常所讲的检索途径转化为可被系统识别的检索标识,如作者姓名、主题词、关键词、分类号、化学物质代码等文字与符号。然后,将选定的检索标识根据相应的逻辑关系和优先级,用各种检索算符(如布尔逻辑运算符、位置运算符等)加以有机组合,以及合理的匹配方式(如相关度、精确和模糊)和连接符,形成检索表达式。

在中国知网(CNKI)的"高级检索"界面,将检索表达式、大数据、信息素养三个检索词分别对应关键词、篇名、主题三个检索项,这几个检索项之间是逻辑"与"的关系,匹配方式依次采用精确匹配、模糊匹配和相关度匹配,如图2-2所示,可查找到相关文献。

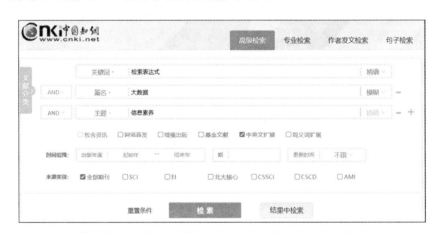

图2-2　中国知网的"高级检索"界面中构建检索表达式

在中国知网的"专业检索"界面,可构建专业检索表达式,例如,"KY='检索表达式' AND　TI %'大数据' AND SU %='信息素养'",如图2-3所示,可查找到相关文献。

(五)评价检索结果,优化检索表达式

用初步拟定的检索表达式进行试查后,应根据检索目标对检索结果进行评价,看是否能够满足检索需求。通常情况下,需要多次修改检索表达式,直至相对满意为止。在实际检索中,当放宽检索范围以提高查全率时,往往会降低查准率;反之,当缩小检索范围以提高查准率时,往往会降低查全率。

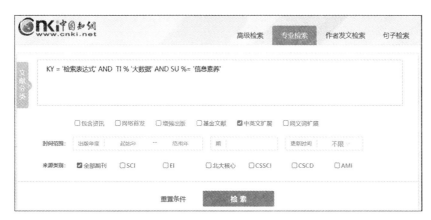

图 2-3 中国知网的"专业检索"界面中构建检索表达式

因此要正确分析误检、漏检原因,适当调整检索表达式。此步骤在检索过程中非常重要,也是检索者的检索能力和思维能力的体现。

(六)筛选和获取文献

反复调整的检索策略所获得的检索结果也并非完全满足检索需求,因此,还需要对检索结果进行人工评判和筛选,再根据选中文献的线索或链接获取所需文献全文或部分信息。

由于选择检索工具的类型不同,获取原始信息的过程也不尽相同。如利用全文检索系统进行检索,则能够直接方便地获取全文,如果利用的是书目型检索系统,则需要记录命中文献的出处,再通过其他途径获取原文。主要的获取原始文献途径有:本馆馆藏、开放获取(搜索引擎、期刊主页)、馆际互借或文献传递、直接向著者索取原文。

四、文献检索策略

计算机文献检索的过程,实际上是将用户的提问与数据库中的检索标识进行字符匹配,从而决定取舍的过程,所以用户在进行检索时,必须制订检索策略,来保证检索结果的满意程度。

制订检索策略就是在正确分析信息需求和手头已有线索的基础上,选择适用的数据库,确定检索的时间范围、语种范围、检索的途径和步骤等,再编制出符合检索课题的检索表达式。因此,要求检索者不仅要熟悉各种数据库的收录范围、标引规则、功能特点、操作指令等,还应正确选择检索词、分析各检索词之间的逻辑关系,熟知文献特征及规律,了解专业术语的特点和作者的语言习惯,掌握必要的专业知识,达到一定的外语水平。把选择好的检索词用系统规定的各种运算符连接起来(制订检索表达式),以便计算机对检索要求进行处理。

在实际的检索过程中,用既定的检索策略检出的结果往往不能一次就达到使用要求,有时检出的文献篇数过多,不相关的文献所占比例过大,此时需要调整检索策略,缩小检索范围,提高查准率;有时检出的文献数量过少,甚至为零,这时就需要扩大检索范围,提高查全率。但需要强调:在一定的查全基础上再进行缩检。要根据检索情况分析原因及时调整检索策略,直到满足课题需要为止,因此要正确分析误检、漏检原因,适当调整检索策略式。

(一)引起误检的原因

1. 使用自由词检索。
2. 选用的主题词具有多义性。
3. 选用了一些概念、词语或事物名称的英文缩写形式进行检索。
4. 使用截词检索时把词截得过短。

(二)引起漏检的原因

1. 关键词检索时同义词、近义词网罗得不够。

2. 用逻辑运算符 AND 连接了重复概念或同位概念。

3. 误用上位概念代替下位概念进行检索。

4. 位置运算符用得过严。

5. 逻辑运算符 AND 用得过多,专指度太高。

6. 限定字段检索时字段范围限制过严。

7. 使用了逻辑运算符 NOT。

(三) 提高检索效率的措施

第一,深入分析检索课题和明确检索要求。要准确地进行文献需求分析,文献检索的过程就是文献集合与文献需求的一个匹配过程。在实施检索之前,用户必须对信息需求进行细致分析,明确检索目的、课题的主要内容以及所涉及的知识点、需要的文献类型、年代范围、查询的侧重点、对查新、查准及查全的指标要求等,并用描述文献特征和表达信息检索提问的专用语言——检索语言构成信息提问。

第二,选择合适的检索工具。选择功能完善的文献资源系统是保证检索效率和检索质量的重要条件。由于文献资源类型多种多样,各种资源系统都有自己的特色,如文献收录的学科范围、文献的类型范围、文献的国别、语种范围等均各有侧重。同时,各种检索系统都有各自的特点,因此,检索人员应根据检索课题的要求和检索系统的特点,以及检索者掌握的知识条件来选择数据库。

第三,结合课题要求和检索工具功能制订准确的检索表达式。要优化检索策略,选取恰当的检索词,采用相应的逻辑组配,灵活选用各种检索方法和检索技巧,通过检索结果反馈及信息需求进行检索策略的调整,直到检索出来的文献信息满足检索需求为止。

第四,提高信息检索能力。提高检索人员的工作水平和能力,检索人员的综合素质的高低决定了信息检索的效果和效率,能否选择合理的检索词,是否了解逻辑组配方式,是否掌握检索技术并能制订和调整相应的检索策略,对提高检索效果至关重要。可以通过技能培训、学术交流、继续教育等方式来提高检索者的知识水平和专业技能,提升检索人员的综合素质水平。

第五,合理地调节查全率和查准率。在不同的情况下,对文献检索效果的查全率和查准率要求不同。有时,希望收集的文献信息范围更全面,这时就要以提高查全率为重点;有时希望找到的文献相关度更高,就以提高查准率为重点。在实际检索中可根据不同的检索要求,合理地调节查全率和查准率,使检索的结果最大限度地满足信息检索要求,从而达到最佳的检索效果。

1. 扩大检索范围,提高查全率的措施

(1) 增加各种形式的自由词(如同义词、全称、简称、近义词、上位概念、下位概念等相关词)进行检索,使用 OR 算符。

(2) 减少 AND(如减少次要概念或次要主题)或 NOT 的使用次数。

(3) 由词组检索变模糊检索。

(4) 用截词检索。

(5) 调整限定的字段。如将篇名或关键词字段改为文摘或全部字段。

(6) 适当放宽限定条件。如扩大时间范围;取消文献类型限制等。

(7) 使用其他检索系统进行检索。

(8) 使用更多的检索途径进行检索。如有主题词检索途径的检索系统,采用主题词或其上位词、扩展主题词下位词、使用其他相关主题词、使用所有副主题词组配等都可扩大检索范围。

(9) 使用智能检索。

2. 缩小检索范围,提高查准率的措施

(1) 增加主题概念面,并用 AND 算符检索。

(2) 使用位置运算符或者用 NOT 排除无关概念。

(3) 精确为词组检索。

（4）选用更确切的下位概念。

（5）增加限定条件，如缩小出版时间范围，限定文献类型、原文语种，限定核心期刊等。

（6）限定字段检索，如将检索词限定在篇名关键词或主题词等特定字段中。

（7）限定检索范围为某一子集或子库。

（8）如有主题词检索途径的检索系统，采用主题词检索途径，与专指副主题词组配、加权检索、不扩展检索、使用下位主题词，以及主题词途径与其他途径联合检索等。

第三节 │ 检索结果评价与文献管理工具

检索效果的评价是检索过程中关系到检索质量好坏的重要环节。文献管理工具不仅可以帮助用户进行文献的搜索、保存和管理，还能提高论文阅读与写作的效率和质量。

一、检索结果的评价

检索效果是文献检索结果的有效程度，反映文献检索的有效性、准确性以及特异性等。检索效果一般通过文献检索效率进行评价。检索效率是指全、准、快、便、省（查全率、查准率、检索速度、检索方便性、检索成本与效益）地查阅信息，其中最主要的是全和准，反映信息检索效率的最重要的两个指标是查全率和查准率。

（一）查全率

查全率是指系统在进行某一检索时，检索出的相关文献量与系统文献库中相关文献总量的比率。

$$查全率 = （检索出的相关文献量 / 文献库内相关文献总量）\times 100\%$$

它反映该系统文献库中实有的相关文献量在多大程度上被检索出来。例如要利用某个检索系统查某个课题，假设在该系统文献库中共有相关文献 40 篇，而只检索出来 30 篇，那么查全率就等于 75%。

（二）查准率

查准率是指系统在进行某一检索时，检索出的相关文献量与检索出文献总量的比率。

$$查准率 = （检索出相关文献量 / 检索出文献总量）\times 100\%$$

它反映每次从该系统文献库中实际检索出的全部文献中有多少是相关的。例如检索出的文献总量为 50 篇，经审查确定其中与项目相关的只有 40 篇，那么查准率就等于 80%。

（三）查全率和查准率之间的关系

查全率与查准率是评价检索效果的两个重要指标，由美国的佩里（J.W.Perry）和肯特（A.Kent）最先提出，分别用 R 和 P 表示。为方便表述，现以某次检索结果为例，用图 2-4 加以说明。

$$查全率\ R = 检索出相关信息量 / 信息库中相关信息总量 = a /（a + c）\times 100\%$$

$$查准率\ P = 检索出相关信息量 / 检索出信息总量 = a /（a + b）\times 100\%$$

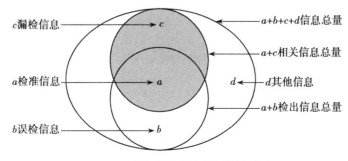

图 2-4　查全率和查准率变量关系图

查全率是衡量某一检索系统从信息集合中检出相关信息成功度的一项指标,等于检出的相关信息与全部相关信息的百分比,用于衡量检索系统和检索者检出相关信息的能力和效果。

查准率是衡量某一检索系统的信号噪声比的一种指标,等于检出的相关文献与检出的全部文献的百分比,用于衡量检索系统和检索者拒绝非相关信息的能力和效果。

从检索的要求看,理想的检索结果是查全率和查准率同时达到100%,但事实上很难做到这一点。查全率和查准率之间存在着相互制约的现象,提高查全率就要扩大检索范围,误检率增加,查准率降低。要提高查准率就要缩小检索范围,漏检率增加,查全率降低。在实际检索工作中,要根据不同的课题要求调节查全率和查准率。如专利申请、科研选题立项、成果鉴定等对查全率要求高,力求不遗漏任何一篇有关文献。而写论文或课题研究过程中需要一些参考资料,并不需要全部的有关文献,或者查找某数据、事实等,此时对查准率要求高些。总之,在实践中要视具体情况而定。

实验证明,在查全率和查准率之间存在着相反的相互依赖关系:如果提高查全率,就会降低其查准率;反之亦然。查全率一般为60%～70%,查准率约为40%～50%,当查全率超过70%时,若想再提高查全率就必然会降低查准率。试图使查全率和查准率同时提高,是很不容易的。因此,应当根据具体课题的需求,合理调节查全率和查准率,保证检索效果。

(四)影响检索效率的因素

1. 影响查全率的因素 影响查全率的因素从文献信息存储角度来看主要有:文献检索工具收录文献不全,检索词缺乏控制和专指性,词表结构不完整,词间关系模糊或不正确,标引前后不一致,标引人员遗漏了原文的重要概念或用词不当等。从信息检索角度来看主要有:检索策略过于简单,选词和进行逻辑组配不当,检索途径和方法太少,检索业务不熟练,检索时不能全面准确地描述检索请求等。

2. 影响查准率的因素 影响查准率的因素主要有:检索词不能准确描述文献主题和检索要求,专指度不够,组配不严密,选词不当或词间关系不正确,标引过于详尽,组配错误,检索策略式不正确,检索面过于宽,检索系统不具备逻辑非功能等。

二、文献管理工具

随着社会经济和科学技术的不断发展,医学文献数量已经超过了当前医务工作者资源管理的负荷能力,呈指数级增长的文献资源的整理和管理已然成为一个繁杂的工作,占用了科研工作者大量的研究时间。文献管理工具作为一种用于帮助研究者获取、组织、管理与研究相关的文献资料,建立个人文献数据库并进行论文写作的工具,将研究者从这些繁重的工作中拯救出来。

(一)文献管理工具的功能

文献管理工具的功能可分为四个层次,①核心功能是建立、储存、管理、输出参考文献信息;②基本功能是集成搜索、即插即引、批量导入和格式输出;③扩展功能为网络共享、写作模板、用户制订、多对象管理等;④附加功能则为文献分析、知识管理以及资源整合。

(二)常用的文献管理工具

常用的文献管理工具有:国外的EndNote、Mendeley、Zotero,国内的NoteExpress、NoteFirst、医学文献王等。这些工具不仅能够满足最基本的文献管理服务和用户个性化的需求,也能对用户进行智能化的学习引导,促进资源的开放。

Zotero是一个开源免费、易使用的文献管理工具,可进行文献的收集、组织、注释、引用和分享。Zotero 6.0.26支持条目(题录)的自动提取、存储与格式化及对其组织、标记和搜索管理,尤其支持第三方插件以丰富与增强软件功能,例如通过浏览器插件能够对在线文献数据库网页中的文献题录进行直接抓取。

(1)数据收集:浏览器扩展插件Zotero Connector可将当前网页或当前网页显示文献(具有数据库权限)保存到Zotero,支持选择"分类"管理。使用简易信息聚合(really simple syndication,RSS)追踪期刊最新文献:新建订阅、订阅内容、订阅设置、订阅保存。

（2）文献管理:本地文件存储配置,选择"编辑→首选项→高级→文件和文件夹→数据存储位置→自定义"。但文件夹名称都是十六进制的,不便于日常使用,后续可以通过安装 ZotFile 插件以解决上述问题。

（3）统计分析:支持以"生成时间轴"方式可视化条目,并有关键词过滤、高亮显示、设置时间跨度等功能。支持以"生成条目报告"方式报告条目的元数据、标签、笔记、附件名(文献标题结构)、关联文献名等。支持三种方式的高级检索:标题创作者年份、所有字段和标签、所有内容,支持多设备文献同步。

（4）阅读发现:独立笔记的创建。可以在"我的文献"下创建名为"笔记"的分类,在此分类下点击"创建笔记",下拉该选项则显示"新建独立笔记"和灰色的"添加子笔记"。条目中创建笔记则是在打开某一条目的 PDF 浏览器,从左到右可以看到三个功能分区:注释导航区、注释功能区、文献信息栏。在中间的注释功能区上点击"添加笔记"。

（5）协助写作:Zotero 的 Word 插件辅助参考文献管理,实现 Word 中参考文献的引用、参考文献样式的修改等功能。

（6）团队协同与多设备同步:支持以"群组文库"方式协同分享与编辑文献。在 Zotero 官网注册用户后,选择"编辑→首选项→同步",可设置用户基本数据同步;也可配置第三方云盘。

（7）其他插件简介:Zotero 用户社区开发了各种插件,以提供增强功能、新功能和与其他程序的接口。要在 Zotero 中安装插件,请下载它的".xpi"文件。然后,在 Zotero 中,单击"工具→插件(Tools→Add-ons)",并将".xpi"文件拖到附加项窗口。Zotero 官网给出了很多插件,下面是一个不完整的列表。①条目原数据导入方面的插件;②条目的附件文件管理方面的插件;③接口方面的插件;④Zotero 报告、库分析与可视化、Website 集成、Word 处理和写作集成、开发工具、桌面与其他程序集成等方面的插件;⑤官网插件列表未包含的插件,如中文文献识别插件茉莉花(Jasminum),具有根据中国知网上下载的文献名来抓取引用信息、添加中文 PDF/CAJ 时自动拉取中国知网数据等功能。

（马　路　张文学）

思考题

1. 目前常用的主题语言有哪些? 请分别说明它们的特点。

2. 请分别说明几种常用的检索技术对检索所起的作用是什么?

3. 简述文献检索的步骤,并结合实例讨论。

4. 按收录信息内容的类型,如何划分数据库?

5. 常用的扩大检索范围和缩小检索范围的方法有哪些?

6. MeSH 选词的原则是什么?

7. 请比较关键词和主题词的异同。

8. 检索结果的评价方法有哪些?

9. 提高查全率和查准率的措施有哪些?

10. 利用哪些插件可以增强 Zotero 条目的附件文件管理?

思考题解题思路

本章目标测试

本章思维导图

第三章 | 文摘型数据库资源

文摘型数据库提供文献的外部特征(如篇名、著者、出处)及内部特征(如主题词、分类号、关键词和摘要),使用户能够快速检索文献并了解其主要内容。文摘型数据库收录的学科十分全面,主题词检索功能强大,检索效能高,并具有时间跨度长、时效性强、检索途径多的特点。本章从数据库概述、检索途径和方法、检索结果处理及个性化服务等方面介绍诸如中国生物医学文献服务系统、PubMed、Embase 和 Scoups 等常用医学文摘型数据库。

第一节 | 中国生物医学文献服务系统

一、概述

中国生物医学文献服务系统(SinoMed)是中国医学科学院医学信息研究所/图书馆研制开发的生物医学文献服务系统,2008 年首次上线服务,2019 年 3.0 版本正式上线服务。该系统整合了中国生物医学文献数据库(CBM)、中国生物医学引文数据库(CBMCI)、西文生物医学文献数据库(WBM)、北京协和医学院博硕学位论文库(PUMCD)、中国医学科普文献数据库(CPM)等多种资源,是集文献检索、引文检索、开放获取、原文传递及个性化服务于一体的生物医学中外文整合文献服务系统。

SinoMed 涵盖资源丰富、专业性强,功能全面、快速反映国内外生物医学领域研究的新进展,学科范围广泛,年代跨度大,更新及时。SinoMed 数据库中,CBM 收录了 1978 年至 2024 年国内出版的生物医学学术期刊 3 120 余种,文献题录 1 290 余万篇。2019 年起,新增标识 2015 年以来发表文献的通信作者,全面整合中文 DOI(数字对象唯一标识符)链接信息,以更好地支持文献发现与全文在线获取;CBMCI 收录了 1989 年以来中国生物医学学术期刊文献的原始引文 3 350 余万篇,引文总量 1 050 余万篇。所有期刊文献引文与其原始文献题录关联,更好地支持了多维度引文检索与引证分析;WBM 收录了世界各国出版的重要生物医学期刊文献题录 3 630 余万篇(含馆藏期刊 9 000 余种,免费全文 640 余万篇),年代跨度大,部分期刊可回溯至创刊年,全面体现协和医学院图书馆悠久丰厚的历史馆藏;北京协和医学院博硕学位论文库收录了 1981 年以来北京协和医学院培养的博士、硕士学位论文全文 1.8 万余篇,涉及医学、药学各专业领域及其他相关专业,内容前沿丰富;CPM 收录了 1989 年以来近百种国内出版的医学科普期刊,文献总量达 60 万余篇,重点突显养生保健、心理健康、生殖健康、运动健身、医学美容、婚姻家庭、食品营养等与医学健康有关的内容。

SinoMed 注重数据的深度揭示与规范化处理。根据美国国立医学图书馆《医学主题词表》(MeSH)(中译本),目前更新至 2021 年版,同步全面更新收录文献的主题标引数据;利用中国中医科学院中医药信息研究所《中国中医药学主题词表》以及《中国图书馆分类法·医学专业分类表》对收录文献进行主题标引和分类标引,以更加深入、全面地揭示文献内容。

二、检索途径与方法

SinoMed 检索功能强大、方便易用,主要为用户提供跨库检索、快速检索与智能检索、高级检索、主题检索、分类检索、限定检索、单篇搜索等文献检索功能;还为用户提供被引文献主题、被引文献作者、被引文献出处、被引文献机构、被引文献基金、检索词智能提示等引文检索功能。

（一）检索规则

1. **逻辑组配检索** 又称布尔逻辑检索,是指利用布尔逻辑运算符实现检索词或代码的组合检索。常用的逻辑运算符有三种,分别为"AND"(逻辑与)、"OR"(逻辑或)和"NOT"(逻辑非),三者间的优先级顺序为:NOT＞AND＞OR。用户可以通过以下两种方法进行逻辑组配检索。

（1）直接输入法:快速检索框中的检索词或检索表达式之间直接使用"AND""OR"或"NOT"(不区分大小写),高级检索框中的检索词或检索表达式之间直接使用"AND""OR"或"NOT"(只能采用大写)。另外,需要注意检索词或检索表达式与逻辑组配符号之间需要有空格。

（2）在"检索历史"界面,依次选中欲组配的检索表达式,选择"AND"或"OR"按钮即可实现"AND"和"OR"操作。

2. **通配符检索** 又称截词检索,指在检索词中使用通配符的一种检索方式,可用于提高检索效率。支持单字通配符(？)和任意通配符(％)两种通配符检索方式。

3. **模糊检索** 又称包含检索,与精确检索(检索词与命中检索字符串完全等同)相比,模糊检索能够扩大检索范围,提高查全率。如无特殊说明,SinoMed 系统中默认进行的是模糊检索。

4. **短语检索** 又称词组检索、精确检索,即用英文半角双引号来标识检索词,SinoMed 会将其作为一个不可分割的短语词组在数据库的指定字段中进行检索。在检索过程中如果出现含有"−""("","等特殊符号的检索词,这些特殊符号也会被检索。如:检索"1,25-$(OH)_2D_3$"。

5. **字段检索** SinoMed 系统支持检索词加英文半角中括号标识字段名称的形式进行检索,格式为:检索词[字段名称]。如:"肺肿瘤"[常用字段:智能]、"肺肿瘤"[中文标题]。

6. **常用字段** 含义为方便用户在多个字段中进行检索,SinoMed 根据各个数据库的特点,对常用检索字段进行组合后设置了"常用字段"检索入口。不同数据库中"常用字段"的具体含义如下。

（1）CBM "常用字段"内涵:中文标题、中文摘要、关键词、主题词。

（2）CBMCI "常用字段"内涵:被引文献题名、关键词、主题词、出处、出版社。

（3）CPM "常用字段"内涵:中文标题、中文摘要、关键词、主题词。

（4）PUMCD "常用字段"内涵:中文标题、中文摘要、关键词、主题词。

（5）WBM "常用字段"内涵:英文标题、英文摘要、关键词、主题词[中/英]。

（二）检索方法

SinoMed 按检索资源不同,可分为多资源的跨库检索和仅为某一资源(中文文献、西文文献、博硕论文或科普文献)的单库检索,均支持快速检索、高级检索、主题检索和分类检索。同时,将智能检索、精确检索、限定检索、过滤筛选等功能融入相关检索过程中。下面主要以中国生物医学文献数据库(CBM)为例介绍 SinoMed 的检索功能与方法。

1. **跨库检索** 进入 SinoMed 系统,首先呈现的即是跨库检索。跨库检索能同时在 SinoMed 平台集成的所有资源库进行检索。检索历史支持检索表达式逻辑组配功能,支持多个检索式间的逻辑组配查询,支持一定数量(因为检索表达式有最大长度限制)的检索词进行智能扩展检索,如图 3-1 所示。

2. **快速检索** 在搜索框中输入检索词后直接进行检索,也称简单检索、基本检索或一键式检索。默认在常用字段内执行检索,且集成了智能检索功能。输入多个检索词时,词间用空格分隔,默认为"AND"逻辑组配关系。将多个英文单词作为一个检索词检索时,或者检索词含有特殊符号"−""("时,需要用英文半角双引号标识检索词,如 "hepatitis B virus" "1,25-$(OH)_2D_3$"。

二次检索:检索范围支持常用字段、标题、摘要、主题词、关键词、作者及作者单位字段的选择。

3. **智能检索** 是基于词表系统,将输入的检索词转换成表达同一概念的一组词的检索方式,即自动实现检索词及其同义词(含主题词、下位主题词)的同步检索,是基于自然语言的主题概念检索。支持词与词间的逻辑组配检索,对组配检索词无数量限制。如:在标题中查找出现"AIDS"的文献,通过选择"智能检索",系统自动检出标题中含"艾滋病"和"获得性免疫缺陷综合征"的所有文献。

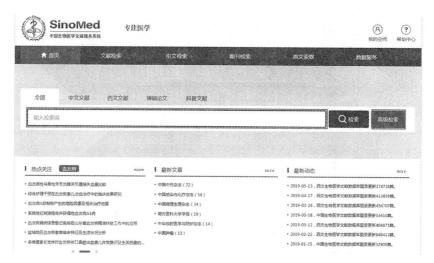

图 3-1　SinoMed 首页跨库检索界面

4. 高级检索　支持多个检索入口、多个检索词之间的逻辑组配检索,方便用户构建复杂检索表达式,如图 3-2 所示。检索表达式实时显示编辑以及可直接发送至"检索历史";构建表达式每次可允许输入多个检索词。

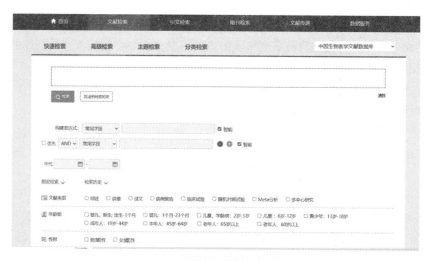

图 3-2　CBM 高级检索界面

在中文资源库中,文献检索的作者/作者单位、第一作者/第一作者单位、通信作者/通信作者单位、刊名、基金检索途径以及引文检索的被引文献作者/被引文献机构、被引文献第一作者/被引文献第一机构、被引基金检索途径支持检索词智能提示;西文库中增加刊名智能提示功能。CBM-核心字段:由最能体现文献内容的中文标题、关键词、主题词三部分组成。限定检索把文献类型、年龄组、性别、对象类型、其他等常用限定条件整合到一起,用于对检索结果的进一步限定,可减少二次检索操作,提高检索效率。一旦设置了限定条件,除非用户取消,否则在该用户的检索过程中,限定条件一直有效。

5. 主题检索　是基于主题概念检索文献,支持多个主题词同时检索,有利于提高查全率和查准率,如图 3-3 所示。通过选择合适的副主题词、设置是否加权(即加权检索)、是否扩展(即扩展检索),可使检索结果更准确。输入检索词后,系统将在美国国立医学图书馆《医学主题词表》(MeSH)中文译本及《中国中医药学主题词表》中查找对应的中文主题词。也可通过"主题导航",浏览主题词树,查找主题词。

(1)扩展主题:部分主题词之间存在着上下位关系,如主题词"肺炎"的下位词包括"肺炎,吸入性""肺炎,病毒性"等;选择"扩展检索",指对该主题词及其下位主题词进行检索,非扩展检索则仅

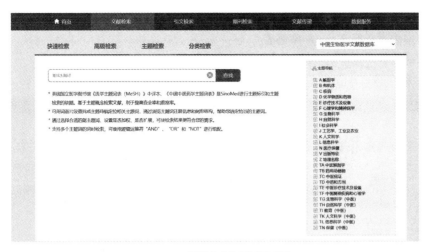

图 3-3　CBM 主题检索界面

限于当前主题词"肺炎"。

（2）扩展副主题词：一些副主题词之间也存在上下位关系，如副主题词"副作用"的下位词包括"中毒"和"毒性"；选择"扩展副主题词"，指对该副主题词及其下位副主题词进行检索，非扩展检索则仅限于当前副主题词"副作用"。

（3）加权检索：主题词"加权"表示主题词的重要程度，反映文章论述的主要内容。加权主题词用"*"表示，如：* 肝肿瘤、肝肿瘤/* 治疗等；加权检索表示仅对加星号的主题词（主要概念主题词）进行检索；非加权检索表示对加星号主题词和非加星号主题词（非主要概念主题词）均进行检索。总之，加权检索是一种缩小检索范围、提高查准率的有效方法；扩展检索是对该主题词及其下位词进行检索，相对而言，是一种扩大范围的检索。

例题：查找"肺炎 病毒"相关主题词治疗方面的文献（查找"病毒性肺炎"治疗方面的文献），步骤如下所示。

步骤 1：检索词输入框内输入"肺炎 病毒"。

步骤 2：点击查找按钮，显示查询结果。

步骤 3：从查询结果中选择主题词，点击如图 3-4 所示的箭头所示内容。

输入检索词后，系统将在《医学主题词表》（MeSH）中文译本及《中国中医药学主题词表》中查找对应的中文主题词。也可通过"主题导航"，浏览主题词树，查找所需的主题词。

步骤 4：选择主题词要组配的副主题词。

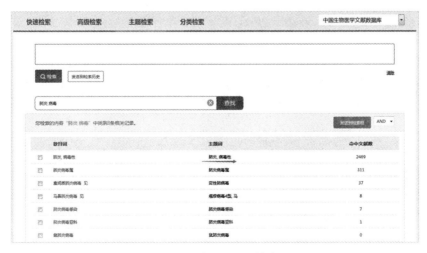

图 3-4　主题检索主题词检索界面

步骤5：根据需要选择进行"加权检索"。

步骤6：根据需要选择进行"扩展检索"。

步骤7：根据需要选择逻辑组配后，点击"发送到检索框"。

步骤8：点击"检索"完成检索。

6. 分类检索　从文献所属的学科角度进行查找，支持多个类目同时检索，能提高族性检索效果。可用类名查找或分类导航定位具体类目，通过选择是否扩展、是否复分，使检索结果更加准确。《中国图书馆分类法·医学专业分类表》是CBM分类标引和检索的依据，如图3-5所示。

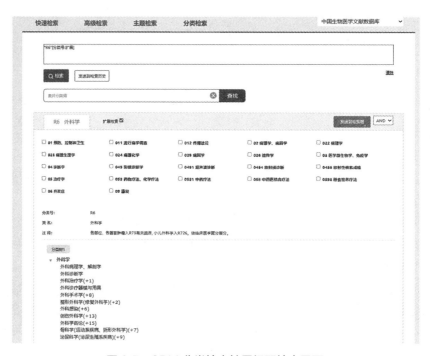

图 3-5　CBM 分类检索扩展组配检索界面

7. 引文检索　支持从被引文献题名、主题、作者/第一作者、出处、机构/第一机构、基金等途径查找引文，使用户了解感兴趣的科研成果在生物医学领域的引用情况，针对被引文献作者、机构、出处、基金检索项增加智能提示功能。同时，支持发表年代、施引年代的限定检索，亦支持对检索结果从发表时间、期刊、作者、机构、期刊类型维度做进一步聚类筛选。支持生成引文分析报告和查引报告，如图3-6所示。

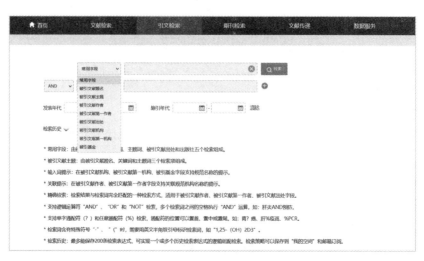

图 3-6　引文检索界面

8. 期刊检索　支持对中文学术期刊、科普期刊及西文学术期刊进行一站式整合检索,用户可以从"检索入口"处选择刊名、出版地、出版单位、期刊主题词、ISSN 直接查找期刊,也可通过"首字母导航"逐级查找、浏览期刊,如图 3-7 所示。在期刊详细信息页面,若勾选"含更名",则指在该刊所有卷期及变更前后的所有刊中进行检索。

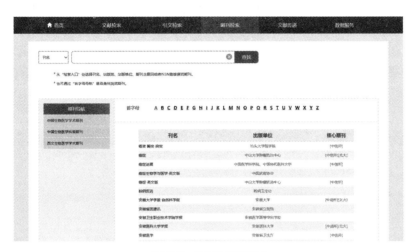

图 3-7　期刊检索界面

三、检索结果处理与个性化服务

SinoMed 系统的检索结果界面支持对检索结果的多维度分组显示、聚类筛选、个性化结果输出、多类型统计分析等处理方式,方便用户利用。同时为用户提供个性化定制服务,满足用户的特定需求。

(一) 检索结果处理

1. 检索结果展示　检索结果界面为用户提供了文献检索结果概览页,可以设置检出文献的显示格式(题录、文摘)、每页显示条数(20 条、50 条、100 条)、排序规则(入库、年代、作者、期刊、相关度、被引频次),并且可以进行翻页操作和指定页数跳转操作。

2. 检索结果分类　为方便用户查看检索结果,CBM 系统支持对检索结果的多维度分组显示。CBM 重点对核心期刊、中华医学会期刊及循证方面文献分组集中展示。

3. 检索结果聚类　检索结果界面左侧,按照主题、学科、时间、期刊、作者、机构、基金、地区、文献类型、期刊类型 10 个维度对检索结果进行聚类。点击统计结果数量可以在检索结果界面展示,如图 3-8 所示。CBM 与 CBMCI 结果筛选中的"期刊类型"维度,"PKU"表示《中文核心期刊要目》总

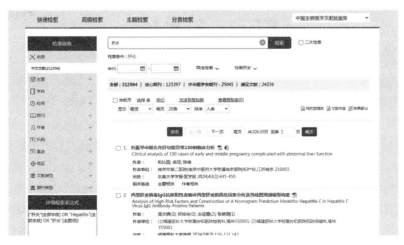

图 3-8　CBM 检索结果界面

览收录的期刊,即北大核心期刊;"ISTIC"表示《中国科技期刊引证报告》收录的期刊,即中信所核心期刊;"CMA"表示中华医学会主办的期刊。

4. 检索结果输出 用户可根据需要选择输出检索结果,包括输出方式、输出范围、保存格式。保存格式有:SinoMed、NoteExpress、EndNote、RefWorks、NoteFirst。

5. 文献传递 用户可以对感兴趣的检索结果直接进行原文索取。

(二) 个性化服务

用户注册个人账号后便能进入"我的空间",享有检索策略定制、检索结果保存和订阅、检索内容主动推送及邮件提醒、引文追踪等个性化服务。用户还能向 SinoMed 反馈问题,如图 3-9 所示。

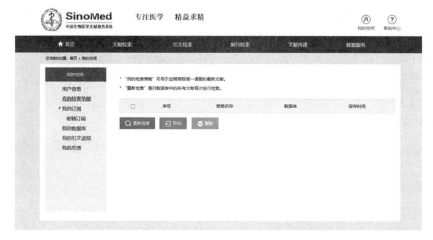

图 3-9 SinoMed "我的空间" 界面

1. 我的检索策略 用户登录"我的空间"后,从检索历史页面,勾选一个或者多个记录,保存为一个检索策略。保存成功后,可以在"我的空间"里对检索策略进行重新检索、导出和删除操作。

2. 我的订阅 登录"我的空间"后,从检索历史页面,可以对历史检索表达式进行邮箱订阅。

3. 我的数据库 用户可以在检索结果页面把感兴趣的文献添加到"我的数据库"。用户可以按照标题、作者和标签查找文献,并且可以对每条记录添加标签和备注信息。

4. 我的引文追踪 用于对关注的论文被引情况进行追踪。当有新的论文引用此论文时,用户将收到登录提示和邮件提示。

5. 我的反馈 用户可以在"我的反馈"中提交 SinoMed 使用过程中的相关疑问和需求,由专人定期回复,回复结果可在"我要查看"页面进行查询和浏览。

第二节 │ PubMed

一、概述

(一) 历史沿革

PubMed 是美国国立医学图书馆(NLM)所属的国家生物技术信息中心(National Center for Biotechnology Information,NCBI)自 1996 年起向公众在线开放的基于因特网的生物医学文献检索系统,并与其他数据库或检索系统(如 OMIM、Nucleotide、PubMed Central、Bookshelf)实现无缝链接。

PubMed 的前身是 1879 年 NLM 出版的《医学索引》(*Index Medicus*,IM),1964 年 NLM 开始研制医学文献分析与检索系统(Medical Literature Analysis and Retrieval System,MEDLARS),1971 年正式建成该系统的联机数据库 MEDLINE 并提供联机检索服务。20 世纪 80 年代,发行 MEDLINE 光盘版,20 世纪 90 年代,NCBI 提供免费的 PubMed 检索系统。PubMed 具有信息资源丰富、信息质量高、更新及时、检索方式灵活多样、链接功能强大、免费使用等特点,因而深受广大用户的喜爱,是目前使用最广泛的免费 MEDLINE 检索系统。

(二)文献来源

PubMed 的文献来源是 MEDLINE、PubMed Central(PMC)和 Bookshelf 三个部分。

1. MEDLINE 是 PubMed 的最大组成部分,主要由经过 MEDLINE 选择的期刊文献组成;这些文章使用了医学主题词进行索引,并配以资助基金、基因、化学和其他元数据进行整理。

2. PubMed Central(PMC) 是 PubMed 的第二大组成部分,是由美国国家生物技术信息中心于 2000 年 2 月建立的生命科学期刊文献数据库,保存生命科学期刊主要研究论文的全文,免费供公众使用。NCBI 同时是 GenBanK 和 PubMed 的创立者,PMC 的所有全文在 PubMed 中都有相应的条目。在利用 PubMed 检索时,检索结果中可以在网上免费获得全文的文献记录都会有相应的链接,其中包括在 PMC 免费获取全文。

3. Bookshelf 关于图书和部分章节的引用资源,可以在 Bookshelf 上获取。Bookshelf 收录了书籍、报告、数据库以及与生物医学、健康和生命科学有关的其他文件全文的档案。

(三)记录的字段

PubMed 中供检索和显示的字段共 50 多个,其中主要字段见表 3-1。

二、检索途径与方法

(一)基本检索

在 PubMed 主页(图 3-10)的检索框中直接输入检索词进行检索。基本检索支持布尔逻辑运算检索、字段检索、截词检索、自动词语匹配检索、精确检索和著者检索等功能。另外,在检索框中输入词进行检索时,PubMed 还具有智能拼写检查及词语自动提示功能,帮助用户正确选词。点击"×",即"Clear search input"则清除检索框中的内容。

1. 布尔逻辑运算检索 PubMed 支持 AND、OR、NOT 三种布尔逻辑运算。如检索框中直接输入几个检索词,系统默认这些词之间是 AND 逻辑组配关系。

2. 自动词语匹配检索 在检索框中输入未加任何限定的检索词,点击"Search",系统会按照自动词语匹配(automatic term mapping)的原理进行检索,并返回检索结果。其检索原理是:对输入的检索词,系统会依次在 MeSH 转换表、刊名转换表、著者全称转换表或著者索引等中进行搜索,如果在相应的转换表中找到匹配的词,系统将自动转换为相应的 MeSH 主题词、刊名或著者进行检索,同时将检索词限定在"All fields"(所有字段)中进行检索,两者之间执行"OR"布尔逻辑运算。如果输入多个检索词或短语词组,系统会继续将其拆分为单词后分别在"All fields"中检索,单词之间的布尔逻辑关系为 AND。

例如,brain ischemia AND cerebral angiography,则系统转换后的检索策略为:("brain ischaemia"[All Fields]OR "brain ischemia"[MeSH Terms]OR("brain"[All Fields]AND "ischemia"[All Fields])OR "brain ischemia"[All Fields])AND("cerebral angiography"[MeSH Terns]OR("cerebral"[All Fields]AND "angiography"[All Fields])OR "cerebral angiography"[All Fields])。在 Advanced 界面的 History and Search Details 通过点击可以查看每个检索词的详细转换情况。

3. 字段检索 检索语法为检索词[字段标识],如 leptin[TI],leptin[MH]。

4. 截词检索 使用"*"来实现。如输入 flavor* 可检索出 flavored,flavorful,flavoring 等以 flavor 开头的词语。

5. 精确检索 将检索词加上双引号进行检索时,PubMed 关闭自动词语匹配功能,直接将该短语作为一个检索词进行检索,避免了自动词语匹配时将短语拆分可能造成的误检,可提高查准率。例如,输入"gene therapy",PubMed 在所有可检索字段中查找含有短语 gene therapy 的文献。

6. 著者检索 在检索框中输入著者姓名,PubMed 会自动执行著者检索。著者检索时,一般采用姓在前用全称,名在后用首字母缩写的形式。2002 年起也可以采用著者全称进行检索。

表 3-1　PubMed 的主要字段

字段名称	字段标识	字段简要说明
Affiliation	AD	第一著者的单位、地址(包括 E-mail 地址)
All fields	ALL	所有字段
Author	AU	著者
Corporate Author	CN	团体著者
EC/RN Number	RN	国际酶学委员会规定的酶编号或化学物质登记号
Entry Date	EDAT	文献被 PubMed 收录的日期
First Author Name	1AU	第一著者
Full Author Name	FAU	著者全称
Grants and Funding	GR	项目资助号或合同号
Issue	IP	期刊的期号
Investigator	IR	对研究项目有贡献的主要调查者或合作者
Journal	TA	期刊全称、缩写或 ISSN
Language	LA	语种
Last Author Name	LASTAU	排名最后的作者
MeSH Major Topic	MAJR	主要 MeSH 主题词,主题词后加"*"标记
MeSH Subheadings	SH	MeSH 副主题词
MeSH Terms	MH	MeSH 主题词
Pagination	PG	文献在期刊中的页码
Place of Publication	PL	期刊的出版地
Publication Date	DP	文献的出版日期
Publication Type	PT	文献类型
Subset	SB	PubMed 数据库子集
Text Words	TW	文本词,来自 TI、AB、MH、SH、PT、NM 等字段
Title	TI	文献的题名
Title/Abstract	TIAB	文献的题名和摘要
PMID	PMID	PubMed 中文献的唯一识别号
Volume	VI	期刊的卷号

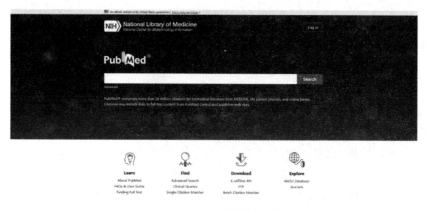

图 3-10　PubMed 主页

（二）高级检索

在 PubMed 主页点击 "Advanced" 进入高级检索界面。高级检索将检索式构建和检索史整合于同一界面。检索式构建器可借助索引功能来辅助构建检索式；检索史包括检索式序号、检索提问式、检索结果数及检索时间。

（三）主题词检索

在 PubMed 主页的 "Explore" 下点击 "MeSH Database" 进入主题词检索界面。利用主题词检索可查询 MeSH 主题词的相关信息，包括主题词含义、可组配的副主题词（subheading）、款目词（entry terms）、树状结构号（tree number）及在树状结构体系中的位置等。

主题词检索还可以帮助用户利用 MeSH 主题词来构建检索式以优化检索：①主题词对同一概念的不同表达方式进行了规范，有利于提高查全率；②主题词的树状结构体系可以很方便地进行扩展检索（explode），有利于提高查全率；③主题词可以组配相应的副主题词，有利于提高查准率；④主要主题词（major topic）有利于提高查准率（勾选 "Restrict to MeSH Major Topic"）。

目前 MeSH Database 中包含有 29 000 多个主题词。构建检索式时，如果有多个主题词，可以先分别对每个主题词进行检索，再在高级检索的 "History" 中选择 "Search" 下的检索序号，用检索序号进行布尔逻辑运算；也可以通过主题词检索界面的 "Builder" 选择检索字段及布尔逻辑运算符并输入检索词进行构建。需要注意的是，主题词检索只对来源于 MEDLINE 的文献记录有效，PubMed 中其他来源的文献记录（如 In-Process、Publisher、PubMed-not-MEDLINE）不支持主题词检索。

（四）期刊检索

在 PubMed 主页的 "Explore" 下点击 "Journals" 进入期刊检索界面。期刊检索可查询 PubMed 及 Entrez 平台其他数据库所收录的期刊信息。可从主题、刊名全称、MEDLINE 刊名缩写、ISSN 等入手进行查询。

（五）单篇引文匹配

在 PubMed 主页的 "Find" 下点击 "Single Citation Matcher" 进入单篇引文匹配检索界面。单篇引文匹配检索主要用于从文献的基本信息（如刊名、出版日期、期刊的卷、期、起始页码、著者、篇名词）入手查找文献。

（六）批量引文匹配

在 PubMed 主页的 "Download" 下点击 "Batch Citation Matcher" 进入批量引文匹配检索界面。批量引文匹配检索主要用于批量核对文献信息。

（七）临床查询

在 PubMed 主页的 "Find" 下点击 "Clinical Queries" 进入临床查询检索界面。临床查询是专门为临床医生设计的检索服务，目前包括以下两种检索方式。

1. Clinical Studies　用于查找疾病的病因（etiology）、诊断（diagnosis）、治疗（therapy）、预后（prognosis）及临床预测指南（clinical prediction guides）等方面的文献，"Scope" 的下拉列表可选择查询的范围，其中 "Broad" 表示拓宽检索范围，"Narrow" 表示缩小检索范围。

2. COVID-19　用于查找 COVID-19 疾病的常规（general）、机制（mechanism）、传染（transmission）、诊断（diagnosis）、治疗（treatment）、预防（prevention）、病例报告（case report）、预测（forecasting）等方面的文献。

（八）引用

在 PubMed 检索结果中每条文献下方都提供了引用功能，对于需要引用的文献，可直接点击文献下方的 "Cite" 就可以复制文献引文。

选项中提供了 "AMA" "APA" "MLA" 及 "NLM" 四种参考文献格式，可根据发表期刊的要求进行选择。此外，也可直接下载 ".nbib" 格式文件导出文献至文献管理软件如 EndNote 中。

如果需要批量导出文献，也可选中需要导出的文献，然后点击 "Send to"，再点击 "Citation manager"

来批量导出。

(九) My NCBI 和 RSS

通过点击 PubMed 任何界面右上角的 "Log in" 进行登录,如果没有账号可点击下方 "Sign up" 使用第三方账户。注册登录后可以享受 "My NCBI" 提供的个性化服务,具体包括:搜索 NCBI 数据库(Search NCBL Databases)、保存检索结果(Saved Searches)、建立个人书目(My Bibliography)、收藏管理(Collections)、显示最近 6 个月用户的检索操作(Recent Activity)、设置个性化的过滤选项(Filters)、科学专家网络简历(SciENcv)。除了 PubMed 网站提供的文献追踪功能,还可以使用 RSS 阅读器来追踪 PubMed 网站的文献更新结果。通过点击 PubMed 检索结果界面检索框下的 "Create RSS" 享受 RSS 推送服务,实现检索结果的定期更新。使用 RSS 阅读器并不需要注册 PubMed 账号,但是需要下载 RSS 阅读器。

三、检索结果的处理

(一) 结果显示

PubMed 检索结果的显示格式默认为 "Summary" 格式(图 3-11)。"Summary" 格式显示的每篇文献的信息包括篇名、著者、刊名、出版年月及卷期页码、PMID 号,如果该篇文献可以免费提供全文,则有 "Free Article" 或 "Free PMC Article" 链接。

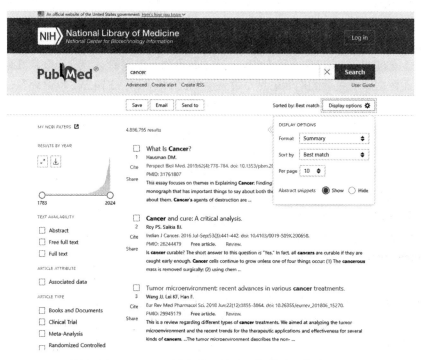

图 3-11　PubMed 检索结果的显示格式默认格式界面

PubMed 检索结果的显示还可选择其他格式,包括 "Abstract" "PubMed" 和 "PMID" 格式。其中,"Abstract" 格式显示的信息最为详细。另外,点击文献标题也可以直接获取某一篇文献的 "Abstract" 格式。点击文献标题除了显示 "Title & authors" 和 "Abstract",还有 "Similar articles" "Cited by" "Publication types" "MeSH terms" 以及 "LinkOut-more resources" 的链接。

"LinkOut-more resources" 超链,可以进一步获取 PubMed 之外的其他资源,包括在线全文数据库、生物学数据库、图书馆馆藏信息、消费者健康信息和研究工具等。

如果用户所在的图书馆购买了电子期刊的使用权,图书馆可利用 "LinkOut" 与这些电子期刊所在的全文提供商建立链接,用户在 IP 允许范围内使用 PubMed 时,通过 "LinkOut" 即可直接链接到这些电子期刊,获取全文。

PubMed 默认的排序方式是：最佳匹配（Best Match），其他排序方式包括：最新入库时间（Most Recent）、出版日期（Publication Date）、第一作者（First Author）和期刊（Journal）。

（二）结果输出

PubMed 检索结果界面有三个选项可进行结果输出，分别是"Save""Email""Send to"。

"Save"（可最多保存 10 000 条记录）是将选中的文献记录以文件的形式保存，格式可以选择"Summary（txt）""Abstract（txt）""PubMed""PMID"或"CSV"。

"Email"（可最多发送 1 000 条记录）是将选中的文献记录以邮件的形式发送至用户输入的邮箱，格式可以选择"Summary""Summary（txt）""Abstract""Abstract（txt）"。

"Send to"里有"Clipboard"（可最多保存 500 条记录，保存时间为 8 小时）、"My Bibliography"（须注册成为拥有"My NCBI"账号的用户，供用户进行后续管理）、"Collections"（须注册成为拥有"My NCBI"账号的用户，供用户日后调用）和"Citation Manager"共 4 种检索结果输出方式。如果要把检索结果直接转入 EndNote、NoteExpress 等文件管理软件，直接选择"Citation Manager"输出。

（三）结果筛选

PubMed 检索结果界面左侧显示筛选类型的选项，主要筛选类型：文本的可获取性（text availability）、文献属性（article attribute）、文献类型（article type）、出版时间（publication date）、语种（article language）、年龄（age）、物种（species）、性别（sex）和其他（other）。左侧的过滤默认显示："Results By Year""TEXT AVAILABILITY""ARTICLE ATTRIBUTE""ARTICLE TYPE""PUBLICATION DATE"，其他过滤项可以点击"Additional filters"添加。

第三节 ｜ Embase

一、概述

Embase 前身是荷兰《医学文摘》（*Excerpta Medica*，EM），创刊于 1947 年。2004 年 Elsevier 整合了 EM 与 MEDLINE 的内容形成了网络版 Embase 数据库。后来，Embase 建立了回溯库 Embase Classic，包含 1947 年至 1973 年 3 400 多种学术期刊中 180 多万篇生物医学及药理学文献的记录。自 2022 年又开始收录预印本文献。截至 2023 年中，该库收录 1947 年以来 95 个国家或地区出版的 8 500 多份生物医学和药学的同行评议期刊，累计约 4 400 万条记录，每个工作日新增记录 8 000 余条，每年新增记录超过 290 万条。此外，收录自 2009 年起 1.2 万次会议中 470 多万条会议摘要。

Embase 收录的学科范围包括药物研究、药理学、制药学、药剂学、毒理学、人体医学、基础生物医学、生物医学工程、卫生保健、精神病学与心理学、替代与补充医学等。

Embase 提供 Emtree 主题词表检索，能有效地提高检索效能。Embase 收录期刊量大、对文献全文索引并揭示概念关联、提供一些模块化检索途径如 PICO 循证医学检索模块、PV Wizard 药物警戒检索模块和 Medical Device 医疗器械设备检索模块，有助于简易快捷地查全相关信息。Embase 对药物、医疗设备和临床疾病信息做深度标引，是检索医药学证据来源的必备工具（图 3-12）。

二、检索方法和途径

（一）检索技术和规则

Embase 数据库检索平台有 Embase、MEDLINE、Embase+MEDLINE 及 Preprints 四个子文档。其记录包含 50 多个可检字段，常用字段有"Index term""Exploded""Abstract""Article title""Country of author""Country of journal""Language of article"和"Publication year"等。

数据库采用智能检索技术，输入一个单词或词组系统会自动将其与 Emtree 词表比对，提供相关主题词供选择。设置日期、循证医学、数据来源、检索词映射、字段和年龄组等多种选项可优化检索结果。

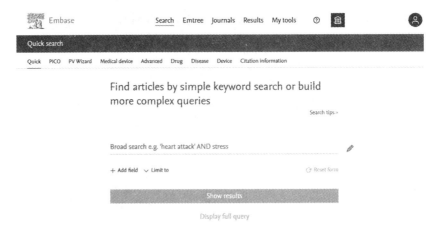

图 3-12 Embase 主界面

检索规则主要有：①AND、OR 和 NOT 分别代表逻辑与、或和非。运算顺序从左至右，括号优先。②设有"NEAR/n"和"NEXT/n"两种邻近算符，均表示连接的两个检索词之间相隔不能超过 n 个单词，"NEAR/n"对两个词的前后顺序没有要求，"NEXT/n"则要求两个词的前后顺序不能改变。如，adverse NEXT/2（effect\$ OR reaction\$）。③支持"*"" ? "和"\$"截词符，其中"*"可替代一个或多个字符，如 sul*ur 可检出"sulfur"和"sulphur"；" ? "可替代一个字符，如 sulf? nyl 可检出"sulfonyl"和"sulfinyl"；"\$"号可替代零个或一个字符，如 group\$ 可检出"group OR group? "。支持中截词和右截词，截词前字母不能够少于三个。④将短语加上单、双引号表示精确查找某一短语或词组，此时系统不再自动对词组进行拆分。含有连字符"-"的短语，系统也不进行拆分。⑤字段限定符有"："和"/"两种。"："可同时限定多个字段，字段标识符之间用逗号分隔，例如，'heart attack'：ti,ab,de；"/"仅用于对部分字段进行精确限定检索，例如，'hiv infection'/de。

（二）检索方法和途径

Embase 主界面提供 3 个检索途径："Search""Emtree"和"Journals"。系统默认界面为快速检索。

1."Search" 有快速检索、PICO 检索、PV 检索、高级检索、药物检索、疾病检索、设备检索和文章题录信息检索。

（1）快速检索（"Quick"）：在快速检索界面检索框输入一个或多个检索词，选择逻辑运算符，点击"Show results"按钮显示检索结果。默认检索所有可检索字段。快速检索默认为宽泛检索（"Broad search"），即输入一个单词或词组，系统自动将其与 Emtree 的轮排索引比对，转换成主题词扩展检索，然后与输入检索词的自然语言检索结果用逻辑组配，显示结果。检索词组时需加单（双）引号。

（2）PICO 检索（"PICO"）：Embase 与 Cochrane 协作网合作，收录循证医学信息，可限制结果为随机对照试验、临床对照试验、Cochrane 系统评价和 meta 分析；提供 PICO 循证医学专用检索模块。点击"PICO"进入检索界面。通过人群（"Population"）、干预（"Intervention"）、对照（"Comparison"）和结果（"Outcome"）以及研究设计（"Study design"）五个方面，将课题分解完成的信息填入表单中，按检索向导提示完成检索。

（3）PV 检索（"PV Wizard"）：药物警戒（Pharmacovigilance,PV）是指从用药安全出发，发现、评估、预防药品不良反应。主要用于通过文献监测提供药物警戒。"PV Wizard"提供五步骤模块化表单式检索向导，选择药物的主题词、同义词、不良反应、特定条件和人的限定，全面获取药物警戒方面的文献。

（4）高级检索（"Advanced"）：输入检索词后，对检索词进行一系列限定。提供"Mapping""Date""Source""Fields""Quick limits""EMB""Pub.types""Languages""Gender""Age"和"Animal"限定选项。

1）"Mapping"映射选项有五个复选项，系统默认复选前四项：选择"Map to preferred term in Emtree"复选框后，系统将检索词自动转换为 Emtree 中相应的主题词检索。"Search also as free text in all fields"

按照用户输入的文本词在所有可检索字段中检索。"Explode using narrower Emtree terms"采用专指的Emtree 主题词进行扩展检索,即包括被检索词及其所有下位词的检索。"Search as broadly as possible"将用户输入的检索词转换成主题词并扩展检索,同时查找检索词的所有同义词,两者结果逻辑或运算。"Limit to terms indexed in article as 'major focus'"限定检索主要主题词,提高检索结果的相关性。

2)"Date"日期选项:可选择出版年或记录入库时间来限定检索年限。

3)"Sources"文档来源选项:Embase、MEDLINE、Preprints 和 PubMed-not-MEDLINE 复选项。

4)"Fields"字段选项:输入检索词,点选限定字段。

5)"Quick limits"快速限定选项:人类("Humans")、动物("Animals")、临床研究("Clinical studies")、仅限有文摘("With abstract")、仅限原文是英文("Only in English")、在版文献("Article in Press")、正在处理的文献("In Process")、限分子序列号("With molecular sequence number")、限临床试验号("With clinical trial number")。

6)"EMB"循证医学选项:复选框有 Cochrane 系统评价("Cochrane reviews")、临床对照试验("Controlled Clinical Trial")、随机对照试验("Randomized Controlled Trial")、系统评价("Systematic Review")和荟萃分析("Meta Analysis")。

7)"Pub.types"出版类型选项:有论文("Article")、正在处理文章("Article in Press")、会议文摘("Conference Abstract")、会议论文("Conference Paper")、会议综述("Conference Review")、编辑评论文章("Editorial")、勘误("Erratum")、快报("Letter")、札记("Note")、综述("Review")、短篇调研("Short Survey")和预印本("Preprints")。

8)"Languages"语言选项:可选择 61 种语言。

9)"Gender"性别选项:可选择男、雄性("Male")、女、雌性("Female")。

10)"Age"年龄选项:有 13 组年龄段供选择。

11)"Animal"动物选项:有动物细胞("Animal Cell")、动物实验("Animal Experiment")、动物模型("Animal Model")和动物组织("Animal Tissue")供选择。

(5)药物检索("Drug"):通过药品名、商品名、实验室代码和化学名称检索药物信息的专用途径。除提供的"Mapping""Date""Sources""Quick limits""EBM""Pub.types""Languages"等限定选项,还提供药物字段("Drug fields")、19 个药物副主题词("Drug subheadings")和 47 种给药途径("Routes")限定选项。

(6)疾病检索("Disease"):输入疾病名称或疾病相关症状的词语,检索疾病信息的专用途径。提供"Mapping""Date""Sources""Fields""Quick limits""EBM""Pub.types""Languages"等限定选项;还提供 14 个疾病副主题词"(Disease subheadings")限定选项。

(7)设备检索("Device"):提供的"Mapping""Date""Sources""Quick limits""EBM""Pub.types""Languages"限定选项内容同"Advanced Search",另有设备字段("Device fields")和 4 个设备副主题词("Device subheadings")限定选项。

(8)文章题录信息检索("Citation information"):通过作者姓名、文章或杂志的部分信息来查找一篇或多篇文献的具体信息。可选择的检索字段有作者(姓在前全称,名在后用缩写)、期刊全称及其缩写、ISSN、CODEN 码、DOI、期刊卷号、期刊期号及文章首页码。还可对出版日期进行限制。

2."Emtree"主题词检索　Emtree 是 Embase 的主题词表,创建于 1988 年,由字顺表和树状结构表组成。截至 2023 年 6 月底,Emtree 字顺表共有 9.6 万多个优先词和近 50 万个同义词,划分 14 大类。其中,有 35 400 条药物类主题词、6 000 多个设备类主题词、16 000 多个设备商标名、2 500 个设备制造商词、52 个特征词。共有 84 个副主题词,可单独检索,仅可组配疾病(Disease)、设备(Device)、药物(Drug)三类主题词,其中 14 个疾病类专用副主题词,4 个设备类专用副主题词,19 个药物类专用副主题词(Drug subheadings),47 个给药途径(Routes)专用副主题词(只可组配临床类药物)。

词表一年更新 3 次,涵盖所有的 MeSH 词,涉及化学物质名称与 2.4 万个 CAS 登记号关联,Emtree 同义词在药品术语方面涵盖面广,包括世界卫生组织(WHO)注册的国际非专利药物名称(INN),美国食品和药物监督局(FDA)、欧洲药品管理局(EMA)的所有药物名称和新药批准(NDA),以及药物的商品名。检索方法如下所示。

(1)输入检索词:在 "Search term in Emtree" 输入检索词,系统按字顺索引推荐主题词供浏览选择;如果检索词是入口词,用 "use" 指向主题词。如输入 "diabetic kidney disease",系统显示:"use: diabetic nephropathy"。

(2)选中主题词:左栏显示该主题词在词表中的位置及上下位词;右栏显示该主题词命中记录数、同义词和 Dorland's 字典中词语释义。

(3)扩展检索:系统默认扩展检索,可选择是否扩展检索、是否要加权检索("As major focus")等。

(4)多个高级检索界面与构建检索表达式:点击 "Take to Disease search"(或选择 "Take to Advanced search" 或 "Take to Drug search" 或 "Take to Device search")进入疾病检索界面;也可以点击 "Add to query builder" 将检索词添加到 "Query builder",与其他检索词组配,构建多个检索词的检索表达式。

3. "Journals"检索　可通过输入期刊刊名或 ISSN 来查找期刊,或者通过刊名首字母浏览期刊。

找到某期刊后,按卷、期号,找到相应文章,是传统期刊阅览室浏览方式的延伸,并通过与全文数据库的超链接,可浏览、阅读有版权的电子期刊全文。

三、检索结果处理

Embase 的检索结果界面包括检索史区("History")、结果显示区("Results")和结果优化区("Results Filters")(图 3-13)。

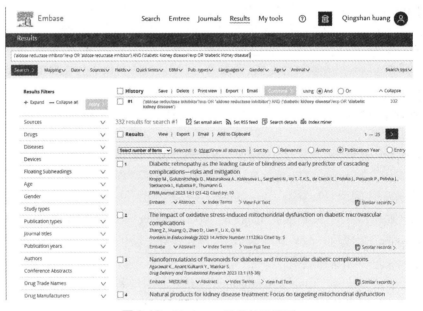

图 3-13　Embase 检索结果界面

1. **检索史区**　检索结果界面右侧上方为检索史区,显示最近检索的序号、检索表达式及结果命中条数。用户可以对检索式进行保存("Save")、删除("Delete")、打印预览("Print view")、输出("Export")、发至邮箱("Email")及逻辑组合("Combine")等操作。还可以对检索式进行编辑、设置定题服务的邮件提醒("Set email alert")或 RSS 服务("Set RSS feed")等。

2. **结果显示区**　检索结果右侧下方为结果显示区,显示命中文献篇数,系统默认每页显示 25 条记录,每条记录显示篇名、作者、出处等题录信息。点击上方"Show all abstracts",可一键显示当前页文献的文摘。点击文献篇名,可以浏览该篇文献的全记录信息。

对检索结果可进行浏览（"View"）、导出（"Export"）、发至邮箱（"Email"）以及添加到 Embase 剪贴板（"Add to Clipboard"）等操作。检索结果导出格式有 TXT、CSV 和文献管理软件的相应格式（如 Mendeley、EndNote、RefWorks）；可按相关性（"Relevance"）、作者（"Author"）、出版年（"Publication Year"）或入库时间（"Entry Date"）对结果排序。

3. **结果优化区**　检索结果左侧为结果优化区。系统提供了 17 种优化结果的过滤器（"Results Filters"）：数据来源（"Sources"）、药物（"Drugs"）、疾病（"Diseases"）、设备（"Devices"）、副主题词（"Floating Subheadings"）、年龄（"Age"）、性别（"Gender"）、研究类型（"Study types"）、出版类型（"Publication types"）、刊名（"Journal titles"）、出版年（"Publication years"）、作者（"Authors"）、会议（"Conference Abstracts"）、药物商品名（"Drug Trade Names"）、药物制造商（"Drug Manufacturers"）、设备商标名称（"Device Trade Names"）、设备制造商（"Device Manufacturers"）。勾选相应的优化设置后，点击应用（"Apply"），优化设置生效并显示在右侧。

4. **我的工具**（"My tools"）　点击功能区 "My tools"，免费注册个人账号，获得个性化服务。可对发送到剪贴板的记录进行阅读、保存，设置定题服务和保存检索策略，主要功能有：①阅读剪贴板的记录（clipboards）；②保存的剪贴板记录（saved clipboards）；③设置定题服务、邮件提醒（Email alerts）；④保存检索策略（Saved searches）；⑤个性化设置（Preferences）。

第四节 ｜ Scopus

一、概述

Scopus 是由 Elsevier 发行的综合性同行评审的文摘及引文型文献数据库，涵盖了来自全球 7 000 多个出版商的超过 43 000 多种期刊的内容，其中活跃期刊超过 27 000 种，涉及自然科学、工程技术、医学、社会科学以及艺术人文等学科。收录 9 060 多万条记录，最早可追溯到 1788 年，其中 92.7% 的条目收录了自 1970 年以来参考文献的内容。

Scopus 是继 Web of Science（WOS）核心合集的又一引文分析数据库，收录期刊种数是 WOS 的 2 倍多，越来越受到用户的重视，但应当注意的是 Scopus 只收录 1970 年以来的引文数据。Scopus 提供 CiteScore、SJR（SCImago Journal Rank）和 SNIP（Source-Normalized Impact per Paper）多种期刊评价指标，并开发多种文献计量工具对检索结果进行跟踪、分析和可视化。

二、检索途径与方法

Scopus 提供关键词检索（"Search"）和浏览来源出版物（"Sources"）两种检索方法，另外，该数据库还提供独特的期刊对比分析功能（图 3-14）。

检索字段：Scopus 主界面默认的检索途径支持多种检索字段，包括所有字段、文献标题、摘要、关键词、作者、第一作者、出版物标题、归属机构、基金资助信息、语言、参考文献、ISSN、ORCID、DOI 等。

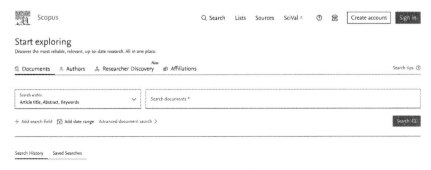

图 3-14　Scopus 主界面

检索规则:支持布尔逻辑运算符(AND、OR、AND NOT)、位置运算符(PRE/n:限定前后两个检索词间的间隔为"n"个词以内,且词序不能改变;W/n:两个词相隔"n"个词以内,词序无论先后),运算次序为OR＞W/n＞PRE/n＞AND＞AND NOT,可以通过加小括号来实施优先运算。支持词组检索,在检索词加双引号" ",表示进行近似词组检索(忽略检索词间的符号);加大括号 {} 则是进行精确词组检索(包括检索词间的符号)。如 "heart-attack" 与 "heart attack" 检索结果相同,但 {heart-attack} 与 {heart attack} 检索结果不同。通配符问号? 代替任意一个字符,星号 * 代替零或多个字符,可位于单词左、中、右三种位置。

(一) 关键词检索

1. **基本检索**("Documents")　基本检索是 Scopus 默认的检索途径。在检索框中输入检索词(注意输入同义词),选择检索字段,使用 "Add search field" 选项添加其他字段,每个新的检索字段都可以使用布尔逻辑运算符 AND、OR 和 AND NOT 进行组合,需要时通过 "Add date range" 限制时间范围。可通过检索史("Search History")在 "Combine queries" 中用 AND、OR、AND NOT 重新构建检索策略,通过 "More" 可以选择保留或删除检索史。

例如在题名字段检索"肺癌与吸烟的相关文献",可输入:Title ("lung cancer" OR "lung tumor" OR "lung neoplasm" OR "lung carcinama" OR adenocarcinoma) AND Title (smoking)。

2. **高级检索**　用户选择 "Advanced document search" 可进入高级检索,通过构建检索表达式来检索文献。高级检索适用于检索需求较为复杂且熟悉字段名称的用户使用,输入格式为"字段名(检索词)"。

3. **作者检索**("Authors")　通过输入作者姓全称、名字的全称或缩写(要加上缩写点)、作者所属机构和作者标识号 ORCID 等检索作者发表的文章。

4. **研究人员发现**("Researcher Discovery")　用户输入与研究领域、主题或兴趣相关的关键词,通过关键词搜索来发现相关的研究人员,与之匹配,并建立一个对特定领域作出贡献的研究人员的视图,旨在发现相同研究领域的研究人员,有利于研究者建立联系与合作。

5. **机构检索**("Affiliations")　用户输入机构的全称或简称,选填机构所在城市、国家或地区和关键词来检索归属机构的文献。

(二) 来源出版物

选择 "Sources" 进入来源出版物检索,通过出版物所属学科主题("Subject area")、数据出版物标题("Title")、"ISSN"、出版商名称("Publisher"),也可以选择仅显示开放存取的期刊("Display only Open Access journals")、CiteScore 最高百分位数("Citescore highest quartile")和来源出版物类型("Sources type")来检索特定数据源。结果提供该出版物的基本信息、CiteScore 指数值、SJR 值及 SNIP 值,按年份顺序列出每年该数据源收录文献量、某年份总被引数、被引用比率和出版商;点选出版物条目显示具体信息,可以查看 CiteScore 的排名和趋势,以及所有引用文献的链接。

(三) 期刊分析

在主界面选择 "Advanced document search",通过 "Compare sources" 进入期刊分析,输入期刊标题、ISSN 或者出版商,点击 "limit to" 选择学科领域,进行搜索并勾选期刊,可获得某刊历年的CiteScore 指数值、SJR 值、SNIP 值、引文数、发文量、未引用百分比、综述文献百分比。也可以选择多种期刊对其上述指标通过图示的方式进行对比分析(图 3-15)。其中 CiteScore、SJR 及 SNIP 有别于 Web of Science 影响因子(IF),CiteScore 指数值是某期刊过去 3 年发表的文献当年在 Scopus 的篇均被引频次;SJR 参照 Google 的 PageRank 算法,将期刊间的引用给予不同的权重,即被声誉高的期刊引用比被一般期刊引用得分高,反之亦然。SNIP 强调将不同学科领域引用次数标准化,用于比较不同学科领域期刊的影响力。

三、检索结果处理与个性化服务

检索结果界面上方显示检索式,可对其编辑、保存、设置邮件跟踪(Set search alert)(图 3-16)。检

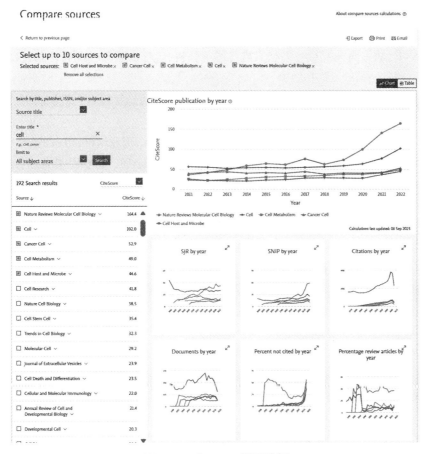

图 3-15　Scopus 期刊分析

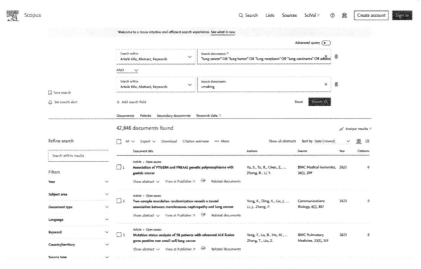

图 3-16　Scopus 检索结果界面

索结果包括被 Scopus 索引或收录的文献（Documents）、出现在参考文献但不被 Scopus 索引或收录的文章信息（Secondary documents）、来自全球 5 大专利机构（美国专利与商标局 USPTO、欧洲专利局 EPO、日本专利局 JPO、世界知识产权组织 WIPO 和英国知识产权局 UKIPO）的专利信息以及其他跨领域的学术信息（Research Data）。

1. 精练与分析

（1）精练结果：可通过输入关键词进行二次检索，或从出版年份、作者姓名、主题、文献类型、出版物名称、关键词、作者所属机构、国家/地区、刊物类型、开放获取、出版阶段、基金赞助方和全文语种等对检索结果进行进一步的限制。

（2）分析结果：从不同维度对检索结果进行图示分析，包括出版年、刊名、作者、机构、国家、文献类型、主题和基金赞助方八个维度。

2. 结果显示、排序和输出　系统默认按日期显示结果，还可选择按被引频次、相关性、作者、出版物名称来排列结果。

点击"Export"输出结果，选择合适格式保存并导入个人文献管理软件，可选的导出类型有：CSV、RIS、BibTeX、Plain text、Mendeley、Zotero（RIS）、EndNote（RIS）、SciVal；可选择"Download"批量下载文献；点击"Show abstract"可以显示摘要；点击"View at Publisher"通过 SFX 链接获取免费或订购的全文。

3. 引文追踪　引文概览（"Citation overview"）显示所选一组文献的历年被引用情况，可选择"Exclude self citations of all authors"或" Exclude citations from books"，点选"Update"，可显示去除自我引用或书籍引用后文献的被引频次。

浏览被引文献（"View cited by"）：点击"More"，选择"View cited by"显示所选一组文献被引的条目。还可利用分析工具（"Analyze results"）对被引情况做进一步的分析，但要求所选择的文献量小于 2 万条。

单篇文献的引用、被引、共引文献追踪：点选篇名，进入条目的全记录页面。提供 3 种与引文相关的链接，"References"：该篇文献引用的文献；"Cited by N documents"：该文被引频次为 N 并显示最新的被引文献，点选"View all N citing documents"浏览全部的 N 篇被引文献；"Related documents"：链接到与本篇文献有共同引用的所有文章，点选"View all related documents based on references"浏览全部的共引文献。

4. 个性化服务　个人用户在 Scopus 免费注册后，可享受系统提供的个性化服务及工具，如自动推送的定题跟踪（"Set search alert/RSS"）和引文提醒（"Set citation alert"），保存文档列表（"My list"）及保存检索式（"Saved searches"）。

第五节 ｜ 其　他

一、H1 Connect

1. 数据库简介　H1 Connect（原 F1000）由美国 H1 公司推出，为医疗服务提供者和研究者提供医学和生命科学研究领域的最新突破和进展。通过由同行提名的超过 8 000 名医学与生物学专家在论文出版后进行同行评审、筛选、推荐和评论，让科研人员在有限的时间内获得更有价值的文献信息。H1 Connect 主要基于 PubMed 收录的文章出版后作出专家同行评审，涵盖生物医学的 40 多个大领域，并细分为 300 多个子领域，推荐的文章覆盖 3 800 多种期刊。在世界范围内，近 90% 的顶尖生命科学研究机构都已经购买和使用 H1 Connect 数据库。

H1 Connect 的前身是由英国 Faculty of 1000 在 2002 年出版的 F1000。2020 年，F1000 更名为 Faculty Opinions，并于 2022 年被 H1 公司收购，2023 年 7 月再次更名为 H1 Connect。

H1 Connect 收录的文献经过二次以上的同行评审，方便用户从海量的生物医学文献中快捷地获取重要信息、科研成果及学科热点，也为生物医学研究者提供一个论文质量的评价体系。作为生命科学专业人员获取医学和生命科学研究最新资源的在线平台，H1 Connect 致力于将医疗保健提供者和研究人员与全球专家意见和分析联系起来，推动从科研到临床的知识传递过程。

H1 Connect 包括 Article Recommendations、Clinical Trials、Collections、Rankings、Experts 及 Faculty Reviews（图 3-17）。

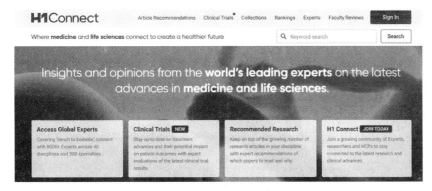

图 3-17　H1 Connect 主界面

（1）Article Recommendations：采用专家评议模式，从受邀的全球顶级生物医学专家所阅读的任何研究论文（不只局限于 PubMed）遴选出近期某领域研究中有重要价值和意义的文章，并从意义、创新点、方法等方面进行评价，解释论文的主要贡献及推荐的理由，并给出相应的推荐等级及论文分类标签。

Faculty 专家对所推荐的论文给出 3 种等级的评价，分别为"Good"" Very Good"或"Exceptional"（对应 1、2 或 3 颗星），对于给定的一篇文章，都有对应的"H1 Connect Score"，该评分通过星级的加权和与相对引用率计算得到，以量化其在所在领域的影响和质量。

专家还要根据文献内容对所推荐论文给出相应的分类标签，包括：有意义的假说（"Interesting Hypothesis"）、新发现（"New Finding"）、有争议（"Controversial"）、证实（"Confirmation"）、否定/空结果（"Negative/Null Results"）和反驳（"Refutation"）。

（2）Clinical Trials：汇聚全球各地正在进行的临床试验信息，用户可以按国家、试验阶段、疾病类型等进行检索，帮助用户寻找参与或支持的临床试验项目。目前包含阿尔茨海默病、血友病 A、黑色素瘤、骨髓增生异常综合征、非小细胞肺癌及银屑病等相关的临床试验。

（3）Collections：专家整合前沿热门研究领域和关键话题，形成具有专题价值的文献合集，用户可以便捷浏览一些重要领域的最新文献和进展。目前包括 COVID-19、阿尔茨海默病、极端微生物、阿片类药物成瘾和乳腺癌等相关的研究内容。

（4）Rankings：对所推荐的文章按照"H1 Connect Score"进行排序，可以查看 H1 Connect 的历史或最近发布的排名，还可以筛选具体的学科领域，按照字母排序为麻醉与疼痛管理、生物化学、生物信息学、生物医学信息学和计算生物学等。

（5）Experts：涵盖全球的顶尖学者和专家，展示他们的个人简介、研究领域、代表性文章等信息，用户可以通过专家的学科、专业、领域地位、国家和状态（活跃/所有）进行筛选，了解前沿学科领域的顶尖专家。

（6）Faculty Reviews：邀请不同领域的专家学者对重要文献进行深度点评，提供独到见解，帮助用户全面解析文献的意义和价值。

2. 数据库使用方法　H1 Connect 提供浏览和高级检索两种使用方法。

（1）浏览：H1 Connect 有 46 个学科分类，327 个专业分类，界面左侧显示不同的筛选方式（如学科、专业、文献类型等）以及对应每一类的文献数量，界面右侧显示结果以供浏览。

（2）高级检索：H1 Connect 提供高级检索，在输入关键词后，可限制检索字段如专家、推荐语、标题、摘要、作者和期刊等。例如，检索 FK506 对肾移植患者的疗效，可采用高级检索，分别输入"FK506"和"renal transplantation"，字段限制为"Article title+Recommendation"，显示有 5 篇推荐的文章（图 3-18）。

3. 检索结果处理　H1 Connect 的检索结果可选择每页显示的文献数，并且可以按推荐时间、文章发表时间、评分排序。每一条文献记录除显示文章的题录，还有"H1 Connect Score"、文章分类标

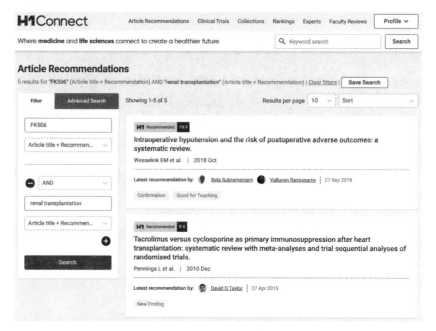

图 3-18　H1 Connect 高级检索的检索结果

签、评论人姓名、照片和评论时间等。将鼠标移动至评分处可以查看具体的星级和所属领域内的等级。

　　另外,注册 H1 Connect 的个人账户之后,可获得保存检索式("Save Search")并对其进行管理等个性化服务功能。

二、SciFinder

1. 数据库简介　SciFinder 是美国化学学会(American Chemical Society,ACS)旗下的化学文摘服务社(Chemical Abstracts Service,CAS)发布的美国《化学文摘》(*Chemical Abstracts*,CA)的网络版。目前,SciFinder 收录全球 200 多个国家和地区 60 多种语言的 1 万多种期刊、63 家专利机构的专利、评论、会议录、论文、技术报告和图书中的化学及相关学科研究成果,文献收录占世界化学化工类总文献量的98%,涵盖了从 1907 年至今 CA 的所有内容,还整合 MEDLINE 生物医学、物质、反应数据库的相关信息,内容涉及有机化学、高分子化学、生物化学、材料化学等化学各分支学科及遗传学、免疫学、药理学、毒理学等医学类相关学科。

　　SciFinder 包含 7 个数据库,分别如下所示。

　　(1)Caplus:化学文摘数据库,收录 1907 年以来化学及其相关学科领域如化工、生物、能源、医学、药学、农业、环保、轻工、冶金、天体、物理等 10 000 多种期刊和 63 家专利机构发行的专利(含专利族)、会议录、技术报告、图书、学位论文、评论、会议摘要,覆盖了化学相关的众多学科领域;数据每天更新4 500 条以上,是化学化工、药学、生物医学等领域重要的检索工具。

　　(2)MEDLINE:由美国国立医学图书馆(NLM)研发的生物医学文摘型数据库,始建于 1966 年,追溯收录至 1946 年。截至 2024 年,MEDLNE 已经收录超过 5 200 种生物医学及生命科学相关学术期刊,文献记录数量逾 3 000 万条。

　　(3)CAS REGISTRY:美国化学学会化学物质注册数据库,是世界上最大的物质数据库,收录1907 年以来特定化学物质,每种化学物质有唯一对应的 CAS 登记号,包括无机物、有机化合物、生物序列、配位化合物、聚合物、混合物、合金等,还包括大量实验数据、预测数据以及物质标签和图谱,其中化学物质属性信息来自化学文摘服务社,使用 CAS 登记号对物质进行检索,DNA 序列信息由化学文摘服务社和美国国家生物技术信息中心的 GenBank 共同提供。目前该数据库收录 6 600 多万种化合物,6 300 余万条生物序列。数据每天更新约 15 000 条。

（4）CAREACT:化学反应数据库,收录 1840 年以来单步及多步化学反应信息,源自 61 个专利机构和上万种期刊,涵盖有机和有机金属反应,天然产物全合成和生物转化反应。数据每周更新。

（5）CHWMLIST:管控化学品信息数据库,查询来自 28 个国家和国际组织约 35 万种备案或受管制的化学品信息,包括物质的特性、详细目录、来源和许可信息等。数据每周更新。

（6）CHEMCATS:化学品商业信息数据库,包含全球千余家供应商提供的化学品商业信息,包括详细规格、价格、质量等级、供应商信息等。数据每周更新。

（7）MARPAT:Markush 结构专利信息数据库,收录全球各国专利中的 130 多万个可检索的 Markush 结构,可回溯至 1961 年。包括有机、有机金属结构,不包括合金、金属氧化物、无机盐、金属间化合物和聚合物数据。数据每天更新。

2. **数据库使用方法** SciFinder 主界面如图 3-19 所示。

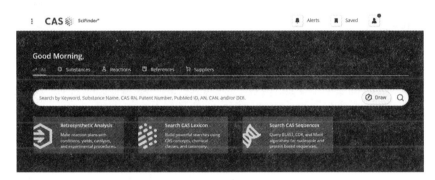

图 3-19 SciFinder 主界面

SciFinder 提供 5 种检索方式。

（1）检索所有内容（"All"）:使用关键词、物质名、CAS 登记号、专利号等检索所需结果。

（2）检索物质（"Substances"）:提供分子式、CAS 登记号、化学标识符、文献标识符和专利标识符等字段进行限定检索。

（3）检索反应（"Reactions"）:可用 CAS 反应号、物质名称、CAS 登记号等途径检索反应;也可以用绘图工具进行精确的化学反应检索。

（4）检索文献（"References"）:可从作者、出版物名称、机构、标题、摘要/关键词、概念词、物质、生物活性数据、文献标识符等 17 种字段进行限定检索。

（5）检索供应商（"Suppliers"）:可以通过物质名称或 CAS 登记号进行检索。

3. **检索结果处理** 在文献检索结果界面左栏可以对文献结果进行精练。文献检索结果显示的形式包括部分摘要、无摘要或全部摘要,并根据相关性、被引频次、文献入库号或出版日期进行排序,可下载保存。每一条文献记录包含其题录信息、物质信息、反应信息、引文信息、引文图和全文链接,以供用户查阅。

另外,数据库提供保存与提醒和知识图谱服务。

三、BIOSIS Previews

1. **数据库简介** BIOSIS Previews（BP）由美国《生物学文摘》生命科学信息服务社（BIOSIS）编辑出版,是生命科学领域具有广泛影响力的文摘和索引数据库。BP 由生物学文摘（BA,1969 年至今）和生物学文摘/综述、报告、会议（BA/RRM,1980 年至今）两部分内容整合而成。其中,BA 摘自学术期刊,BA/RRM 摘自非期刊的文献报道。数据库收录了超过 100 个国家和地区的 5 500 多种期刊和 1 500 种非期刊文献如学术会议、研讨会、评论文章、专利、书籍等,总文献量超过 5 600 万条;跟踪 90 余年的重要资料,最早的刊物可回溯至 1926 年,数据每周更新,每年大约增加 56 万条新记录。

BP 广泛收集了与生命科学有关的文献资料,内容涵盖生命科学的所有领域,包括传统主题和跨学科领域,如生物学、生物化学、医学、药学、生物医学、植物学、动物学、微生物学、寄生虫学、遗传学、营养学、公共卫生学、农学等,内容偏重基础和理论方法的研究。

2. **数据库使用方法**　网络版 BP 可通过 Web of Science(WOS)平台中的"BIOSIS Citation Index"(BCI)使用(图 3-20)。在 WOS 平台中,可以和其他数据库如 MEDLINE、PCI、DII 等进行跨库检索,也可直接点选 BCI 进行单库检索。具体检索规则和检索方法见第五章第二节 Web of Science。

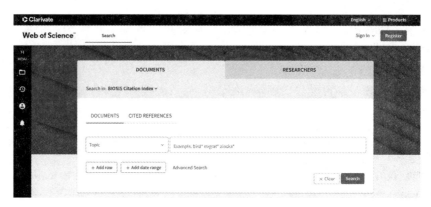

图 3-20　BIOSIS Previews 主界面

3. **检索结果处理**　检索结果的处理包括显示、分析、精练、输出及个性化服务,其方法与 Web of Science 核心合集相似,此处不再叙述。

四、Engineering Village 2

1. **数据库简介**　Engineering Village 2(EV2)是由 Elsevier Engineering Information 公司出版的工程领域文献信息的检索平台,侧重提供应用科学和工程领域的文摘索引信息,涉及核技术、生物工程、交通运输、化学和工艺工程、照明和光学技术、农业工程和食品技术、计算机和数据处理、应用物理、电子和通信、控制工程、土木工程、机械工程、材料工程、石油、宇航、汽车工程以及这些领域的子学科,收录了 1970 年至今的文献。

EV2 包含 10 余个数据库,其中 Compendex 数据库是著名的美国《工程索引》(*The Engineering Index*,EI)的网络版。EI 创刊于 1884 年,是目前世界上最完整全面的工程领域的文摘型数据库,收录来自 60 多个国家的 6 500 多种学术期刊、会议论文集和技术报告,数据每周更新,每周新增约 65 万条数据。Inspec 数据库由英国工程技术学会制作,内容涵盖物理、电子与电气工程、计算机、控制工程、机械工程、信息技术以及生产和制造工程等,是工程领域研究人员深度依赖的工具,收录了 5 000 多种科学和技术性期刊、2 500 条会议论文集且数据每周更新。

2. **数据库使用方法**　EV2 主界面如图 3-21 所示。

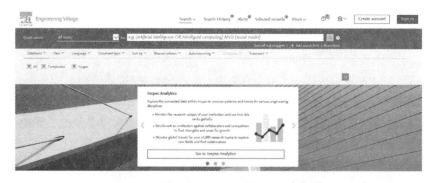

图 3-21　Engineering Village 2 主界面

（1）检索途径：EV2提供快速检索（"Quick Search"）、专家检索（"Expert Search"）和叙词检索（"Thesaurus Search"），三种检索途径可以通过界面上方的"Search"进行切换。

快速检索与其他文摘型数据库检索相似，输入检索词，选择检索字段及逻辑运算符进行检索。检索字段可以选择所有字段、主题/标题/摘要、作者、出版社、来源刊名或受控词汇等。用户还可以开启自动受控词汇提示（AutoSuggest）：在输入三个英文字符后，自动提供索引词典内的相关受控词汇以供使用者挑选，让使用者能更快速且准确地进行检索。

专家检索需构建检索表达式，"Search codes"中显示了具体的语法规则。

叙词检索即主题词检索，先通过叙词表确定主题词再进行检索。叙词检索包含三种检索方式，①"Vocabulary search"：查询功能会显示所有在意义上相似的受控词汇；②"Exact Term"：显示输入词汇的广义词、狭义词或相关词；③"Browse"：可浏览输入的词汇在主题词表中依字母顺序排列的位置。

（2）检索规则：EV2支持布尔逻辑运算OR、AND、NOT。检索词加半角双引号""或大括号{}可进行精确词组检索。支持截词检索，？代替1个字符，*替代任意字符。支持位置运算，NEAR/n表示两个检索词相隔n个词以内，前后顺序可以互换。支持优先检索，使用括号或多重括号指定检索的顺序，括号内的运算符和操作优于括号外的。另外，EV2具有自动取输入词的词根（"Autostemming"）的功能，该功能默认开启，用户可以自行勾选"Turn autostemming off"，关闭该功能。

3. 检索结果处理 在检索结果界面左栏可以对检索结果进行去重和精练。检索结果上方显示记录总数、数据库、年限和检索式。用户可选择每页显示的文献记录数。文献可以通过"Sort by"依照相关程度（默认）、日期、作者、文献来源进行排序。每一条文献记录显示题录信息、所属数据库和文献类型，并提供拥有权限的全文链接。用户点开后可查看该文章的受控词汇、非受控词汇和分类代码等索引信息。

用户在登录个人账户后可以将检索结果打印、发送邮件及导出到本地磁盘或文件管理软件，保存检索式（Save search）方便日后直接查看、向他人分享（Share research）以及设置邮件提醒（Create alert）以获取最新研究信息。

（黄晴珊 沈丽宁 李擎乾）

思考题

1. 中国生物医学文献数据库（CBM）常用的检索方法有哪几种？
2. 简述PubMed的主题词检索的优点。
3. 与MeSH相比，Emtree有何特点，请简述之。
4. Scopus有哪些检索途径？如何应用？
5. SciFinder整合了哪些数据库？

思考题解题思路

本章目标测试

本章思维导图

第四章 | 全文型/事实型数据库资源

第一节 | 中文全文型数据库资源

一、中国知识基础设施工程

(一)概况

中国知识基础设施工程(China National Knowledge Infrastructure,CNKI)是由清华大学、清华同方于1999年6月发起的以实现全社会知识资源传播共享与增值利用为目标的知识信息资源和知识传播与数字化学习平台。该平台的核心资源主要包括学术期刊库、学位论文库、会议论文库、标准数据总库、专利库、中国引文数据库等,已实现智能检索。

以学术期刊库为例,其可实现中、外文期刊整合检索,具有文献覆盖面广、数据量庞大等特点,绝大部分文献可链接全文。学术期刊库将收录的文献按学科专业领域分为十大专辑:基础科学、工程科技I辑、工程科技II辑、农业科技、医药卫生科技、哲学与人文科学、社会科学I辑、社会科学II辑、信息科技、经济与管理科学。每个专辑下分为若干个专题,共计168个专题,其中医药卫生科技专辑包括28个专题,收录医药卫生学术期刊1 300余种。

(二)检索方法

CNKI提供基本检索、高级检索、专业检索、作者发文检索、句子检索及出版物检索、出版物检索等检索方法。

1. 基本检索 基本检索方式能快速、方便地检索信息,适用于不熟悉多条件组合查询的用户。对于一些简单查询,可以使用这种检索方式。

(1)检索字段及其说明:CNKI基本检索提供的检索字段有:主题、篇关摘、篇名、全文、关键词、作者、第一作者、通信作者、作者单位、文献来源、DOI等。对于专业名词建议采用主题字段,能保证较高的查全率和查准率;文献来源一般指期刊或报纸名称或者博硕士论文的来源院校。

(2)检索步骤:第一步,根据检索需要,选择数据库的检索项;第二步,在"检索词"输入框中输入检索词;第三步,选择检索的数据库范围(跨库或某个单库),点击"检索"按钮;第四步,如果检索得到的结果太多,可以对其进行优化,即在上一次检索结果的基础上,再选择检索项、输入新的检索词,点击"结果中检索"。

2. 高级检索 用户点击主页右侧的"高级检索",可通过逻辑组配制订合理的检索策略,可实现较为复杂的检索要求,如图4-1所示。

(1)检索规则

1)高级检索支持使用运算符*(与)、+(或)、-(非)、''、""、( )进行同一检索项内多个检索词的组合运算,检索框内输入的内容不得超过120个字符。

2)输入运算符*(与)、+(或)、-(非)时,前后要空一个字节,优先级需用英文半角括号确定。

3)若检索词本身含空格或*、+、-、( )、/、%、=等特殊符号,进行多词组合运算时,为避免歧义,须将检索词用英文半角单引号或英文半角双引号引起来。

4)检索项不够可以点击检索框右侧的"+"增加检索项;检索项过多可以点击检索框右侧的"-"减少检索项。

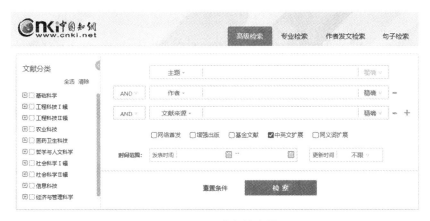

图 4-1 CNKI 高级检索界面

（2）检索字段说明

检索项：包括主题、篇关摘、篇名、关键词、摘要、全文、作者、第一作者、通信作者、文献来源、DOI 等。

1）主题：以 CNKI 标引的主题（机标关键词）为核心检索内容，同时涵盖所有内容相关字段，在检索过程中嵌入了专业词典、主题词表、中英对照词典、停用词表等工具，并采用关键词截断算法，将低相关或微相关文献进行截断。主题检索旨在提供一种能够涵盖文章所有主题特征并综合时间特征的检索手段，适用于普通用户快速查询和调研。

2）篇关摘：指在篇名、关键词、摘要范围内进行检索。

3）篇名：期刊、会议、学位论文、辑刊的篇名为文章的中、英文标题。报纸文献的篇名包括引题、正标题、副标题。年鉴的篇名为条目题名。专利的篇名为专利名称。标准的篇名为中、英文标准名称。成果的篇名为成果名称。古籍的篇名为卷名。视频的篇名为视频名称。

4）关键词：关键词检索的范围包括文献原文给出的中、英文关键词，以及对文献进行分析计算后机器标引出的关键词。

5）摘要：期刊、会议、学位论文、专利、辑刊的摘要为原文的中、英文摘要，原文未明确给出摘要的，提取正文内容的一部分作为摘要。标准的摘要为标准范围。成果的摘要为成果简介。视频的摘要为视频简介。

6）作者：期刊、报纸、会议、学位论文、年鉴、辑刊等类型的作者为文章中的中、英文作者。专利的作者为发明人。标准的作者为起草人或主要起草人。成果的作者为成果完成人。古籍的作者为整书著者。视频的作者为主讲人。

7）全文：全文指在文献的全部文字范围内进行检索，包括文献篇名、关键词、摘要、正文、参考文献等。

8）文献来源：文献来源指文献出处。期刊、辑刊、报纸、会议、年鉴的文献来源为文献所在的刊物。学位论文的文献来源为相应的学位授予单位。专利的文献来源为专利权利人／申请人。标准的文献来源为发布单位。成果的文献来源为成果评价单位。视频的文献来源是视频来源。

9）DOI：输入 DOI 号检索期刊、学位论文、会议、报纸、年鉴、图书。国内的期刊、学位论文、会议、报纸、年鉴只支持检索在 CNKI 注册 DOI 的文献。

（3）检索步骤

1）选取检索范围（文献分类目录）：选择一个或多个专辑或专题。默认为全部专辑，一般采用默认即可。

2）选择检索项（篇名、主题、关键词等），输入相应的检索词，并根据检索式之间的关系选择逻辑运算符。

3）根据检索需要可限定出版时间、中英文扩展、同义词扩展、来源类别、基金文献、更新时间等检索条件。

4）点击"检索"按钮。

3. **专业检索** 用户进入"高级检索"后,再点击"专业检索",进入专业检索界面,可实现更为复杂的检索。用户可以根据检索课题需求,通过专业检索编制检索式,按"字段名+检索词+逻辑关系"的格式输入检索框内,查找相应文献。检索式中的逻辑运算符"AND、OR、NOT"按照从左到右的顺序进行运算,可用"( )"改变运算次序。用户需要注意:逻辑运算符的前后要有空格。

检索字段如下:SU=主题,TI=题名,KY=关键词,AB=摘要,FT=全文,AU=作者,FI=第一作者,AF=作者单位,JN=期刊名称,RF=参考文献,RT=更新时间,YE=期刊年,FU=基金,CLC=中图分类号,SN=ISSN,CN=CN,CF=被引频次,SI=SCI收录刊,EI=EI收录刊,HX=核心期刊。

4. **作者发文检索** 作者发文检索通过作者姓名、单位等信息,查找作者发表的全部文献。检索项包括:作者、第一作者、通信作者、作者单位。如作者单位名称有变化,为减少失误可增加检索行进行组合检索。

5. **句子检索** 句子检索是通过输入的两个检索词,在全文范围内查找同时包含这两个词的句子,找到有关事实的问题答案。句子检索不支持空检,同句、同段检索时必须输入两个检索词。同一句:包含1个断句标点(句号、问号、感叹号或省略号)。同一段:20句之内。

6. **出版物检索** 出版物检索提供出版物来源导航、期刊导航、会议导航、报纸导航、学位授予单位导航等。其中,期刊导航中的核心期刊按《中文核心期刊要目总览》核心期刊表分类,读者可直接浏览期刊基本信息,按期查找期刊文章。

可使用期刊刊名(曾用名)、主办单位、ISSN、CN检索某一种期刊,进而浏览期刊论文。也可以按期刊导航查找某一专业的期刊或者某专业的核心期刊,例如检索医学中儿科的核心期刊。检索结果的排序方式有:按复合影响因子、按综合影响因子、按被引频次、按最新更新。浏览期刊可选择图形、列表、详细等多种方式。

(三) 检索结果的处理

1. **检索结果的显示** 检索结果显示方式默认是列表格式,还可切换为摘要格式,每页显示条数可设定10、20、50条。检索结果可按照主题、来源类别、学科、发表年度、研究层次、文献类型、作者、机构、文献来源等方式进行分组浏览,并可进行可视化分析;可按相关度、发表时间、被引频次、下载频次等进行排序,如图4-2所示。如果对检索结果比较满意,还可以生成检索报告,在报告中,按学科列出各种文献类型的文献篇数、基金论文数、高被引用文献数及高下载文献数等。

2. **检索结果的保存** 在检索结果列表中,勾选部分或全部题录,点击"导出与分析"按钮,选择"导出文献",可选择导出格式,再点击"导出"按钮,保存为文本文件。

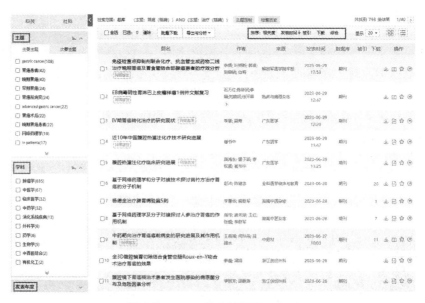

图4-2 CNKI检索结果显示界面

结果导出的格式有:CAJ-CD 格式引文、MLA 格式引文、APA 格式引文、查新(引文格式)、查新(自定义引文格式)、RefWorks、EndNote、NoteExpress、NoteFirst、自定义等。

文献输出方式选项:批量下载、导出、复制到剪贴板、打印、保存 xls 格式文件、保存 doc 格式文件,生成检索报告。注意:批量下载需要安装知网研学软件;系统每次允许下载的题录不超过 500 条,如需下载更多题录,可以进行多次操作。

3. 全文的显示与保存　在检索结果显示的题录列表中,点击文献题目,可进入文献的细览界面,如图 4-3 所示,点击下载图标即可下载保存全文。CNKI 提供 PDF 与 CAJ 两种全文显示格式;提供 HTML 与手机阅读两种阅读方式。所需阅读器可在 CNKI 网站下载安装。

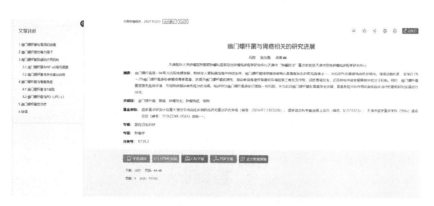

图 4-3　CNKI 检索结果细览界面

在文献的细览界面,系统还提供文章目录、核心文献推荐、引文网络和相关文献推荐(关联作者、相似文献、读者推荐、相关基金文献和相关视频)。

二、万方数据知识服务平台

(一) 概况

万方数据知识服务平台是北京万方数据股份有限公司开发的大型网络版数据库检索系统,内容涉及自然科学和社会科学各个领域,资源类型丰富多样,涵盖期刊论文、学位论文、会议论文、图书、专利文献、科技报告、成果、标准、法规、年鉴等。

期刊资源包括中文期刊和外文期刊,其中中文期刊共 8 000 余种,涵盖自然科学、工程技术、医药卫生、农业科学、哲学政法、社会科学、科教文艺等多个学科;外文期刊主要来源于 NSTL 外文文献数据库以及数十家著名学术出版机构,及 DOAJ、PubMed 等知名开放获取平台,收录了世界各国出版的 40 000 余种重要学术期刊。

以中文期刊检索为例介绍该平台的使用。

(二) 检索方法

万方数据知识服务平台提供了快速检索、高级检索、专业检索、期刊检索等检索途径。

1. 快速检索　在万方数据知识服务平台主页点击"期刊",在检索框中直接输入检索词,点击"搜论文",可检索到相关文献,如图 4-4 所示。检索框中可输入题名、关键词、摘要、作者、作者单位等。可以进行二次检索,或者对检索结果进一步筛选。检索框里可以使用 AND、OR、NOT 逻辑运算

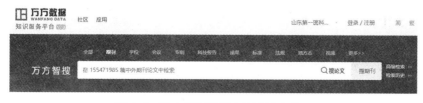

图 4-4　万方期刊数据库快速检索界面

符。一般情况下可以用空格代替"AND"运算符。如果检索结果太多,还可以在检索结果页面上方的"题目""作者""关键词""起始年"等检索项内输入检索词,再点击"结果中检索",进一步缩小检索范围,提高查准率。

2. **高级检索** 高级检索的基本检索步骤为:用户输入检索词,选择合适的检索字段,再选择逻辑运算符,如果需要可以限定发表时间、智能检索等其他条件,点击"检索"按钮,完成检索。系统默认为三个检索框,通过点击"+"和"−"图标来增加或者减少检索框的数量,每个检索框都可以通过下拉菜单选择检索字段,有模糊和精确两种方式供选择,如图4-5所示。

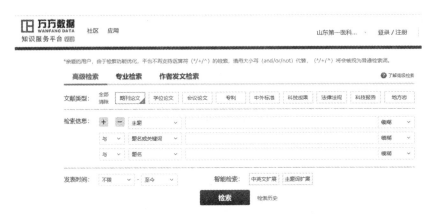

图4-5 万方期刊数据库高级检索界面

检索字段包括主题、题名或关键词、题名、作者、第一作者、作者单位、关键词、摘要等,可以限定发表日期。其中主题字段包含题名、关键词、摘要三个字段。

检索规则:

(1)高级检索大部分字段支持选择检索词精确或模糊匹配。

(2)检索运算符:AND 表示逻辑"与",要求 AND 前后两个检索词同时出现在文献中。OR 表示逻辑"或",要求 OR 前后两个检索词至少一个检索词出现在文献中。NOT 表示逻辑"非",要求 NOT 后面的词不出现在文献中。""表示精确匹配,引号内容作为整体进行检索。( )表示限定检索顺序,括号内容作为一个子查询。?为通配符,一个问号代表一个字符。

(3)逻辑运算优先级顺序:( )>NOT>AND>OR。

(4)运算符建议使用英文半角输入形式。

(5)智能检索提供中英文扩展和主题词扩展两种选项。

3. **专业检索** 用户根据检索需求构建检索式进行检索。专业检索的检索式基本格式为:字段名称1:(检索词1) 逻辑运算符 字段名称2:(检索词2)。

编制检索式时,用户可通过"可检索字段"和"推荐检索词"获得系统的帮助。也可以对检索结果的文献类型和时间范围进行限定。

4. **期刊检索** 万方平台主界面点击"学术期刊"进入期刊检索界面,在检索框中输入检索词,点击"搜期刊"。可检索字段包括:刊名、ISSN、CN、主办单位。也可按学科分类、刊首字母、核心收录等浏览期刊。检索结果可显示相关期刊的主办单位、国际刊号、国内刊号、出版周期等信息。页面下方可进行论文浏览和刊内检索。

(三) 检索结果的处理

1. **检索结果的显示** 检索结果以文献题录列表形式显示,系统默认每页显示20条记录,可按"相关度""出版时间""被引频次"等方式排序。还可以对检索结果进行可视化分析、选择只看核心期刊论文等。每页显示条数可选择20、30、50。每条记录包括:论文标题、作者姓名、出处(刊名、出版年、期)、摘要,如图4-6所示。

2. **检索结果的保存** 在检索结果列表中,每篇文献题录有"引用"选项,点击即可在新窗口中生成

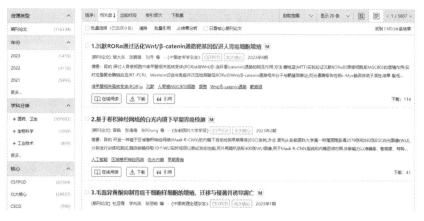

图 4-6　万方期刊数据库检索结果显示界面

各种引用格式题录。勾选全部或部分题录,点击"批量引用"按钮,可导出多篇引用格式题录。题录的导出有多种格式供选择:参考文献、查新格式、NoteExpress、RefWorks、NoteFirst、EndNote、Bibtex 等。

3. 全文的显示与保存　在检索结果列表中,点击论文标题可显示单篇论文的详细题录,可选择"在线阅读""下载""引用"等按钮,全文文件为 PDF 格式。

三、维普期刊资源整合服务平台

(一) 概况

维普期刊资源整合服务平台是中文科技期刊一站式检索及提供深度服务的平台,是一个由单纯提供原始文献信息服务过渡延伸到提供深层次知识服务的整合服务系统。目前该系统包括五个功能模块:"期刊导航""作者导航""机构导航""引证追踪""科学指标"。

"期刊导航"通过"中文科技期刊数据库"提供在线服务,该库收录了 1989 年至今约 15 000 种中文期刊刊载的 7 000 余万篇文献全文,学科覆盖理、工、农、医及社会科学各个领域,全部文献按照《中国图书馆分类法》进行分类,期刊导航系统分为医药卫生、工业技术、自然科学、农业科学和社会科学 5 个大类。此处主要介绍中文科技期刊数据库的使用。

(二) 检索方法

维普期刊资源整合服务平台提供基本检索、高级检索、检索式检索、期刊导航 4 种检索方法。

1. 基本检索　用户选择合适的检索字段,输入相应的检索词,即可完成基本检索,如图 4-7 所示。检索字段包括:任意字段、题名或关键词、题名、关键词、摘要、作者、第一作者、机构、刊名、分类号、参考文献、作者简介、基金资助、栏目信息等 14 个检索字段。

2. 高级检索　如图 4-8 所示,维普期刊资源整合服务平台提供表单式高级检索界面,可以同时进行多个条件的逻辑检索。分别选择检索字段,输入检索词;根据检索策略,组配恰当的逻辑运算符;设定限制条件(包括检索年限、期刊范围、学科范围);点击"检索"按钮。

系统默认在全部范围内检索,可选择时间限定、期刊范围、学科范围等检索限定条件。时间范围:1989 年至今;期刊范围包括:全部期刊、核心期刊、EI 来源期刊、CAS 来源期刊、CSSCI 期刊等。题名、关键词、摘要等检索字段可使用同义词扩展功能。使用这些字段时系统会显示若干同义词供选择使用,这一功能可扩大检索范围。

3. 检索式检索　在"高级检索"界面中,用户点击"检索式检索",制定检索式,以满足更高的检索要求。在检索框中使用布尔逻辑运算符对多个检索词进行逻辑组配,如图 4-9 所示。用户根据检索需要可以选择时间范围、期刊范围、学科范围等检索条件对检索范围进行限定。每次调整检索策略并执行检索后,均会在检索区下方生成一个新的检索结果列表,方便对多个检索策略的结果进行比对分析。

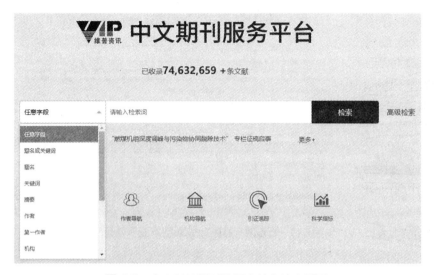

图 4-7 中文科技期刊数据库基本检索界面

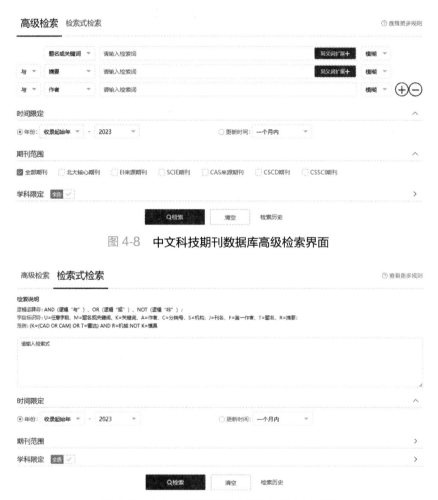

图 4-8 中文科技期刊数据库高级检索界面

图 4-9 中文科技期刊数据库检索式检索界面

检索规则:逻辑运算符 AND、OR、NOT 大小写均可;逻辑运算符优先级为()>NOT>AND>OR;所有运算符号必须在英文半角状态下输入,前后须空一格;英文半角双引号表示精确检索,此时检索词不做分词处理,作为整个词组进行检索,以提高准确性。

4. 期刊导航 期刊导航提供期刊检索与浏览功能。

(1)期刊检索:期刊检索可根据刊名、ISSN 检索某一特定期刊,找到所查期刊后,既可按期次查看该刊所收录的文章,也可实现期刊内的文章检索,同时提供文献题录、文摘或全文的下载功能。

（2）期刊浏览:期刊浏览提供按期刊名称首字母、学科分类、核心期刊、国内外数据库收录、期刊地区分布、主题等方式浏览。

（三）检索结果的处理

1. 检索结果的显示　检索结果以文章题录列表形式显示检索结果,可以按发表年份、学科、主题、作者、机构、期刊、期刊收录等进行筛选。检索结果可按相关度、被引量、时效性等排序。显示方式有:文摘、详细、列表等方式。点击文章题名,可显示该篇文章的详细信息。

2. 检索结果的保存　在检索结果列表中,勾选全部或部分题录,点击"导出题录",可打开文献导出窗口,可以根据需要选择保存格式,系统默认为"参考文献"格式,还可选择文本、查新格式、XML、NoteExpress、RefWorks、EndNote、NoteFirst、自定义导出、Excel 导出等格式。在检索结果列表中,可单击"在线阅读"或"下载 PDF"图标,浏览或者下载全文。如有需要还可对检索结果做进一步的引用分析或者统计分析。

第二节 ｜ 外文全文型数据库资源

一、ScienceDirect

（一）概况

ScienceDirect 是爱思唯尔出版集团的核心产品,自 1999 年开始向读者提供电子出版物全文的在线服务。截至 2023 年 12 月,ScienceDirect 提供 2 650 种同行评议期刊和 43 000 多种系列丛书、手册及参考书等,其中收录在版生物医学相关期刊 1 970 余种,涉及四大学科领域:物理学与工程、生命科学、健康科学、社会科学与人文科学,ScienceDirect 具有收录期刊种类多、学科覆盖范围广、期刊质量高、更新速度快、回溯时间长等优点。2023 年 ScienceDirect 收录期刊的学科分类及种数见表 4-1。

表 4-1　2023 年 ScienceDirect 收录期刊的学科分类及种数 *

领域	学科名	种数
Physical Sciences and Engineering 物理学与工程	Chemical Engineering 化学工程学	193
	Chemistry 化学	286
	Computer Science 计算机科学	276
	Earth and Planetary Sciences 地球和行星科学	226
	Energy 能源	181
	Engineering 工程	475
	Materials Science 材料科学	332
	Mathematics 数学	150
	Physics and Astronomy 物理学和天文学	229

续表

领域	学科名	种数
Life Sciences 生命科学	Agricultural and Biological Sciences 农业和生物科学	406
	Environmental Science 环境科学	322
	Neuroscience 神经系统科学	259
	Biochemistry, Genetics and Molecular Biology 生物化学、遗传学和分子生物学	602
	Immunology and Microbiology 免疫学和微生物学	247
Health Sciences 健康科学	Medicine and Dentistry 医学	1975
	Pharmacology, Toxicology and Pharmaceutical Science 药理学、毒理学和药物学	216
	Nursing and Health Professions 护理与医疗卫生	285
	Veterinary Science and Veterinary Medicine 兽医学与兽医	95
Social Sciences and Humanities 社会科学与人文科学	Arts and Humanities 艺术与人文	81
	Decision Sciences 决策科学	109
	Psychology 心理学	215
	Business, Management and Accounting 商业、管理和财会	179
	Economics, Econometrics and Finance 经济学、计量经济学和金融	169
	Social Sciences 社会科学	449

*注:各学科间期刊有交叉。

（二）检索方法

Science Direct 提供了按出版物题名浏览、按出版物学科分类浏览、基本检索、高级检索。

1. **按出版物题名浏览**（"Browse by Publication Title"） 将平台上所有出版物按题名进行排列。在出版物名称列表中，有文献类型显示、是否提供在编文献、RSS 定制链接、选择感兴趣期刊及设定期刊目次通报等功能。

2. **按出版物学科分类浏览**（"Browse by Subject"） 该平台将全部资源分为物理学与工程、生命科学、健康科学、社会科学与人文科学 4 个领域大类，下设 24 个学科分类（表 4-1）。点击学科类目名称，则显示该类出版物列表，同一学科下按出版物题名进行排列。各学科的出版物之间可能会有交叉重复。

3. **基本检索** 将检索词限定在任意字段、书刊名称、作者姓名等字段快速查找文献，如图 4-10 所示。

4. **高级检索**（"Advanced Search"） 如图 4-11 所示，除了基本检索提供的字段，高级检索还提供了作者单位、年、卷、期、页等字段。点击"Show all fields"还能够限定篇摘、题目、参考文献、ISSN/ISBN 等字段。两个检索输入框之间默认为逻辑与运算。

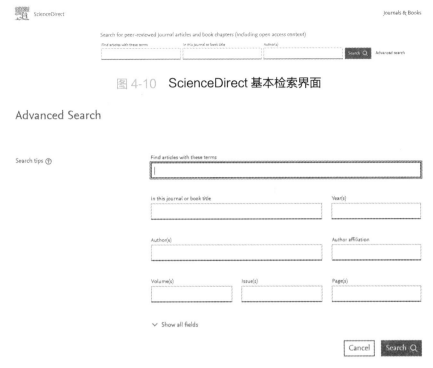

图 4-10 ScienceDirect 基本检索界面

图 4-11 ScienceDirect 高级检索界面

检索规则：

（1）年份输入：所有年份必须为四位数，如"2020"或"2021-2023"。

（2）在"Volume"和"Issue"字段中，仅输入数值，如"5"或"7-11"。

（3）使用页码时，仅使用第一个或最后一个页码，或定义整个范围，如"23"或"1-5"等。

（4）支持的布尔运算符包括 AND、OR、NOT 和连字符（或减号），连字符（或减号）被认为是 NOT 运算符。优先级为 NOT＞AND＞OR。

（5）布尔运算符必须全部大写。

（6）复杂检索式可以使用括号，以便清晰明确，示例：(a OR b) AND (c OR d)。

（7）精确检索的符号为""，精确检索会忽略标点符号。搜索"heart-attack"和"heart attack"会返回相同的结果。

（8）精确检索包含复数和拼写变形："heart attack"包含"heart attacks"，"color code"包含"colour code"。

（9）下标和上标字符须输入在与其他字符相同的行内。搜索化学式"H_2O"，应输入"H2O"。

（三）检索结果的处理

1. 检索结果的显示与保存 检索结果的文献列表以题录的形式出现，其包括文献题目、出处、著者，点击文献题目可以链接到 HTML 格式全文；可按相关度或日期排序。在每篇题录下方提供"View PDF"（浏览全文）、"Abstract"（摘要）、"Extracts"（文献摘录）、"Figures"（图表）、"Export"（单篇导出）等。选中文献后还可以在网页上方点击"Download selected articles"批量下载全文、"Export"批量导出。

2. 检索结果的精练（"Refine by"） 将检索结果按一定限制条件再次筛选。可按出版年（"Years"）、文献类型（"Article type"）、出版物标题（"Publication title"）、主题（"Subject areas"）等条件进一步限定。

二、Wiley Online Library

（一）概况

Wiley Online Library 涵盖生命、健康与自然科学、社会科学以及人文科学等领域，收录约 1 600 种期刊、22 000 多种在线图书以及 250 多种参考工具书、实验室指南等。如图 4-12 所示,该库界面简洁,提供扩展检索、文献提醒等个性化服务。

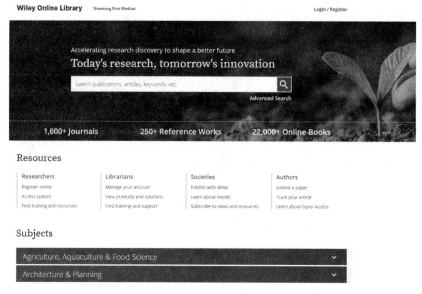

图 4-12　Wiley Online Library 主界面

(二) 检索方法

Wiley Online Library 提供出版物主题浏览、题名浏览、简单检索和高级检索 4 种检索功能。

1. 出版物主题浏览("Subjects") 该库按学科分成 17 个学科主题,每个学科主题下细分各专题,点击专题名称,进入其浏览界面,显示该专题相关的文章和出版物,同一专题的书刊按题名字母顺序排列,可按出版类型进一步筛选图书或期刊。点击出版物名称的链接可进入其细览界面,细览界面中的锁状图标表示文献或章节的访问权限。

2. 题名浏览("Browse All Titles") 点击主页最下方的"Browse All Titles"可直接按题名浏览出版物,打开全部资源列表界面,在此界面左侧有按文献类型筛选的链接及各类型文献的数量,点击出版类型名称即可获得对应类型的出版物目录。

3. 简单检索("Search") 在主界面输入检索词,点击"检索"按钮。左侧过滤器可筛选"Publication Type",包括期刊、图书、参考工具书等。此外还有出版日期、主题、作者、获取状态等。

4. 高级检索("Advanced Search") 高级检索提供多个检索词输入框,输入检索词后,可进行字段限定检索。系统提供全部字段、题目、关键词、摘要、作者、作者单位、基金、出版物名称 8 个字段供选择;检索词之间默认为逻辑与运算;还可限定时间范围,如图 4-13 所示。

(三) 检索结果的处理

1. 检索结果的显示 检索结果默认以题录格式显示,可选择按相关度或出版时间排序。题录的内容包括题目、著者、出处、出版时间等信息。点击题目可以链接到文献细览界面,包含文摘、HTML 全文、图表及全文的链接。另外,可从出版类型、出版日期、主

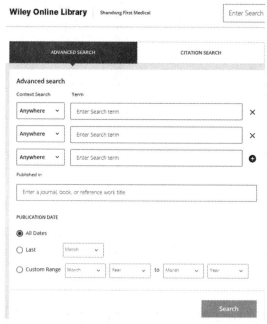

图 4-13　Wiley Online Library 高级检索界面

题、作者、期刊等字段对检索结果进行进一步筛选。

2. 检索结果的保存 检索结果列表上方提供选择当前界面文献记录的选择框、将选择文献保存到个人账户或输出文献题录 / 文摘的链接。输出格式有 Plain Text、RIS、EndNote、BibTex、Medlars 及 RefWorks 等。

三、Springer Link

（一）概况

Springer（施普林格出版社）于 1842 年在德国柏林创立，是全球最大 STM（scientific，technological and medical，科学、技术和医学）图书出版商和第二大 STM 期刊出版商。

Springer Link 是施普林格出版社于 1996 年正式推出的产品，是全球首个电子期刊网络版全文文献服务系统，目前已经发展成为一个将期刊、图书、会议录、电子参考书和丛书整合于一体的电子出版物平台，涉及学科有生物科学、健康科学、数学、化学、计算机科学、材料科学、工程学、环境科学、物理学和天文学等，如图 4-14 所示。Springer Link 是全球最完备的科学、技术和医学数据库在线资源，也是迄今为止 Springer 开发出的最快、最智能化的研究平台，提供全文期刊、图书、科技丛书、参考书及实验室指南的在线服务。截至 2023 年 12 月收录期刊 3 840 种、图书 31 万余种、科技丛书 7 298 种、参考书 2 077 种、实验室指南 73 000 余种。该平台可免费查询题录、文摘、期刊论文全文的首页、图书正文的前 3 页等，但获取全文需要订购。

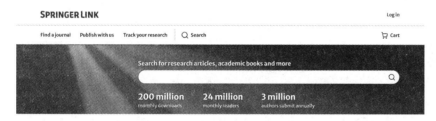

图 4-14 Springer Link 主界面

（二）检索方法

Springer Link 提供按主题分类浏览、基本检索两种检索方式。

1. 按主题分类浏览 在 Springer Link 主页检索输入框下方有 "Browse by subject" 标识，各学科按题名排序。点击相应的学科名称，系统显示该学科的全部文献。展开之后可以按文献类型、子学科、语种进一步限定，如图 4-15 所示。

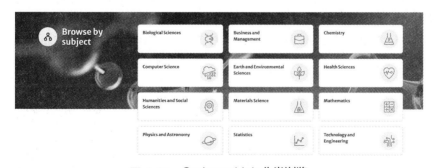

图 4-15 Springer Link 分类浏览

2. 基本检索 Springer Link 主页界面默认为基本检索。用户在对话框内输入英文单词或词组，或编辑简单的检索式，系统将会在 "全文" 字段内进行检索。检索过程中，用户合理地使用检索字段和检索运算符构建检索式，可以使检索结果更为精确。

Springer Link 支持的检索技术包括:

(1)布尔逻辑运算:布尔逻辑运算包括 AND、OR、NOT 三种符号。优先级为 NOT>OR>AND。

(2)短语搜索:在检索时将英文双引号内的几个词作为一个词组来看待。例如检索"system manager",只检索到"system manager"这个词组,检索不到"system self-control manager"这个短语。

(3)通配符:Springer Link 用 * 代表 0~N 个字符,? 代表 1 个字符。当输入某个检索词时,系统自动进行截词搜索,可以检索到这个词根的所有形式,并不需要用户输入截词符号。

(4)化学符号和数学方程式搜索:当输入化学符号或数学方程式时最好用""括起来。

Springer Link 有自动纠错功能。如果在检索词对话框内输入错误的词,该系统将会自动纠正为正确的词,并且在结果显示时以黄色背景显示纠正的词。

(5)作者检索:中文作者用汉语拼音,名前姓后,例如检索张运教授的文章,需要输入"yun zhang"。英文作者用自然语序,直接输入即可。

(三)检索结果的处理

1. **检索结果的显示**   以文献题录列表的形式显示检索结果,可选择按出版时间升序或者降序排列。题录下方有全文链接。以期刊为例,点击文献题目链接,进入文献细览界面,显示 HTML 全文、下载链接、文献结构列表、图表列表、参考文献列表及输出链接等。

2. **检索结果的保存**   系统提供 1 000 条内文献题录的批量下载。单篇文献通过篇名链接可打开文献的细览页,可选择 PDF 格式下载、引文格式下载等。登录后通过 RSS 浏览器可订阅检索结果。

四、EBSCOhost 数据库

(一)概况

EBSCO 公司是世界上最大的专门经营纸本期刊、电子期刊发行和电子文献数据库出版发行业务的集团公司之一。EBSCOhost 数据库是 EBSCO 公司三大数据库之一,也是目前世界上比较成熟的全文检索数据库之一。

EBSCOhost 包含的数据库主要有以下几种。

1. **综合性学术期刊全文数据库**(Academic Source Premier,ASP)   该库收录近 19 000 种带索引和摘要的期刊,其中全文期刊 4 600 种,包括 3 800 多种同行评审期刊。ASP 是全球最大的综合性学科全文数据库之一,最早回溯至 1887 年。几乎覆盖了所有学术研究领域,包括:教育学、计算机科学、通信传播、生物科学、工程学、物理学、化学、语言学、艺术、医学等。此数据库通过 EBSCO 主机每日进行更新。

2. **综合性商业资源全文数据库**(Business Source Premier,BSP)   该库收录期刊近 7 475 种,其中全文期刊 2 100 种,包括 1 000 多种同行评审期刊。BSP 最早回溯至 1922 年。包括:管理、市场、经济、金融、会计、国际贸易等与商业相关的所有学科领域。此数据库通过 EBSCO 主机每日进行更新。

3. **MEDLINE 数据库**   MEDLINE 提供了有关医学、护理、牙科、兽医、医疗保健制度、临床前科学及其他方面的权威医学信息。MEDLINE 由美国国立医学图书馆创建,采用了包含树、树层次结构、副标题及展开功能的 MeSH 索引方法,收录了 5 200 多种生物医学期刊。

(二)检索方法

EBSCOhost 数据库提供"基本检索""高级检索""主题检索""图像检索""出版物检索"等多种检索方式。其中"基本检索"和"高级检索"的检索框下面有限定检索条件的选项,如检索模式可以选择:布尔逻辑/词组、查找全部检索词语、查找任何检索词语、智能文本搜索。如果要将同义词或单复数一同检索,则勾选"运用相关词语";如果检索词较生僻,勾选"同时在文章全文范围内搜索",系统会检索所有全文文献。

EBSCOhost 基本检索界面的限定选项中可以设置全文、学术(同行评审)期刊、有参考、出版时间,输入出版物类型,可以选择图像快速查看以及查看类型。特殊限制条件用于不同子数据库的限制设置。

1. **基本检索**   基本检索窗口中,可输入单词、词组或短语,点击"搜索"按钮,系统自动执行检索并输出检索结果。

检索框下方有检索选项,主要包括检索模式和扩展条件、限制结果以及不同子数据库的特殊限制条件,如图 4-16 所示。

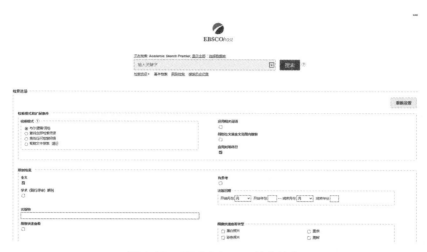

图 4-16　EBSCOhost 基本检索

2. 高级检索　高级检索默认提供三个检索框,可以点击检索框右侧的 +、- 号增加或删除检索框。

用户可为每个检索词设定检索字段,在检索框之间选择合适的布尔逻辑运算符,再点击“搜索”进行检索。

示例,在 EBSCOhost 数据库中利用高级检索查询高血压患者血液黏度的相关文献。

操作步骤:

(1)第一个检索框中输入“Hypertension”,检索字段选择“TX 所有文本”。

(2)第二个检索框中输入“Blood Viscosity”,检索字段选择“TX 所有文本”。

(3)逻辑关系选择“AND”,点击“搜索”,如图 4-17 所示。

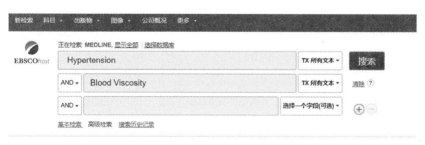

图 4-17　EBSCOhost 高级检索

3. 主题检索　在基本检索或高级检索界面点击“科目”,选择 MEDLINE 数据库词进入主题检索界面,利用规范化的主题词进行检索。

以 MEDLINE-MeSH2023 为例,点击进入医学主题词表查找页面,输入检索词,如“kidney neoplasms”(肾肿瘤)后点击“浏览”,即可看到相关主题词,选中想要检索的主题词,后面“展开”选框被选中表示检索本主题词以及其下位词,否则表示只检索主题词本身。“主要概念”选框被选中表示检索主要内容为本主题词的文献,否则本主题词为次要概念也被检索出来。主题词可组配的副主题词列在后面,用户可以选择一个或多个副主题词。如果要同时检索其他主题词,点击下端的“浏览其他词语”,按照上述操作进行即可加入右侧检索式,选择逻辑运算符后点击“搜索数据库”呈现检索结果。

4. 出版物检索　在基本检索或高级检索页面点击“出版物”,进入出版物检索页面。出版物检索用来查找 EBSCOhost 收录期刊的目录列表,如果按字母顺序排列查找,点击与出版物名称首字母相同的字母进行浏览检索,或在"浏览出版物"检索框中输入检索词,并选择匹配方式:按字母顺序、主题和说明、匹配任意关键字进行检索,在检索结果列表中显示标题和书目记录,点击标题显示详细信息。

5. **图像检索**　EBSCOhost的图像检索包括"Image Collection"和"Image Quick View Collection"两个子数据库。"Image Collection"检索单独的图像文献;"Image Quick View Collection"检索文献中的图像。在基本检索或高级检索页面点击"图像"按钮,显示"Image Quick View Collection"数据库,点击进入图像检索界面。"Image Quick View Collection"提供了从文章中析出的图表、图解、插图、地图等。

(三) 检索结果的处理

1. **检索结果的显示**　命中的文献首先以题录方式显示,显示内容包括文献题名、著者、刊名、日期、收录数据库、摘要(部分)、全文链接(格式有HTML全文和PDF全文)。每条题录后都有"添加"按钮,点击后就会将该篇文献添加到文件夹中,以便集中处理检索结果。在检索结果左侧聚类区,用户可以选择相应分类,缩小结果范围。

在检索框下方有"搜索检索记录"按钮,点击后可显示所有执行过的检索历史记录。

检索结果显示格式:检索结果可以按照日期或相关性排序,页面选项可以设置结果格式、图像快速查看、每页显示数量、页面布局等,"共享"按钮包括添加至文件夹、创建快讯和永久链接。

2. **检索结果的保存**　点击文献题名,可以看到该文献的详细信息,包括题目、作者、来源、出版物类型、语言、期刊信息、印记名称、摘要、参考文献等。左侧有在HTML格式全文和PDF格式全文链接按钮,点击可打开全文。右侧是功能工具区,包括:添加至文件夹、打印、电子邮件、保存、引用、导出、添加注释、永久链接等。

五、其他外文全文数据库

(一) BMJ

1. **概况**　英国医学杂志出版集团(British Medical Journal,BMJ)成立于1840年,是英国医学会(British Medical Association,BMA)的一部分,作为医学和专业期刊领域领先的出版社,BMJ致力于"为医疗、保健专业人员以及科研团体和公众出版权威的出版物",旗下产品包括BMJ Journals Collection(BMJ期刊专辑)、Best Practice(循证医学数据库)、Clinical Evidence(临床证据)等子库。

2. **使用方法**

(1) 检索方式有简单检索和高级检索两种。简单检索是用户在检索框中输入任意英文单词或者词组,点击检索按钮完成检索。高级检索中除了在检索框输入检索词,还可限定出版时间、综述文献、开放获取、年卷期、首页、DOI。也可限定字段,如题名、作者、题名/摘要等。对输入的多个词间关系可选择"any"(逻辑或)、"all"(逻辑与)、"phase"(精确检索)。

(2) 浏览:BMJ有60多种医学相关期刊,可分为30个学科浏览。点击期刊名称可进入相应的期刊界面。

(二) Science

1. **概况**　Science是美国科学促进会(American Association for the Advancement of Science,AAAS)出版发行的《科学》电子周刊及相关资源,包括 *Science*(《科学》)、*Science Advances*(《科学进展》)、*Science Express*(《科学快讯》)、*Science Signaling*(《科学信号》)、*Science Translational Medicine*(《科学转化医学》)、*Science Robotics*(《科学机器人》)等。Science提供基本检索和高级检索功能,也可以按文献类型或者期刊名称进行浏览。

2. **使用方法**　Science可按新闻、职业、评论、期刊进行浏览阅读。新闻包括所有新闻、科学内幕和新闻特写等;职业包括招贤纳士、找工作和企业简介等;评论包括见解、分析和博客等;期刊包括Science旗下的6种期刊和合作伙伴期刊。

(三) CINAHL Complete

1. **概况**　CINAHL Complete是基于护理学权威索引摘要数据库CINAHL并将其全文化的护理

学全文数据库。它收录了CINAHL的5 600多种全文期刊摘要数据,其中超过1 400种期刊提供全文,全文最早可回溯至1937年,共计500多万条数据记录,收录超过1 400种期刊可检索引用参考文献。不仅如此,CINAHL Complete还额外收录美国护理协会(American Nurses Association)以及美国国家护理联盟(National League for Nursing)出版的高质量资源。

2. 使用方法 CINAHL Complete提供了初级检索和高级检索两种检索方式。可限定期刊分类、临床查询、性别、出版物类型、出版时间、图像类型等。高级检索还可对循证实践、作者等限定,例如限定为某一位作者、第一作者或任一作者是护士等。

第三节 │ 教学/科学研究辅助数据库资源

一、教学辅助数据库资源

(一)慕课资源

1. 国内慕课资源

(1)中国大学MOOC:中国大学慕课(massive open online courses,MOOC)在线教育平台承接教育部国家精品开放课程任务,向大众提供中国知名高校的MOOC课程,使公众可以免费获取优质的高等教育资源。2014年中国大学MOOC正式上线,平台支持在线开放课程建设,满足个性化学习的需求。MOOC模拟线下课程作业评估体系和考核方式,每门课程定期开课,整个学习过程包括观看视频、参与讨论、提交作业,穿插课程的提问和终极考试等多个环节。

MOOC由各高校教务处统一管理运作,高校创建课程,课程由指定教师负责,所有教师须进行实名认证。教师制作一门新的MOOC涉及课程的选题、规划、设计、拍摄、剪辑、上线等多个环节。课程发布后教师会参与论坛答疑解惑、批改作业等在线辅导,每门课程教师会设置考核标准,当学生的最终成绩达到教师的考核分数标准,可申请认证证书(电子版)。目前,中国大学MOOC的课程包括大学、升学/择业及终身学习三类课程,其中大学课程基本都是免费的,而其他两类课程均收费。

(2)智慧树:智慧树网作为学分课程运营服务平台,目前涵盖的会员学校超3 000所,已有超1.6亿人次大学生通过智慧树网跨校修读并获得学分。智慧树网帮助会员高校间实现跨校课程共享和学分互认,完成跨校选课修读。其通过独特的"平台+内容+服务",三位一体的服务模式,帮助高等院校完成优质课程的引进和服务配套落地,通过观摩和分享名校名师的优质课程设计,帮助教师完成教学发展培训,协助教师建设新课程,实现教法改革。

智慧树通过创建在线大学,实现学校机构在线教育运营;通过创建联盟在线服务平台,实现联盟课程交换认证、课程推广和招生等;通过线上线下教学管理帮助教师开设课程、完成课程教学工作及推广、招生等服务;通过选课、上课、讨论作业等服务帮助学生学习更多课程,获得更好的学习效果。

(3)学堂在线:是清华大学于2013年10月建立的慕课平台,是教育部在线教育研究中心的研究交流和成果应用平台,也是联合国教科文组织(UNESCO)国际工程教育中心(ICEE)的在线教育平台。目前,学堂在线涵盖来自清华大学、北京大学、复旦大学、中国科技大学,以及麻省理工学院、斯坦福大学、加州大学伯克利分校等国内外高校的超过5 000门优质课程,覆盖13大学科门类。

(4)人卫慕课:人民卫生出版社为了适应新型教育模式的发展,引领医学高等教育的改革方向,组建中国医学教育慕课联盟并建设中国医学教育慕课平台。人民卫生出版社联合吉林大学白求恩医学部、上海交通大学医学院、四川大学华西医学中心、中山大学医学院、安徽医科大学等53家国内一流医学院校及中华医学会、中国医师协会等协会组织,共同作为发起单位,目前联盟单位已达到近220家,几乎涵盖了国内所有的医学院校。中国医学教育慕课联盟组织全国医学高等及职业院校参与,集中优势教育资源建设优质慕课课程,通过加盟单位间的学分互认,利用中国医学教育慕课平台发布课程,促进教学资源的共建共享,实现教育公平,帮助建立完善的人才培养模式,提升医学人才培养效果与医疗卫生服务水平,通过面向全民的课程开放,提高全民健康素养,推动"健康中国"的建设。

2. 国外慕课资源

(1) Coursera:是一个全球在线学习和职业发展平台,2012年创立,目前已与275所顶尖大学和公司合作,为个人和组织提供高质量的在线学习服务,为学习者提供在线学习课程和顶尖大学的学位。Coursera于2021年2月获得了B Corp认证,使其在全球产生更广泛的影响。

(2) Udacity:是一家在线教育机构,教育内容涵盖人工智能、自动驾驶、网络安全、云计算、数据科学和数字营销等。2014年1月与美国佐治亚理工学院合作,推出计算机科学在线硕士学位;2018年3月与微信合作,推出"微信小程序纳米学位课程",为用户提供贴合实际应用的实战项目,提供一对一技术辅导、职业建议及咨询等服务。

(3) edX:最初是由麻省理工学院和哈佛大学创办的非营利MOOC平台,现已被在线教育学位平台2U收购。该平台为学习者提供世界顶级大学和机构的在线硕士学位课程,涵盖从人工智能、机器人到可持续发展和公共卫生等所有职业领域的专业课程,并且有免费课程可供选择,同时还提供了数千个与工作相关的项目,为每一个有志者提供机会。

(二) AccessMedicine、AccessSurgery

1. **概述** AccessMedicine、AccessSurgery是McGraw Hill Medical旗下系列教学资源库中的两个子库,分别是内科学在线与外科学在线。教学资源库中提供了200多本知名的教材与医学参考书、25 900多幅图片及图表、700余个视频、2 000多个案例,还有37 000多个学生自测与评估资源,还提供病例与诊断工具及互动课程的定制和学习等功能。

为学生提供从基础到临床、文本与视频一体的知识内容整合学习服务,同时提供线上、线下等多种形式的教学的工具。

2. 主要功能及使用方法

(1) 教材与医学参考书("Books"):提供内科学经典教材及参考书近160种,外科学经典教材及参考书40余种。全部电子图书可按章节进行阅读,正文中的图表均可放大显示、保存至个人账户或下载为PPT格式文件。每个章节后附相关参考文献的链接,全部章节都可直接在线打印,内容更新及时。

(2) 快速参考("Quick Reference"):内容包括快速诊断与治疗("Quick Medical Diagnosis & Treatment")、2分钟医学、疾病的鉴别诊断("DDx")、诊断化验指南("Diagnostic Tests")、临床助理指南及初级医疗保健指南等。快速诊断与治疗是对疾病诊断与治疗的精要概览,包含常见的诊断和治疗方法。2分钟医学由哈佛大学医学院发起,每日定时更新,为医学生和医疗工作者提供权威、准确的医学前沿信息,例如医学领域最新研究与突破等。疾病的鉴别诊断是通过疾病的症状、名称或其所在器官系统查询,对疾病进行快速评估与判断,提供全部诊断、症状、疾病名称及器官系统四种浏览方式。诊断化验指南提供各种实验室诊断指标。初级医疗保健指南包括病症的诊断、预防与管理等内容。

(3) 医学信息图("Infographics"):收集600余幅医学信息图,覆盖16个专业领域,总结这些专业领域的核心基础内容,并提供高清图片的下载功能。

(4) 药物("Drugs"):提供各种药物的适应证、剂量、禁忌证、药物分类和患者指南等。有英语及西班牙语两个版本。

(5) 多媒体资源("Multimedia"):包括700余个病例会诊视频、模拟动画以及手术实操视频、25 900多张图片和图表;提供帮助了解患者、保证患者安全、沟通医患关系的内容;包括众多知名专家和教师针对内科实习医生开展的轮转课程和药理学课程等。

(6) 病例("Cases"):2 100余个案例主要来自McGraw Hill的CASE FILES系列,涵盖基础和临床医学等不同学科,每个病例或案例均包括其内容的介绍、问题导入、要点提示、临床相关性分析、治疗方法等多个环节,同时还提供参考文献、综合测试题供用户使用,帮助用户更好地将基础医学知识与临床实践进行衔接,是医学生建立临床思维所需要的最好资源之一,如图4-18所示。

(7) 学习工具("Study Tools"):包括临床实习相关主题("Clerkship Topics")、知识速记卡

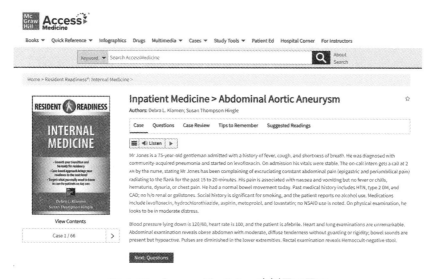

图 4-18 AccessMedicine 病例显示界面

("Flashcards")及问题回顾("Review Questions")等学习内容及工具。临床实习相关主题主要包括临床见习中对常见疾病应该掌握的基本内容及其所在教材中相关内容的链接。问题回顾提供从基础到临床各科的学习指南、自我测试、自我评价的相关题目,其中部分题目来自美国职业医师考试题库。知识速记卡可按多种方式和形式显示,用户可对知识速记卡进行收藏,也可随时显示答案,方便学习与记忆。

(8)患者教育("Patient Ed"):是针对患者疾病和治疗细节的主题文章及问答,内容简要、精练、通俗易懂,其中部分主题内容有多种语言版本。患者教育对增强患者安全、消除误解、加强医患沟通起到重要作用。

(三) Visible body

1. 概述 Visible Body 是一个涵盖肌肉、骨骼、循环等多个人体系统的系列在线数据库。该数据库采用数字化和虚拟化技术,以立体 3D 交互式模型的方式层层展现人体解剖和生理结构,以及具体功能,并辅以动画、视频、音频、自测题、个性化功能等多种方法,帮助用户全面直观地理解知识内容,是课堂教学的有益补充。Visible Body 内容涵盖系统解剖、局部解剖和相关专科内容,共包含 8 个模块,如图 4-19 所示。

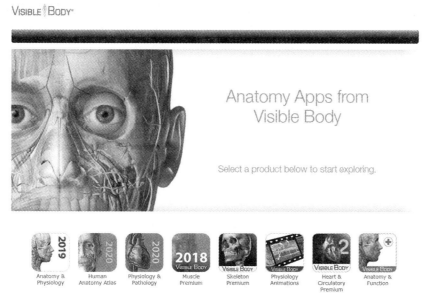

图 4-19 Visible Body 主界面

2. 功能模块

（1）人体解剖学图谱（"Human Anatomy Atlas"）：是人体解剖学的通用参考工具。用户可借助 3D 可视化教学工具，互动式学习人体各系统。可选择独立显示人体系统或各局部的解剖结构、创建自定义视图、播放名称英文发音等。

（2）心脏与循环系统高级解剖（"Heart & Circulatory Premium"）：使用交互式 3D 模型、短片和具有视觉冲击力的图像，帮助用户学习心脏与循环系统的解剖结构相关知识。

（3）肌肉系统高级解剖（"Muscle Premium"）：利用交互式 3D 解剖图谱，深入揭示人体肌肉组织。

（4）骨骼系统高级解剖（"Skeleton Premium"）：涵盖所有骨骼系统解剖结构，通过动画、3D 模型、图像等演示骨骼系统解剖学和病理学问题。

（5）生理学动画库（"Physiology Animations"）：生理学动画库内容涵盖全面，阐释人体重要的生理学过程。

（6）解剖学与生理学（"Anatomy & Physiology"）：基于 Human Anatomy & Physiology Society（HAPS）所设定的学习目标进行内容设计，针对解剖学与生理学课程，为教师和学生提供必要的在线辅助，使解剖学和生理学课程更加形象生动。

（7）解剖学与功能（"Anatomy & Function"）：为临床医生、护理医师等医务人员设计，提供交互式人体解剖模型，便于快速地进行影像参考和患者教育。

（8）生理学和病理（"Physiology & Pathology"）：直观揭示常见疾病的生理和病理基础，帮助用户发现并理解人体正常功能障碍时会出现的症状和情况。

各模块的 APP 安装后，通过校园网登录后即可自动激活，激活后的 APP 可在校外或离线使用。

（四）考试学习资源库

1. 中科 VIPExam 考试学习资源数据库　收录外语、计算机、研究生、公务员、司法、职业资格、财经、工程、医学、专升本、自考及实用职业技能等 12 大专辑 2 200 余个考试科目的历年真题试卷、强化练习试卷和全真模拟试卷，为用户复习备考提供学习资料。试卷中心模块中，提供错题记录、错题组卷、专项练习和随机组卷等功能；学习进展模块中，提供各类课程的学习进展、学习时间的分配、学习进展总体分析、视频课程学习记录及答题自测记录等；学习计划模块，可以自行设置学习计划；考试月历模块中，提供各类考试的考试周期、报名周期、考试日期及报名日期等；检索导航模块中，提供快速检索、标准检索、高级检索及学科导航功能，用以快速获取所需试卷；资源统计模块中，注明各级各类试卷的数量；升级模块中，提供数据库数据更新的详细情况。用户需要在平台上完成注册，登录个人账号后才能正常使用数据库提供的个性化服务。

2. Osmosis　是爱思唯尔为新一代临床医护人员提供的沉浸式教学体验的综合性医学资源平台。目前该平台提供 1 800 个涵盖医学核心课程的医学主题视频，覆盖病理、生理、药理和临床实践等各类学科；22 000 道综合练习题；16 000 多张记忆卡及精练高效的笔记等资源。

Osmosis 将基础医学和临床相关主题以插图视频形式呈现，帮助教学和学习，其丰富的教学视频和教辅资源帮助教师减轻备课负担，帮助学生通过生动的图形加强医学概念和知识的学习，学生利用白板手绘插图视频将复杂的知识简单化，从而使医学教育更加高效。与传统的医学教育内容相比，这种学习方式更加适合对数字产品和视频非常喜爱的学习者。

3. 赛文医学点播课堂　是医学教育专辑数据库，提供国际课程和国内课程两大系列十一个专题视频资源，内容涵盖国外现场手术演示及点评，医与法，名医讲坛，医学管理，医学护理，急诊急救等多方面的内容。数据库提供专辑浏览及检索功能，如图 4-20 所示。

国外医学多媒体系列包括"高清手术大观"，是引进的国外著名手术案例库。精选美国医生教育同步培训课程，邀请美国权威医学专家现场进行详细精到的点评，同时配备了标准英文与中文字幕。

国内医学多媒体系列包括"医与法""名医讲坛""医学管理""医学护理""急诊急救""艾滋病专项""医学人文"等。

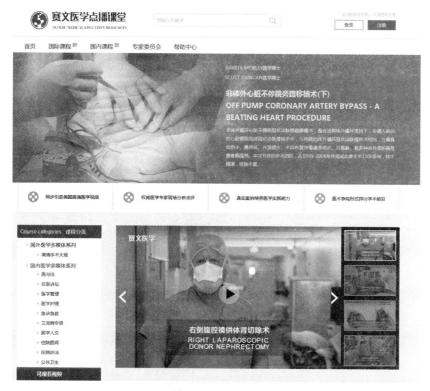

图 4-20 赛文医学点播课堂主界面

二、科学研究辅助数据库资源

（一）实验室指南和方法数据库（Springer Nature Experiments）

1. 概述 由 Springer Protocols、Nature Protocols、Nature Methods 和 Nature Reviews Methods Primers 共同组成。Springer Protocols 是目前最大的生物医学和生命科学的实验室指南在线数据库。收录的指南来源于分子生物学方法和其他相关系列丛书，由各领域的专家撰写，并由其特定领域的编辑以及 Springer 著名的编辑委员会进行评审。指南提供详细、精确的实验操作记录，是一种标准化的、并可在实验室再现的"配方"或"方法"，包括具体的实验操作步骤、实验必需的原材料清单、注释和提醒等。利用指南可节省科学研究和实验的时间，节省实验费用，提高实验成功率，提高机构的实验能力和科研水平。Nature Protocols 包括近期发表在顶级期刊的成果所使用的技术和经典成熟的实验方案；在线发表的经过同行评议的高质量分步骤实验指南；广泛涵盖生物科学和生物医学领域的一些在生物学应用的化学/物理技术等，每年约有 200 个实验方案发表。Nature Methods 致力于发表强调即时实用价值的高质量论文，每年发表约 360 篇。Nature Reviews Methods Primers 主要面向跨学科科研人员发表高质量的导论文章，主要概括介绍实验方法和技术，关注分析、统计、理论和计算方法在生命科学和物理科学中的应用，提供信息评估以及实验可重复性和开放科学的相关指导。其中 Springer Protocols 也可以在 Springer Link 平台检索，在此以 Springer Nature Experiments 为例加以介绍。

2. 主要功能及使用方法 提供主题浏览和检索两种使用功能。

（1）主题浏览：将实验技术按主题分为 4 大类，包括分子生物学技术、显微镜技术、细胞与组织培养技术、光谱分析技术。每大类下呈现具体实验室技术名称，通过点击相应技术名称，即可打开该技术的实验指南及方法界面，提供与该技术有关的最近被引用的、最近发表的、综述性文献及相关实验技术等链接。以 Western Blot 实验指南为例，在分子生物学技术栏目中点击"Western Blot"，则打开该实验指南的显示界面，将会依次显示最近被引用的实验室指南和最新发表的实验室指南，如图 4-21 所示。

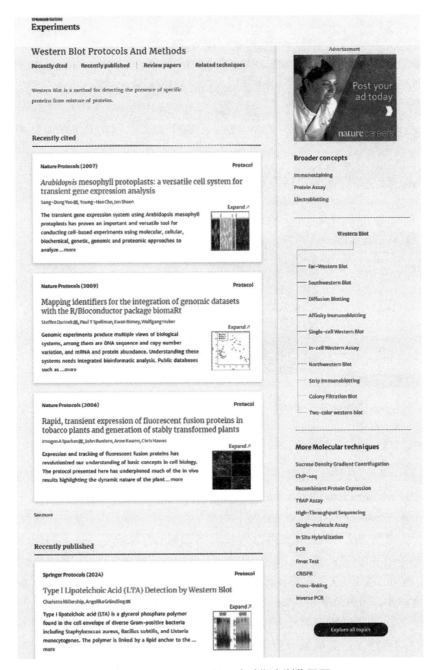

图 4-21　Western Blot 实验指南浏览界面

（2）检索功能：提供基本检索功能，在检索框内可输入实验技术、模式生物、细胞系等查询词句，即可快速精准地找到使用它们的实验方案和方法。在检索结果列表的左侧，还提供按出版年限、技术、抗体、有机体、细胞系、来源、文献类型及视频等进一步筛选文献的功能。

（二）RePORT

RePORT 是美国国立卫生研究院建立的研究系列资料在线报告工具（Research Portfolio Online Reporting Tools, RePORT）网站。该网站提供了美国国立卫生研究院研究活动的报告、数据和分析资源，同时还包括由美国国立卫生院和美国国立卫生大学支持的研究结果的信息。

RePORTER 是 RePORT 网站上提供的工具之一，可用于查找美国国立卫生研究院（NIH）资助的其内部和外部机构研究项目的支出与研究结果的数据库，同时还可检索其资助的出版物和专利。

RePORT 网站除了 RePORTER，还包含其他工具，用以检索 NIH 资助及参与 NIH 研究和培训的组织和人员的报告及汇总统计数据等。其中 NIH 数据手册是用以总结关于 NIH 预算和支出的最常见问题的工具。

（三）国家自然科学基金大数据知识管理服务门户

国家自然科学基金大数据知识管理服务门户是面向自然科学基金委工作人员、科研管理部门、科研人员及公众的服务系统，提供科学基金资助项目、结题项目、项目成果的检索和统计，项目结题报告全文和项目成果全文的浏览，相关知识发现和学术关系检索等服务，主要功能包括简单数据检索，如对科研项目、科研成果、科研人员、科研单位的检索；基于关系的关联检索，如论文引用、项目合作等关联检索；基于知识网络的知识发现，如人员合作网络分析、单位合作网络分析、科研人员关联路径发现等；基于多维数据的统计分析，如基金资助项目申请与资助情况多维统计分析、结题项目成果产出情况多维统计分析；基于知识网络关系数据的分析挖掘，如项目和成果的影响分析等。如图4-22所示。

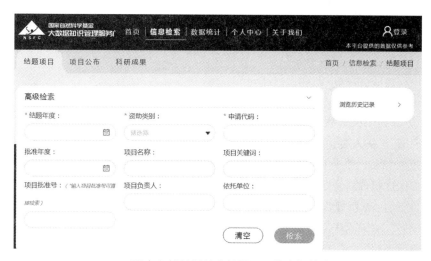

图 4-22　国家自然科学基金结题项目的高级检索界面

检索方法包括：结题项目检索、资助项目检索和科研成果检索三种方式。结题项目检索的主要字段包括结题年度、批准年度、项目批准号、资助类别、项目名称、项目负责人、申请代码、项目关键词、依托单位等，见图4-22。检索结果包含资助经费、中英文摘要、结果摘要、结题报告、成果统计与产出和科学影响分析等信息。资助项目检索的主要字段有项目负责人、依托单位、批准年度等，检索结果包括项目名称及经费资助情况。科研成果检索的主要字段有成果类型、成果标题、作者、年份、项目名称、资助类别、申请代码、依托单位等，检索结果包括基本信息、科研影响分析、相关项目和所属项目其他成果等信息。

（四）国内外临床试验研究数据库

1. 中国临床试验数据库

（1）概述：中国临床试验数据库是药智网数据平台提供的数据库之一。数据库汇集了国家药品监督管理局药品审评中心和四川大学华西医院中国临床试验中心等科研机构的临床试验信息，是目前国内信息量最大、较为权威的临床试验数据库。该数据库实时更新，可以查到最新、最全的中国临床试验信息。

（2）主要功能及使用方法：数据库主要提供字段限定检索功能，可限定检索的字段有试验题目、药物名称、实验登记号、申办单位、试验机构、研究目的等，还可以通过试验状态、药物分类、试验分类、试验分期、开始时间、终止时间及登记时间等限制条件对检索结果进行筛选，如图4-23所示。

在通过试验药物名检索时，可检索到一个药物相关的多个临床试验信息。利用试验题目或者其中的关键字可检索到相关的临床试验信息。在检索的结果列表中，可直接点击登记号浏览临床试验的详细信息。同时可下载该临床试验的文档，了解更全面的信息，可以详细查到药物临床试验的目

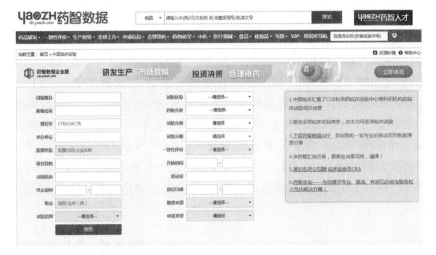

图 4-23 中国临床试验数据库检索界面

的、纳入标准、排除标准、重点指标、研究者的联系方式等信息。

2. 美国临床试验数据库

（1）概述：美国临床试验数据库是由美国国立医学图书馆（National Library of Medcine，NLM）建立的，为患者、家属、医护人员、研究人员和公众提供易获取的疾病和病情的临床研究信息。目前该数据库涵盖美国政府和私人企业资助的在 200 余个国家进行的临床试验研究。此外，美国临床试验数据库还是一个临床试验资料注册机构。由美国国立卫生研究院资助且正进行的临床研究项目与成果必须经此网站注册；FDA 也规定，所有验证治疗危及生命或严重疾病的新药疗效的临床试验也必须在此网站进行注册。美国临床试验数据库的注册资料数据库于 2004 年开始对国际临床试验开放，信息日更新。

（2）主要功能与使用方法：数据库提供基本检索和高级检索功能。在检索界面中，通过输入疾病名称、其他术语、干预/治疗及所属国家等检索条件，即可检索到相关研究，如图 4-24 所示；在该界面中，亦可通过检索运算符、检索词、语法和表达式对 ClinicalTrials.gov 上的研究记录数据进行高级检索。对于检索结果可实现性别、年龄、学习阶段、研究类型、研究结果、研究文件、出资者类型、日期范围等限定。

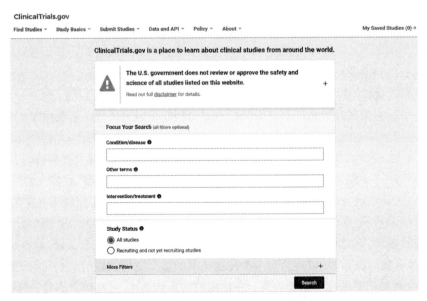

图 4-24 美国临床试验数据库检索界面

第四节 │ 临床辅助数据库资源

一、中科医学资源库

（一）概述

中科医学资源库聚集了国内知名医院与专家的优质临床资源,对临床相关数据进行碎片化、格式化和标准化处理,经过系统加工、整合,形成多层次、内容丰富的多媒体学习资料,包括临床病例及点评、要点分析、问题解析、影像图片解析、高清手术视频、患者教育资源等。平台提供多维度检索,可快速定位所需资源。紧跟学术进展,内容持续更新,是为高年级医学生提高医学实践能力、培养临床思维及提高诊疗水平的临床医学知识服务平台。目前,平台有医学数字化、儿科、肿瘤、中医及康复五大系列,包括临床教学案例库、急诊案例库、心电图案例及解析库、超声案例库、神经内科案例库、神经外科手术视频库、消化内镜案例库、胸部常见病微创手术视频库、儿科规范诊疗案例库、肿瘤诊疗案例库、中医名家案例库、经络腧穴（361）视频库及康复医学规范诊疗案例库等 55 个专题数据库。

（二）主要功能及使用方法

中科医学资源库主要提供检索和浏览两种使用方法。

1. **检索功能**　可通过直接输入疾病名称、药品名称、疾病症状等关键词检索相关资源。

2. **浏览功能**　可选择浏览资源的类型,包括全部、病例、图表、视频、指南、专题、专家及是否带有字幕的视频等类型,在每类资源类型下还可以按学科、专题、所属机构、病例的年龄、病例的性别、症状、体征、病史、辅助检索、治疗、诊断等选项进一步限定所选类型,以方便准确地查找到所需要病例。如图 4-25 所示。

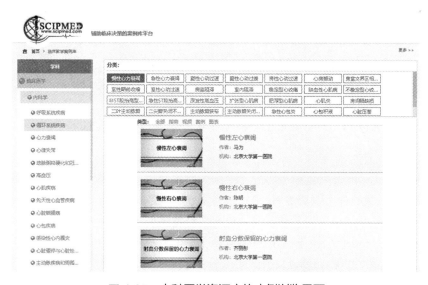

图 4-25　中科医学资源库的病例浏览界面

二、临床医药学知识互动平台

（一）概述

临床医药学知识互动平台是开放式的临床医药学相关知识的交互交流平台。平台提供智能化的交互功能及科学严谨的临床医药学素材库,整理编撰了与临床相关的医药学专业知识及动态,是目前国内比较系统提供临床疾病及相关基础信息的医药学知识库。

（二）主要功能及使用方法

平台提供快速检索和高级检索两种检索功能。

1. 快速检索　提供单一检索框,使用时可直接选择检索字段并输入相应的检索词(检索字段包括:疾病、药品、检查、循证、医保、研究动态等),系统将对检索词进行名称、英文名、别名等检索。提供二次检索功能。

2. 高级检索　可输入多种检索条件,同时可用多种条件限制检索结果。

3. 检索结果的显示与输出　包括针对某疾病的概述、流行病学、病因、发病机制、临床表现、并发症、实验室检查、其他辅助检查、诊断、鉴别诊断、治疗、预后及预防等内容,并有与该病症有关的相关药品、相关检查和相关循证的链接。系统提供全部内容的 PDF 格式文件下载,以妊娠合并肺炎为例,在检索框内输入疾病名称即可检索到妊娠合并肺炎,点击疾病名称即可打开详细界面,如图 4-26 所示。

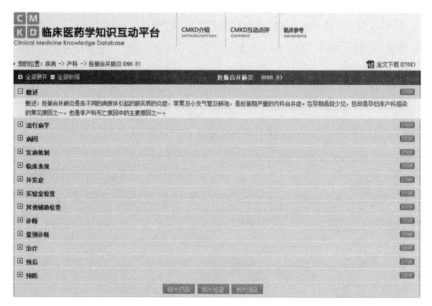

图 4-26　临床医药学知识互动平台的检索结果显示界面

三、ClinicalKey

（一）概述

ClinicalKey 是 Elsevier 出版公司推出的当前全球范围内数据容量最大的医学平台。用户可以在该平台检索、浏览、下载各种文献资源,还可以查看最新、最权威的指南、疾病综述,观看视频,导出图片制作课件等,一站式满足用户的多种需要。目前平台收录了 800 余种全文期刊,约 1 100 种医学图书,MEDLINE 数据库,330 余个操作视频,90 000 余个医学专科及教学、实验视频,50 000 余张医学高清影像、照片、图表等图片资料,3 000 余个循证医学专论,2 500 多个药物专论,200 000 余个临床试验,4 000 余份最新诊疗指南及 9 000 余份患者教育讲义等资源。

（二）主要功能及使用方法

ClinicalKey 平台的主检索界面简洁明了,可通过检索或浏览查找文献,右上方登录个人账号可实现个性化功能,如图 4-27 所示。

1. 检索功能　在 ClinicalKey 主检索界面的检索框中输入检索词,可在下拉菜单中选择所要检索的文献类型,默认选择全部文献类型;同时平台还提供检索词自动推荐功能,如图 4-28 所示。

2. 浏览功能　提供按文献类型浏览的功能。在主检索界面的下方分为"Diagnose and treat your patients with confidence"(自信地诊断和治疗患者)和"Deepen your specialty and medical knowledge"(深

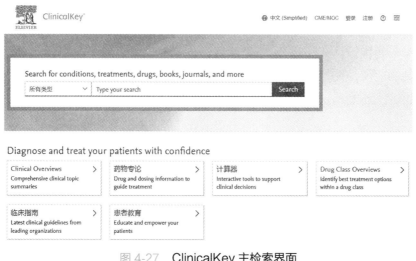

图 4-27　ClinicalKey 主检索界面

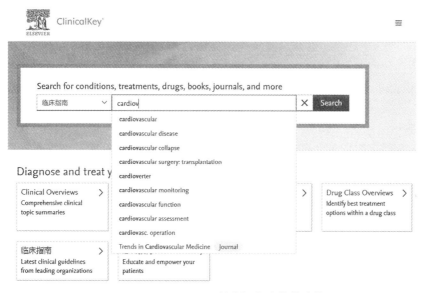

图 4-28　ClinicalKey 检索词自动推荐功能

化专业和医学知识)两部分。在诊断和治疗模块中,提供按临床概览、药物专论、临床指南和患者教育进行浏览的功能,同时还提供数百个临床计算器,可帮助临床医生、护士和药剂师评估与决策。在专业和医学知识模块,提供按图书、期刊、操作视频和多媒体资源进行浏览的功能。打开期刊浏览界面,提供按期刊名称排列的期刊列表,也可在检索框内直接输入刊名,快速查找某种期刊;在期刊列表的左侧,还提供按学科筛选期刊的功能。

第五节 ｜ 其他全文型/事实型数据库资源

一、ProQuest

(一) 概述

ProQuest 是由 ProQuest LLC 建立的综合资源平台,提供包括经济、金融、医学、科技等多学科领域及多种文献类型的资源。其中 Health & Medical Collection 收录了全球出版的 4 600 多种出版物,资源类型包括学术期刊、行业杂志、图书、报纸、学位论文、会议论文、研究手稿、报告与多媒体等,涵盖基础医学和临床医学多个学科领域;ProQuest Dissertations & Theses Global 收录了全球 4 000 多所高校和科研机构超过 540 万篇博硕士学位论文;Research Library 是综合性学科期刊全文数据库,收录了全球出版的 7 100 多种出版物。

(二) 主要功能及使用方法

ProQuest 提供基本检索、高级检索、出版物检索和浏览四种检索方式,可以选择一个或多个数据库同时进行检索。

1. **基本检索**　是其默认的检索方式,在检索框内输入检索条件,系统提供推荐词汇供选择。可以选择一种或多种文献类型进行检索,还可以选择全文文献或同行评审文献对检索结果进行限定。可以使用逻辑组配(AND、OR、NOT)表达检索词之间的逻辑关系。

2. **高级检索**　提供多个检索词输入框和字段供选择、使用,可通过选择日期、出版物类型、文献类型、语种筛选检索结果,在检索结果显示选项可改变结果的呈现方式。点击近期检索,可以打开检索历史显示界面,对已有的检索式进行修改、保存和删除。

3. **出版物检索**　通过输入出版物全称或部分名称可查找特定出版物,也可将检索词限定在出版物主题或出版物摘要中进行检索。同时还提供出版物浏览功能,可按出版物字母顺序、出版物主题、语种、出版商及数据库等方式浏览出版物。

4. **浏览**　ProQuest 浏览功能因数据库及其内容性质的不同而异。用户可以通过题目、主题及特定内容进行浏览。

二、Ovid

(一) 概述

Ovid 是荷兰威科集团(Wolters Kluwer)推出的电子期刊全文数据库。该数据库收录了多个出版商和学(协)会提供的 3 000 余种科学、技术和医学期刊。期刊全文数据库有两个,分别是 Search All Ovid Journals(Abstracts Only)和 Search Full-Text Journals of XXX。前者包含 Ovid 全部全文期刊的文献题录和文摘信息,用户可免费检索使用,仅本机构订购的文献可获得全文;后者仅包含本机构订购的期刊,在此库中检索到的文章全部能获取全文。

(二) 主要功能及使用方法

1. **基本检索**　是该数据库的默认检索模式。提供自然语言检索功能,使用时不必考虑检索语言和语法规则,系统会自动分析检索语句,并可将所输入检索词的各种词形自动用于检索。利用基本检索功能时,应尽量使用名词表达检索语义,以提高检索效率。

2. **题录检索**　是利用文章题目,期刊名称,著者姓名,文章出版的年、卷、期及首页页码,出版者,索取号码和数字文献识别符等信息来查找特定文献的方法。

3. **字段限定检索**　提供 27 个可限定字段,包括著者、文摘、索取号码、著者关键词、标题下署名文本、标题文本等字段,检索字段单选、多选均可,当选择多个字段时,表示检索词出现在任一所选字段即为命中记录。

4. **高级检索**　提供关键词、著者、题名关键词及刊名的检索途径。

5. **多字段限定检索**　默认提供三个检索词输入框,如果需要可通过点击 "+Add New Row" 增加检索框。检索词之间可用 AND、OR、NOT 进行逻辑组配,每个检索词后的限定字段可在下拉菜单中任意选择。

6. **期刊浏览**　在 Ovid 平台上的数据库选择界面点击 "Journals",可打开期刊浏览界面。系统提供三种期刊浏览方式:一是按期刊访问权限调用期刊目录,有订阅期刊和平台全部期刊目录两种选项;二是按刊名(A~Z)浏览期刊;三是按学科主题浏览期刊。利用学科主题浏览,用户可以快速了解数据库中与自己专业相关的期刊。

7. **辅助检索**　主要包括条件限定选项、指令检索及相关资源链接等。

三、中药标本资料库

（一）概述

由香港浸会大学中医药学院与该校图书馆合作建立中药标本资料库,收录的中药标本系该校标本中心收藏的全部藏品,旨在促进对中药材品种鉴别及使用的认识,数据库目前收录859条记录。

（二）主要功能及使用方法

数据库有检索和浏览两种功能。其中检索功能提供基本检索和高级检索两种方式。基本检索可以直接输入关键词查找相关药物标本记录;高级检索可以通过输入药物的中文名称、英文名称、拉丁名、功效等检索药物标本记录,也可以通过选择中英文药物的科名、功效分类和药材种类等限制检索的范围。浏览检索是指全部药物标本按其中文名称、英文名称和药材拉丁名排序后即可进行浏览。

每条标本记录内容包括药物的中文名称、英文名称、拉丁名,所属科名,药物性味、功效及功能分类等内容,以中药一枝香为例,在数据库中通过浏览或检索找到一枝香,点击药物名称打开详细界面即可显示其全部内容,如图4-29所示。

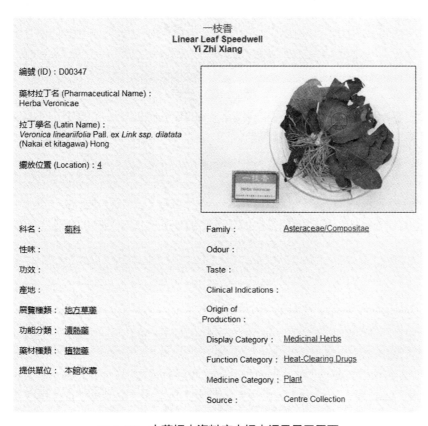

图 4-29 中药标本资料库中标本记录显示界面

四、中药材图像数据库

（一）概述

中药材图像数据库由香港浸会大学中医药学院建立。收集常用中药材420种,以高清图像展示药材的外观特征,并以文字记载药材的来源、主产地、性状特征、品质特性、性味功效等信息,同时以图解形式对每种中药材的性状鉴别及部分品种的显微鉴别进行了比较详细的说明和比较。

（二）主要功能及使用方法

数据库提供了检索与浏览两种功能。检索功能分为关键词搜寻与进阶搜寻两种方式。基本检索直接输入药材的中文名、英文名及拉丁名进行检索;进阶搜寻是按药材的中文名、英文名、拉丁名、汉语拼音、来源、产地、性状、品质、功效、炙品、注解及类别等进行检索。可按药材的拉丁名前缀的字母顺序浏览;按药材的类别,如根及根茎类、藤木类、皮类、叶类、花类、果实及种子类、全草类、菌藻类、树脂类、动物类、矿物类等进行浏览。对检索和浏览的结果可进行二次检索。在检索结果列表中,点击药材图片即可打开该药材的详细说明界面,以中药紫苏叶为例,在检索框中输入紫苏叶,点击检索,即可找到记录,点击该记录后面的图标即可打开中药紫苏叶的标本图像及其相关文字内容,如图4-30所示。

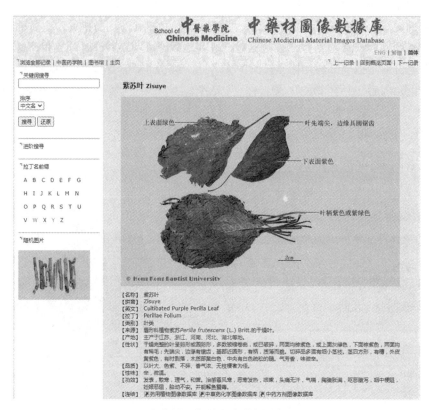

图 4-30　中药材图像数据库药材详细说明界面

五、专利数据库

(一)国家知识产权局专利检索及分析系统

1. **概述**　"专利检索及分析"隶属于中华人民共和国国家知识产权局,收录了中国、美国、日本、韩国、英国、法国、德国、瑞士、俄罗斯、欧洲专利局和世界知识产权组织等105个国家、地区和组织的专利数据,同时还收录引文、同族、法律状态等数据信息。该系统需要注册后使用。

2. **主要功能与使用方法**　主要提供专利检索、专利分析、药物检索、专利服务等几大服务。其检索功能包括常规检索、高级检索、命令行检索、药物检索、导航检索和专题库检索等;数据库还提供分析功能,包括维护分析文献库查询、申请人分析、发明人分析、区域分析、技术领域分析、中国专项分析、高级分析及日志报告等;在热门工具中,还提供同族查询、引证/被引查询、法律状态查询、国家/地区/组织代码查询、关联词查询、双语词典、分类号关联查询及申请人别名查询等服务。高级检索界面如图4-31所示。

(二)中国知识产权网

1. **概述**　中国知识产权网网站是中国知识产权网依托知识产权出版社建立的"专利信息服务平台",提供中国、美国、日本、英国、德国、法国、加拿大、瑞士、欧洲专利局(European Patent Office,

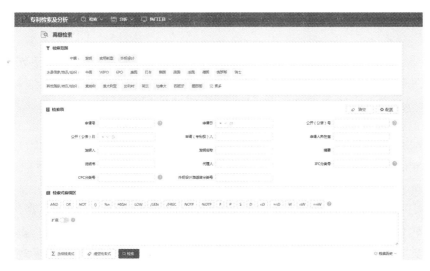

图 4-31 专利检索及分析系统的高级检索界面

EPO）、世界知识产权组织（World Intellectual Property Organization，WIPO）等 98 个国家和组织的专利信息检索。

2. 主要功能与使用方法 提供中外专利检索、浏览、下载、预警及管理等功能。检索功能包括基本检索、高级检索、失效专利检索、热点专题、法律状态检索、运营信息检索等服务；浏览功能包括中国专利概览、中国专利细览、国外专利概览和国外专利细览；还提供专利在线分析系统、专利评估系统、专利机器翻译、高价值专利挖掘系统等多个产品，为众多企业、科研机构、政府组织提供专利跟踪、专利分析、专利文献翻译、专利数据加工等专业咨询与服务。

（三）美国专利商标局检索系统

1. 概述 美国专利及商标局（United States Patent and Trademark Office，USPTO）是美国商务部下属的一个机构，主要负责为发明家和他们的相关发明提供专利保护、商品商标注册和知识产权证明。2022 年发布了新的专利检索系统 Patent Public Search（PPUBS），其集成了 US-PGPUB、USPAT、USOCR 三个数据库，分别收录了美国专利申请数据、美国授权专利数据和美国早期专利文献的图像 OCR 数据。用户可以选择一个或多个数据库进行检索。

2. 主要功能与使用方法 在 USPTO 主页点击菜单 "Patents"，选择 "Search patents"，点击 "Patent Public Search" 进入专利公共检索系统主页面。提供的检索方法有基本检索和高级检索。

基本检索有快速查询（"Quick lookup"）和基本查询（"Basic search"）两种检索方式。在快速查询框内直接输入专利号或专利申请号就可以进行检索，检索结果显示在基本检索框的下方；基本查询可以输入两个字段，并提供逻辑运算符选项用以表达二者的逻辑关系。

高级检索包括快速检索（"Search"）、检索结果（"Search Results"）、帮助（"Help"）、检索历史（"Search History"）、文档阅读器（"Documents Viewer"）等多种选项。可在检索框中直接输入检索表达式进行检索，检索结果将在检索结果栏显示，点击文档 ID 号可以在文档阅读器中查看全文。

（四）欧洲专利局

1. 概述 欧洲专利局（European Patent Office，EPO）主要负责欧洲地区的专利审批工作，通过其审批的欧洲专利在欧洲专利组织的 39 个成员国、1 个延伸国和 5 个批准国均会受到保护。欧洲专利数据库（Espacenet）收录了欧洲专利局公布的专利文献数据。欧洲专利局与世界各地的其他知识产权局建立了长期合作伙伴关系，以进一步整合和加强全球专利体系。目前用户可以通过该数据库免费获取 1.4 亿份专利全文。Espacenet 有最新版和经典版两种版本。

2. 主要功能与使用方法 最新版的欧洲专利检索系统提供智能检索、高级检索、分类检索三种检索方式，同时提供专利全文的免费下载。

六、国家科技成果转化项目库

1. **概述**　国家科技成果转化项目库由科技部和财政部建立,是为国家科技成果转化提供信息支持服务的公益性数据库。国家科技成果转化项目库主要收集中央、部门和地方财政科技计划(专项、基金等)项目形成的科技成果、国家和地方科技奖励成果以及部门、地方或行业协会推荐的科技成果。科技成果信息主要包括成果名称、成果简介、成果来源、成果完成单位、成果完成时间、成果完成人、联系方式、成果类型、成果状态、转化方式、应用行业以及与该项成果有关的专利、标准、软件著作权、植物新品种等关联信息。

该数据库为不同用户提供不同层次的信息服务:社会公众无须注册即可查询和浏览科技成果基本信息;个人用户注册后,可检索浏览包括联系方式等在内的科技成果详细信息;高等院校、科研院所、企业、成果转化中介服务机构、投融资机构等可进行机构注册,注册完成后,可检索浏览科技成果详细信息以分类统计信息,为开展成果转移转化工作提供信息支撑;政府部门科技管理人员需要通过科技管理部门批准注册,注册成功后可按地域、部门、行业等浏览关于成果的综合统计信息,也可检索、查询、浏览科技成果详细信息。

2. **主要功能及使用方法**　国家科技成果转化项目库提供成果导航和成果检索两种功能。另外,在其数据库主页还提供与成果相关的新闻动态、最新技术领域和相关专题栏目。

(1)成果导航:所有的成果可按成果来源和所属地区进行导航,在结果中还可以通过输入检索条件进一步筛选。

(2)成果检索:有基本检索和高级检索两种方式。基本检索可直接输入成果名称、成果完成人、关键词等检索相关成果;高级检索提供两个检索输入框,可以分别输入成果名称、关键词、成果完成人、摘要、成果持有机构、应用行业领域、成果来源、成果状态、成果形式及成果完成年份等条件,并根据需要选择检索框内两个检索条件的逻辑关系进行检索。

(3)检索结果的显示:以列表形式显示,点击成果名称可以显示成果的基本情况,包括成果名、关键词及成果简介。

七、公共卫生数据资源

(一)美国疾病控制与预防中心

美国疾病控制与预防中心(Centers for Disease Control and Prevention,CDC)是美国卫生与公众服务部下属的机构,主要承担美国公共卫生安全和疾病预防工作。该网站提供大量的疾病预防和控制、环境卫生、职业健康、健康生活方式、健康教育等相关信息和数据,是公共卫生研究和工作的重要数据来源之一。该网站提供主题浏览与检索功能。

(二)公共卫生科学数据中心

公共卫生科学数据中心是 2004 年开始建设的国家科学数据共享工程项目之一。其目标是集成分布在公共卫生领域、高等院校、科研院所以及科学家个人手中的公共卫生数据资源及科研项目中所产生的数据,将这些数据进行整合、挖掘,通过公共卫生科学数据中心向社会发布,从而推动科学数据的共享。目前该中心的数据库包括法定报告传染性疾病数据库、慢性非传染性疾病数据库、健康危险因素数据库、生命登记数据库及基本信息数据库。用户签订数据使用协议成为会员用户后,方可使用数据库中的数据。

公共卫生科学数据中心提供元数据查询、资源检索、科技成果查询等功能,如图 4-32 所示。会员用户可下载检索到的数据信息。

图 4-32　公共卫生科学数据中心科技成果检索界面

（楚存坤　刘薇薇）

思考题

1. 利用 CNKI 检索 2021 年以来有关老年痴呆方面的文献,并通过对检索结果的计量可视化分析功能,了解作者分布情况、机构分布情况及发表期刊分布情况。

2. 利用万方数据知识服务平台检索有关精准医学方面的学位论文,并对检索结果的学位授予单位及研究方向进行分析。

3. 利用维普期刊资源整合服务平台检索 2020 年以来发表在核心期刊上的有关非小细胞肺癌的文章,下载全部题录并选择部分原文保存。

4. 利用 ScienceDirect 检索 2020 年发表的 *KRAS* 基因突变与结直肠癌关系的相关文献全文(要求文章题目中含有 *KRAS*)。

5. 利用 Wiley Online Library 查找发表在 *Pediatric Pulmonology* 期刊上的关于儿童哮喘控制方面的相关文献全文。

6. 通过 Ovid 平台,了解本单位订购的肿瘤学全文期刊有哪些。

7. 利用哪些数据库可以获取冠心病病例研究的相关资源?

8. 一位同学在利用 Western Blot 检测蛋白质实验中,发现电泳转膜总是不理想,他想了解一下在转膜过程中需要注意哪些事项,他该利用哪个数据库来解决这一问题?

9. 利用中科医学资源库查找缩窄性心包炎的诊断、鉴别诊断,患者应做的检查及治疗方法。

10. 利用临床医药学知识互动平台查找新生儿败血症的病因、发病机制、临床表现、并发症、实验室检查、辅助检查、诊断、鉴别诊断、治疗及预后、预防等内容。

思考题解题思路

本章目标测试

本章思维导图

第五章 | 引文检索系统

第一节 | 概 述

大多数检索工具都以文献内容的分类和主题作为主要检索途径。这种方式符合人们的思维习惯,因而成为最常用和传统的方式。然而,通过主题和分类途径进行检索存在着弊端,它需要检索者对于检索语言比较熟悉,同时检索的质量也依赖于标引人员对文献的加工质量。当研究人员使用传统的主题词或关键词检索时,只能依赖本身研究领域或自己对该项目的理解选择专业的词汇,即使是最有经验的研究人员也常常会遗漏很多重要的文献资料,特别是在跨学科或边缘科学的研究领域。与此同时,研究人员在实践中经常使用另外一种检索方式,就是通过引文检索文献。

一、引文

引文(citation)也称被引文献,是指一篇学术论文中所引用的参考文献,通常以脚注或尾注的形式出现。它是一篇文章的重要组成部分。列有参考文献的文献称为引用文献(citing paper)或引证文献。

科学研究是一个在"继承"中发展的过程,文献发表以后,随着时间的推移而被后人发表的文献引用,成为引文。引文(参考文献)作为科技论文的重要组成部分,是对前人研究成果的继承和尊重,同时为科研人员获取知识、查找信息提供了新的思路。科学研究具有继承性,大多数研究成果是对前人研究的一种深化和拓展,这些都是通过引用相关文献得以实现的。因此,科研人员在对某一个研究课题进行文献调研时,常常会以一两篇相关论文作为起点,寻找这篇论文所引用的参考文献;再以这些被引论文作为新的检索起点,寻找这些论文的参考文献。这样,就像滚雪球一样,掌握越来越多的相关文献,这是研究人员在工作中自己摸索出来的行之有效的方法。但是,通过文后参考文献检索到的相关文献一定比引用它的文献更为"陈旧"。因此,这种方法虽然可以追溯研究课题的起源和检索文献时刻的发展过程,但是该主题的最新文献则无法检索到。如果顺着这个思路反其道而行之,即仍然以这篇论文为起点,查找有哪些后人发表的文献引用了这篇论文,这样就可以查找到一批比起点论文更"新"的论文,探究出该研究的进展及现状。这样从某一专题的一两篇文献入手,能够分别向前和向后检索到一批相关论文,使科研人员快速深入地了解到该研究专题发展的来龙去脉,洞悉现在,了解"未来"。而以 Web of Science 为代表的引文检索系统正是这种检索思想的具体体现。

二、引文索引

1958 年,美国科学信息研究所(Institute for Scientific Information,ISI)的创始人 Eugene Garfield 创造性地发展文献间引证关系的思想,构造了独具特色的引文检索法,并创建了美国《科学引文索引》(Web of Science 的前身)。引文索引(citation index)是一种以科技期刊、专利、专题丛书、技术报告等文献资料后所附的参考文献(即引文)的作者、题目、出处等项目,按照引证与被引证的关系进行排列而编制的索引。一般通过某一篇已知的文献来查找目前引用它的文献。

将期刊论文及其文后的参考文献收集起来,按照一定的顺序排列即可编制成引文数据库,引文数据库记录内容包括被收录论文(亦称为来源文献)的书目信息、作者摘要及其所引用的所有参考文献列表。检索途径除了著者姓名、地址、研究主题、期刊名等,被引著者、被引期刊、被引文献等也可作为检索项。

三、引文检索的作用

引文检索是对传统检索系统的一种补充和改革。它利用文献之间相互引证的关系,提供新的检索途径,其作用包括以下几点。

1. **对科研产出的评价作用** 引文检索最独特的作用是能从引证关系的角度对科研产出进行评价,具体包括对科研人员、单篇文献、学术期刊、科研机构以及国家等的学术水平和科研实力进行评价。以科研人员为例,除了能提供科研人员发表文献的数量,还能提供其所发表文献被引用情况,被引频次越多,说明该作者科研影响力越大。

2. **获得某一主题文献的研究历史及最新文献** 由于被引文献和引证文献在内容上具有相关性,因此用户可以以一篇感兴趣的文章为种子文献,查找这篇文章的参考文献以及参考文献的参考文献,可以获得一组发表时间早于种子文献的文章,了解相关研究的研究历史或背景。也可以从哪些文献引用了种子文献以获得一组发表时间晚于种子文献的文章,了解相关研究的新进展。此外,由于引文索引涉及各学科的文献,因而能从不同角度揭示学科交叉和相互渗透的关系。

3. **为学科发展研究提供计量数据** 引文数据库既能提供文献的发表信息,也能提供被引用信息,因此在学科发展研究中提供很多有价值的计量数据。目前,使用引文索引作为主要检索途径的检索工具包括 ISI 编辑出版的系列引文检索工具、中国科学引文数据库(CSCD)等检索工具,此外,还有通过引文检索工具派生的期刊评价工具——期刊引用报告(JCR)、科学影响力评价工具——基本科学指标数据库及 InCites 数据库等。这些数据库和工具在学科发展评估和数据计量中起着重要作用。

值得注意的是,利用引文索引对科研产出进行评价时存在一定局限性,例如,虽然大部分引用都是积极的,但也存在批判性引用的情况。此外过度自引、师生好友之间的倾向性引用等都会使被引频次虚高。同时引用次数也受国家、学科等因素的影响,因此引文数据库能为科研绩效评价提供依据,但不宜作为唯一的依据。

第二节 | Web of Science

一、概述

Web of Science 是世界著名的网络引文检索系统,其前身为美国情报信息研究所于 1958 年创刊的印刷版美国《科学引文索引》(SCI),经历了 1989 年 CD-ROM platform 时代,发展到 1997 年网络版的 Web of Science 时代,目前提供高质量的学术信息和研究工具,帮助研究人员获取、分析和管理研究信息。

(一) 收录资源

Web of Science 检索系统目前收录了 21 100 多种世界权威的、高影响力的学术期刊,学科范围涵盖了自然科学、生物医学、工程技术、社会科学、艺术与人文等领域,其所提供的数据库包括以下几种。

(1) Science Citation Index-Expanded(SCIE,科学引文索引):可以检索 1900 年以来全世界 182 个学科,9 500 多种自然科学、工程技术或生物医学领域的权威期刊的文献报道及其引文信息。

(2) Social Sciences Citation Index(SSCI,社会科学引文索引):可以检索 1900 年以来全世界 47 个学科,3 500 多种社会科学领域的权威期刊的文献报道及其引文信息。

(3) Arts & Humanities Citation Index(A & HCI,艺术人文引文索引):可以检索 1975 年以来全世界 25 个学科,1 800 多种艺术和人文科学领域的权威期刊的文献报道及其引文信息。

(4) Conference Proceedings Citation Index(CPCI,会议论文引文索引):可以检索与自然科学和社会科学相关的 30 多万份会议论文及其引文信息,涵盖从 1990 年至今的超过 254 个学科,7 000 万篇被引文献资料。

(5) Current Chemical Reactions:可以检索 1985 年以来的化学反应,其数量目前超过 106 万。

（6）Index Chemicus：可以检索 1993 年以来的化学物质，其数量目前超过 260 万。

（7）Book Citation Index（图书引文索引）：可以检索 2005 年以来出版的 137 000 多种图书，涵盖 254 个学科，同时每年增加 1 万种新书。

（8）Emerging Sources Citation Index（ESCI，新兴领域引文索引）：可以检索 2005 年以来全世界 254 个学科，8 000 多种艺术和人文科学期刊的文献报道及其引文信息。

（二）Web of Science 的主要功能

（1）检索具有高影响力的期刊论文及会议论文。Web of Science 收录的每一本期刊都是经过严格挑选的世界权威的、高影响力的学术期刊。

（2）可以从文献引证的角度对文献学术价值，研究人员、研究机构、学术期刊、国家的科研水平等进行评估。

（3）可以了解某一专题研究的发生、发展及变化过程。通过查找某篇(组)论文的参考文献，可以了解早期的相关研究。此外，通过查找论文的引证文献，可以获取一批发表时间较晚的新文献，进而了解研究的新进展。

（4）借助其强大的分析工具，可以帮助用户快速了解与其研究专题密切相关的核心科研人员、核心研究机构、核心学术期刊等信息。

二、检索途径与方法

可以通过 Web of Science 核心合集对其提供的数据库进行访问，可检索到的数据库数量取决于各机构的订购情况。

默认的检索界面见图 5-1，用户能够选择数据库、选择检索途径、限定检索年限、查看检索历史和保存的检索式等。

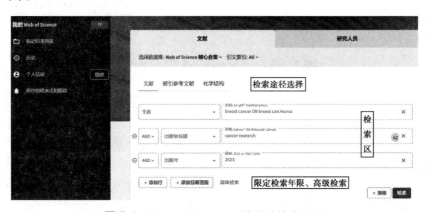

图 5-1　Web of Science 的默认检索界面

Web of Science 核心合集的检索途径包括文献检索（documents）和研究人员检索（researchers），其中文献检索除了包括基本检索和高级检索，还包括被引参考文献检索（cited reference）、化学结构检索（structure）途径，其中，化学结构检索针对 IC 和 CCR 两个数据库进行检索。

1. 文献检索（documents）　进入 Web of Science 后，默认为文献检索，见图 5-1，用于查询被 Web of Science 核心合集收录的期刊论文、会议论文等信息。可以在检索界面的一个或多个栏目框中输入检索词。如果在多个栏目框输入检索词，则系统会自动将所有检索项以逻辑 AND 组合起来，也可在同一栏目框中用布尔逻辑运算符进行组合检索。

（1）Web of Science 常用检索规则

1）检索运算符：包括三个布尔逻辑运算符（AND，OR，NOT）和两个位置运算符（NEAR/x，SAME），按运算顺序排列依次为 NEAR/x、SAME、NOT、AND、OR，使用括号可忽略运算符的优先级别，括号内的表达式优先执行。

位置运算符 NEAR/x 可查找由该运算符连接的检索词之间相隔指定数量单词的记录，x 为两检索词之间的最大单词数。如果只使用 NEAR 而不使用 /x，则 NEAR 相连的两检索词之间最多间隔 15 个单词，即检索式 heart NEAR hypertension 等同于检索式 heart NEAR/15 hypertension。NEAR/0 表明该运算符连接的单词应彼此相邻。需要注意的是，在包括 NEAR 运算符的检索式中不能同时使用 AND 运算符，如在主题字段输入检索式 hypertension NEAR/10（heart AND disease）是无效的。NEAR 运算符可与短语同时使用，或两个 NEAR 运算符连用，如主题字段输入检索式 hypertension NEAR/10 "heart disease" 和检索式 hypertension NEAR/10（heart NEAR/0 disease）是有效的。

如果文献的标题中包含单词 NEAR，检索时需用引号（" "）将其引起。例如检索标题为 "Atomistic simulations of a solid/liquid interface：a combined force field and first principles approach to the structure and dynamics of acetonitrile near an anatase surface" 的文献，检索式 "Atomistic simulations of a solid/liquid interface：a combined force field and first principles approach to the structure and dynamics of acetonitrile "near" an anatase" 是有效的，如果未使用引号，系统将返回错误信息。

位置运算符 SAME 常用在地址检索中，将检索限定为出现在同一作者地址中的检索词。例如在地址字段输入 McGill Univ SAME Quebec SAME Canada 可检索同一作者地址中出现 McGill Univ，Quebec 和 Canada 的记录。SAME 用于其他字段时，作用与 AND 相同。

2）通配符：可以用 "*" "?" 和 "$" 进行截词检索。其中，* 代表 0 到多个字符，可左截词，如 "*ology" 检索以 ology 结尾的所有单词；也可右截词，如 "hypertens*" 可以检索包含 hypertens、hypertension、hypertensive 等以 hypertens 开头的词的记录。? 代表 1 个字符，如 "kineti?" 可以检索包含 kinetic、kinetin 等词的记录。$ 代表 0 或 1 个字符，如 "colo$r" 可以检索包含 color、colour 等词的记录。

3）检索词不区分大小写，即输入 "hypertension" 与输入 "HYPERTENSION" 检索结果相同。

4）可以使用引号进行词组检索，当输入 heart attack 时，系统将执行 heart AND attack 检索。使用引号，即输入 "heart attack" 时，系统将按词组进行检索，这样能使检索结果更加精确。

（2）可供检索的字段

1）主题字段（Topic）：输入单词或短语来检索题目、摘要和作者关键词以及 Keywords Plus（由数据库创建的索引词，由文献引用的参考文献标题中频繁出现的重要词组成）四个检索字段。该主题检索与 PubMed 检索系统提供的主题词检索不同，属于自由词检索，因此，在检索时应该用 OR 将同义词组配起来，必要时可以用截词，以提高查全率。例如，输入 AIDS OR Acquired Immunodeficiency Syndrome，可以检索有关艾滋病方面的文献。如果检出文献过多，可以选用标题词字段使检索范围缩小，提高准确度。

2）标题词字段（Title）：在文献的标题中检索包含所输入单词或短语的文献。

3）作者字段（Author）：可检索期刊作者、书籍作者、团体作者和发明人等。输入格式为 "作者姓氏 作者名字的首字母"。此外，也可利用作者索引浏览作者姓名，或利用研究人员检索，根据作者的专业和机构来确定作者。可以利用截词进行检索，例如，输入 Smith J 可检索 Smith J 为作者的文献；输入 Smith J* 可检索作者名为 Smith J、Smith JA、Smith JK 等的文献。

4）作者识别号字段（Author Identifiers）：作者识别号指 ResearcherID 或者 ORCID 标识符。为了给全世界的科研人员建立一个交流的平台，数据库于 2008 年建立了 researcherID.com。凡是在该网站注册的科研人员均可获得一个 ResearcherID 编号，相当于该科研人员的 "身份名片"，可以链接到该科研人员发表的论文，并提供其 H 指数、论文总被引数、篇均被引数等指标，利用该检索项检索时，须输入研究人员的 ID，如输入 A-1009-2008，可检索到 Eugene Garfield 发表的论文。

5）团体作者字段（Group Author）：应输入团体作者可能的各种写法，包括缩写形式等，可以通过数据库提供的索引进行查找。

6）出版物标题字段（Publication Name）：可以输入期刊的全称或者截词的刊名，多个期刊的名称可以用布尔逻辑运算符 "OR" 进行组配。如输入 CELL*，可检索 *Cell*，*Cell Journal*，*Cellualar*

Signalling，*Cellular and Molecular Life Sciences* 等期刊发表的文献。

7）出版年字段（Year Published）：可输入具体年份或年份范围对文献的发表时间进行限定。如输入 "2017" 或 "2015-2017"。

8）地址字段（Address）：可输入机构的完整或部分名称、所在城市、国家以及邮政编码等。当输入机构缩写时须 "查看缩写列表" 查找到常用地址名词的缩写形式。当输入机构全名时，名称中含有的冠词（如 the）和介词（如 of）不能作为检索词。如检索词 univ chicago 是有效的，检索词 university of chicago 是无效的。当检索形如 "某大学某系" 的地址时，建议利用 SAME 运算符，使这两个机构词出现在一句话（即一个地址）中。如检索加利福尼亚大学洛杉矶分校化学与生物化学系（University of California at Los Angeles，Department of Chemistry and Biochemistry）学者发表的文献，可输入：（UCLA OR Univ Calif Los Angeles）SAME chem SAME biochem。这样可以避免在出现多个作者地址时，检索出 Univ Calif Los Angeles 是一个作者的单位，而 chem SAME biochem 出现在另一个作者地址的记录。

此外，还可以对文献的语种、文献类型、DOI（数字对象唯一标识符）等项目进行检索。

2. **高级检索**（Advanced Search）　高级检索为有经验的用户准备，高级检索需在检索词前加字段标识符，并利用布尔逻辑运算符来编辑检索式，如输入：AU＝Linster CL AND SO＝journal of biological chemistry AND PY＝2007 来检索 Linster CL 于 2007 年发表在《生物化学杂志》上的文章。

高级检索中能使用的主要检索字段包括：

TS＝主题

TI＝文献题目

AU＝作者

AI＝作者识别号

GP＝团体作者

SO＝出版物标题

PY＝出版年

AD＝作者地址

OO＝机构

SG＝下属机构

SA＝街道地址

CI＝城市

PS＝省/州

CU＝国家/地区

ZP＝邮编

3. **被引参考文献检索**（Cited References）　被引参考文献检索能够查询被引用文献的信息。通过被引参考文献检索，可以查找到有哪些后发表的论文引用了该文献（即参考文献），从而了解后人对该文的评价、利用、改进等信息。可以从五个方面检索某一篇文献的被引用情况。

（1）被引作者（Cited Author）：输入被引作者的姓名进行检索，名采用首字母。

（2）被引著作（Cited Work）：输入被引刊名、书名的缩写形式，或专利号进行检索，可以查阅 "期刊缩写列表" 链接搜索刊名的缩写形式。

（3）被引标题（Cited Title）：输入被引文献的题目或若干个题名词进行检索。

（4）被引参考文献的出处：包括被引年份（Cited Year）、被引卷（Cited Volume）、被引期（Cited Issue）、被引页（Cited Pages）。

（5）被引 DOI（Cited DOI）：输入被引文献的 DOI。

如要检索 Namiko Abe 发表在期刊 *Cell* 上的文章被引用情况，选择被引作者字段，输入 Abe N，被引著作字段输入 cell,则检索结果如图 5-2 所示。可见 Abe Namiko 有三篇发表在期刊 *Cell* 的文献被人引用,一篇发表于 2011 年,两篇发表于 2015 年,每篇文献均显示其引用信息,以第二篇文献为例,有 215 篇文献引用了该论文,点击"查看结果"按钮后,则显示这些引用文献的信息。

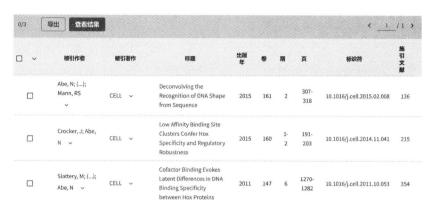

图 5-2　被引参考文献检索

4. 研究人员检索(Author Search)　在进行作者检索时,经常出现同名作者混淆的情况,研究人员检索就是为了避免这一问题而设的。在查询框中输入作者姓的全称及名的首字母,系统将从作者的姓名、机构、研究类别以及国别等途径对同名作者进行甄别。如该作者在 researcherID.com 上注册,则可显示其 researcherID,并提供该作者科研信息的链接。

例如,检索 2009 年诺贝尔生理学或医学奖获得者 Carol Greider 发表的文献,输入 Greider C,分别从四方面对检索结果进行精练以保证结果的准确性(图 5-3)。

5. 检索历史(search history)　所有执行过的检索式都列在检索历史列表中,从中可以保存检索历史、打开保存过的检索历史、对检索式进行组配以及删除检索式等。

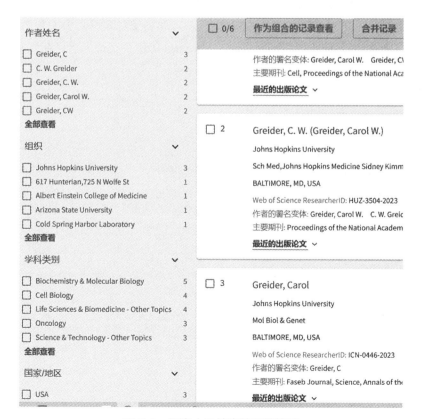

图 5-3　研究人员检索结果精练区

三、检索结果的处理

执行检索后,显示检索结果的题录界面如图 5-4 所示。

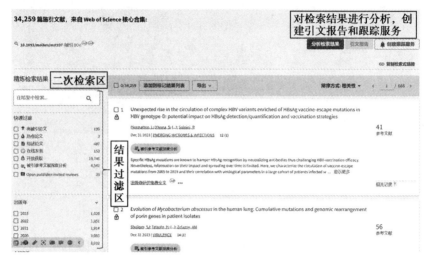

图 5-4　检索结果页面

1. 分析检索结果　在检索结果界面,点击其右侧的分析检索结果链接,能够从多种途径对检索结果进行统计分析(图 5-5),可以对作者、国别、文献类型、机构、语种、出版年、主题类别等方面按照发表文献的篇数进行排序,以来源出版物标题为例,在默认的状态下列出发表文献篇数最多的前 10 种期刊、占总篇数的百分比等信息,以帮助用户了解所检出文献的期刊分布情况。在检索结果显示页面,点击每篇文献的题目,可浏览该文献的完整记录(图 5-6),包括文献的题录信息、摘要、参考文献列表、被引频次、相关记录、期刊信息等。

2. 检索结果保存　首先将"导出"下拉菜单打开,可将检索结果导出为参考文献管理软件所能输入的格式文件(如 RIS、EndNote 等格式)、文本文件、Excel 等多种格式。当保存为文本文件时,可保存的记录内容包括:

作者、标题、来源出版物

作者、标题、来源出版物、摘要

全记录

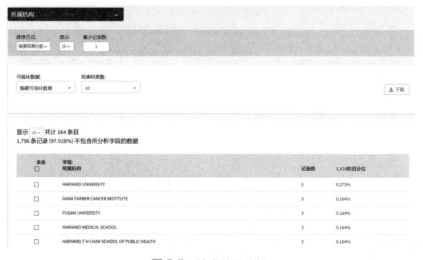

图 5-5　检索结果分析

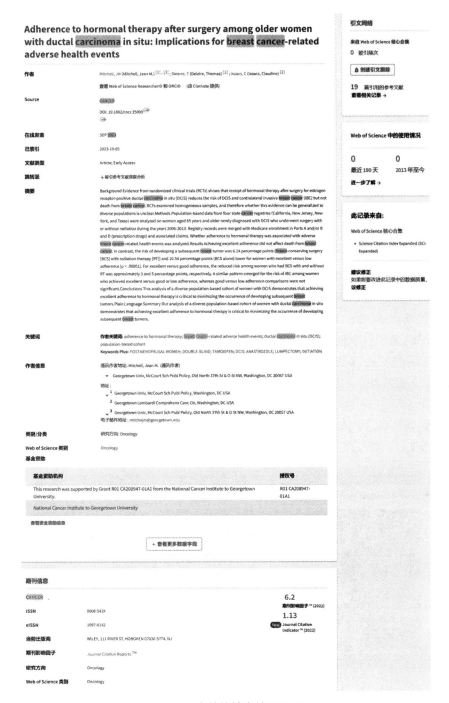

图 5-6　完整的检索结果显示

全记录与引用的参考文献

需注意的是单次保存的记录不能超过 1 000 条,如超过 1 000 条,可分多次下载(保存全记录与引用的参考文献时,最高可一次性保存 500 条记录)。

第三节 │ 引文分析工具

除了提供文献层次的引文检索外,Web of Science 还提供了期刊、机构、国家等角度的引文分析工具,包括期刊引用报告(JCR)、基本科学指标(ESI)数据库和 InCites 数据库。这三个引文分析工具基于 Web of Science 核心合集收录的大量数据,深度挖掘其引文数据与引文网络,从多角度展示期刊、研究人员、研究机构、国家地区等不同研究主体的科研绩效。这三个引文分析工具均整合在 Web of Science 平台,可以通过其主页上的"产品"下拉列表跳转访问。

一、期刊引用报告

期刊引用报告(Journal Citation Reports,JCR)是有广泛影响力的期刊分析与评价工具。它客观地统计 Web of Science 核心合集收录期刊所刊载的论文数量、参考文献数量、被引频次等原始数据,应用文献计量学原理计算出一系列指标,用于发现期刊的引用特征,衡量期刊的影响力,其中应用最广泛的指标是期刊影响因子。近年来,为适应学术研究范式的发展与转变,JCR 也不断修正并衍生出新的指标。除了用于评价期刊,JCR 的另一个重要功能是在论文投稿的过程中,辅助科研人员选择和自己研究主题、投稿期望相互匹配的期刊。

JCR 一般在每年 6 月发布上一年度的数据,其收录的期刊动态调整。一些影响力下降、达不到 JCR 收录标准的期刊可能不再被收录,一些涉及引用异常的期刊(过度自引、引文堆叠等)会被提出警告,经过重新评估后决定是否继续被 JCR 收录。

1. JCR 的收录范围　根据 2024 年 6 月发布的数据,JCR 收录来自 110 多个国家与地区、254 个学科的 2 万余种期刊,包含 SCIE、SSCI、A & HCI 与 ESCI 四个索引。2024 年,JCR 采用统一学科排名,ESCI 和部分 AHCI 期刊首次获得排名与分区。

2. JCR 的使用方法　JCR 的访问方式有两种。第一种方式是点开 Web of Science 检索页面右上角的"产品",在下拉列表中点选"Journal Citation Reports™";第二种方式是通过 JCR 的官网直接访问。

在使用 JCR 前,用户可以注册一个免费的个人账号。JCR 的数据导出功能、个性化功能如定制指标、收藏期刊等,需要登录个人账号才可以使用。JCR 的个人账号与 Web of Science 的个人账号通用。JCR 主页见图 5-7。

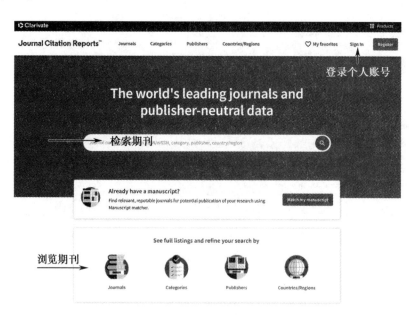

图 5-7　JCR 主页

点击"Sign In"登录个人账号,登录后可以完整使用 JCR 的所有功能,如果没有个人账号,点击"Register"免费注册。

访问期刊有两种方式,可任选其中之一。

(1)检索期刊:在检索框中输入刊名全称、简称,ISSN、所属学科、出版商等检索期刊。

(2)浏览期刊:可以通过刊名、学科、出版商、出版国/地区四个途径浏览期刊。

以期刊 *Nature Medicine* 为例,检索并查看该刊在 JCR 中的详细信息与指标。首先在 JCR 主页的

检索框中输入刊名 *Nature Medicine* 或者刊名缩写、ISSN 等,系统会根据输入信息自动提示相关信息,可以根据提示选择该刊,或者点击右侧的检索按钮,即可进入该刊的详细信息显示页面。

检索结果分为五个部分。

(1)期刊概览:显示期刊的基本信息,包括刊名全称、简称、ISSN、出版信息等(图 5-8)。在刊名的上方可以选择 JCR 年代,查看较早年代的期刊信息,当前默认最新的 JCR 年的信息。该页面上还显示了期刊被 JCR 收录的版本,所属学科。在页面右上方,点击 "Favorite",可以将该刊添加到个人收藏夹。点击 "Export",可以保存该刊信息。

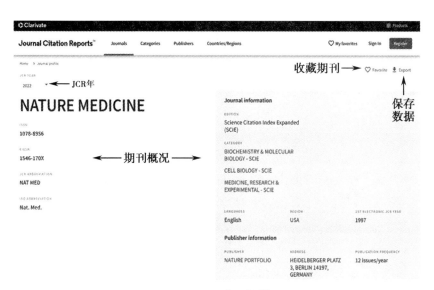

图 5-8　JCR 期刊概览页

(2)期刊表现("Journal's performance"):显示 JCR 提供的一系列相关指标,包括期刊影响因子(JIF)、期刊引文指标(JCI)、总被引频次、影响因子分区等,部分指标显示了近五年的数值变化趋势图(图 5-9)。

主要指标及其定义如下。

1)期刊影响因子(Journal Impact Factor,JIF):期刊过去两年发表的全部论文在 JCR 年获得的总被引用次数除以该刊前两年发表的论文数(指研究论文和综述的总和)。

2)期刊引文指标(Journal Citation Indicator,JCI):是学科规范化指标,指期刊前三年里出版的所有研究论文和综述的学科归一化影响因子,是对 JIF 的补充,旨在实现期刊的跨学科评价。

3)影响因子分区("Rank by Journal Impact Factor"):将某一学科的期刊依据影响因子降序排列后四等分,依次分别记为 Q1~Q4 区。反映期刊的影响因子在同一学科中的等级。

4)总被引频次("Total Citations"):期刊在 JCR 年获得的总被引频次。不直接用于指标计算,反映了期刊的被引用情况。

(3)引文网络("Citation network"):显示期刊的被引半衰期、引用半衰期以及被其他期刊引用的情况。

主要指标及其定义:

1)被引半衰期("Cited Half-life"):指在某一个 JCR 年中,一本期刊从当前年度向前推算,被引用数达到当前年度被引用数的 50% 所需要的年数,它反映了期刊文献老化的速度。

2)引用半衰期("Citing Half-life"):指在某一个 JCR 年中,一本期刊从当前年度向前推算,参考文献数达到当前年度参考文献数的 50% 所需要的年数,它反映了期刊所引用参考文献的时效性。

(4)内容指标("Content metrics"):包含期刊内容相关的指标,如可被引论文的组成,平均 JIF 百分位,近三年发表论文的贡献机构、贡献国家。

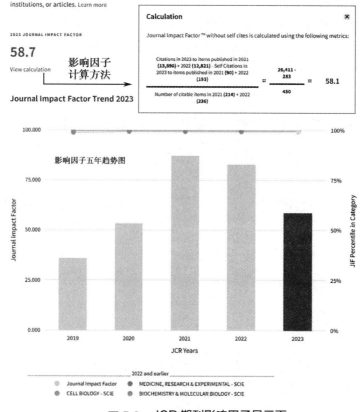

图 5-9 JCR 期刊影响因子显示页

（5）其他指标（"Additional metrics"）:包含期刊的五年影响因子、立即指数、特征因子（"Eigenfactor Score"）等指标。

主要指标及其定义:

1）五年影响因子（"5 Year Journal Impact Factor"）:期刊过去五年的论文在 JCR 年获得的总被引频次除以过去五年的论文总数,反映了期刊过去五年的论文平均被引频次。相对于 JIF 的两年时间窗,五年影响因子能更好地评估那些被引用周期相对较长的期刊的影响力。

2）立即指数,或称即时指数（"Immediacy Index"）:期刊在某一年发表的论文在当年所获得的被引频次除以同年发表的论文总数。立即指数反映期刊快速获得引文能力的高低。

3. 检索结果筛选与导出　JCR 检索系统提供了 12 个过滤选项（"Filter"）,帮助用户进一步筛选符合需要的检索结果。12 个过滤选项是:刊名（"Journals"）、"ISSN/eISSN"、学科类别（"Categories"）、出版社（"Publishers"）、国家/地区（"Country / region"）、引文版本（"Citation Indexes"）、JCR 年（"JCR Year"）、开放获取状态（"Open Access"）、JIF 分区（"JIF Quartile"）、JIF 值（"JIF Range"）、JCI 值（"JCI Range"）、JIF 百分比（"JIF Percentile"）。

检索案例:检索"心脏与心血管系统"研究领域、影响因子大于 5 的 SCIE 期刊。

首先,在 JCR 主页点击"Journal",进入期刊浏览页面后,点开页面左侧的"Filter",然后依次选择"Categories"为"Cardiac & Cardiovascular Systems","Citation Indexes"为 SCIE,"JIF Range"为"5.00-510.00"。

检索结果如图 5-10 所示,左侧的"Filter"显示的数字 3 代表有 3 个过滤条件,点开"Filter"可以查看或重新设定过滤条件。在期刊显示页面也显示了过滤条件,点击过滤条件旁边的"×"可以清除过滤条件。点击页面右上方的"Export",可以将本次检索结果导出为 Excel 等格式的文件。页面右侧的"Customize",可以定制显示或导出数据的选项。

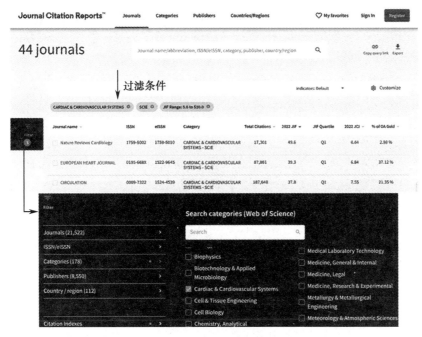

图 5-10　JCR 检索结果筛选

二、基本科学指标

基本科学指标(Essential Science Indicators,ESI)数据库于 2001 年推出,是用于衡量科学研究绩效、跟踪科学发展趋势的基本分析评价工具。ESI 数据来自 Web of Science 核心合集中 SCIE 和 SSCI 收录的一万两千余种期刊的论文,文献类型为"Article"和"Review",其收录的论文依据所发表的期刊划分为 22 个学科领域。每一种期刊只被划分为一个 ESI 学科,只有被划分为多学科的期刊,如 *Science*、*Nature* 等期刊,其发表的每篇论文会被单独分类,分类的依据是该篇论文的参考文献所归属的主要学科。ESI 提供近十年的滚动数据,每两个月更新一次数据和排名。

ESI 提供客观的学科科研绩效基准值和 ESI 排名的阈值,从论文数量、被引频次、篇均被引频次等角度,提供作者、机构、期刊、国家/地区的科研绩效分析和科研实力排名。以机构排名为例,按照被引频次排名进入世界前 1% 的机构被称为 ESI 高被引机构,这也是当今世界范围内用于评价科研机构学科发展水平和影响力的重要指标之一。ESI 科研排名也存在一定的局限性。例如,在 ESI 的数据统计中,不区分论文作者排名与贡献,按照相同权重对待每个作者,会造成科研绩效排名与实际情况存在一定的误差。

ESI 的访问方式是进入 Web of Science 检索页面后,点击右侧的"产品",在下拉列表中点选"Essential Science Indicators",或者通过其官网直接访问。ESI 从数据指标、学科基准值和 ESI 阈值三个方面为用户提供信息(图 5-11)。

1. **数据指标**("Indicators")　数据指标提供了 ESI 的最重要的科研绩效数据。在数据指标中,有三个数据筛选条件,分别是结果列表("Results List")、条件过滤("Filter Results By")、高水平论文类型("Include Results For")。结果列表用于指定右侧结果检索区的显示项目。条件过滤可以通过学科、作者、机构等条件的设定过滤检索结果。高水平论文类型可以指定检索结果中包含的高被引论文、热点论文或者二者的集合。通过三项数据的自由组合,可以实现以下功能:查找某一机构已经进入全球前 1% 的 ESI 学科与排名;查找某一机构 ESI 学科的高水平论文、高被引论文和热点论文;查找某一学科的研究前沿等。

在数据指标中,涉及以下重要概念:

(1)高被引论文("Highly Cited Papers"):在 ESI 近十年的数据中,同一年代、同一 ESI 学科的论文按照被引频次降序排名,排名前 1% 的论文被称为高被引论文。在 Web of Science 中,高被引论文有一个图标标识(奖杯)🏆。

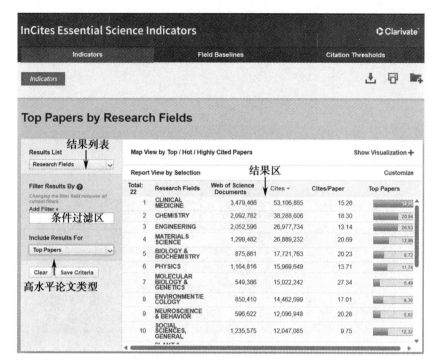

图 5-11　ESI 首页

（2）热点论文（"Hot Papers"）：在 ESI 近两年发表的论文中，在最近两个月内被引频次排在相应学科领域世界前 0.1% 以内的论文被称为热点论文。在 Web of Science 中，热点论文有一个图标标识（火炬）。

（3）高水平论文（"Top Papers"）：高被引论文与热点论文的总和被称为高水平论文。需要指出的是，随着 ESI 每两个月的数据更新，高被引论文和热点论文也同步更新。

（4）研究前沿（"Research Fronts"）：是一组高被引论文，通过测度高被引论文之间的共被引关系而形成高被引论文的聚类，再通过对聚类中论文题目的主要关键词进行分析，提取一组关键词，并以这组关键词为该研究前沿命名。不同于 ESI 期刊学科分类的方法，研究前沿提供了一个独特的视角去发现科学研究的发展趋势。

检索案例 1：查找南京医科大学（Nanjing Medical University）进入全球前 1% 的 ESI 学科有哪些？这些学科发表了哪些高被引论文？

在 "Results List" 中选择 "Research Fields"，在 "Filter Results By" 中点选 "Institute"，然后输入 "NANJING MEDICAL UNIVERSITY"，最后在 "Include Results For" 中点选 "Highly Cited Papers"。检索结果见图 5-12。该校在 2023 年共有 13 个学科进入 ESI 全球前 1%。在检索结果页，可以查看南京医科大学进入 ESI 全球前 1% 的每个学科的论文数、总被引频次、篇均被引频次、高被引论文数。点击每个学科右侧的 "Highly Cited Papers"，可以查看该学科的高被引论文。

检索案例 2：查找 ESI "临床医学" 学科有多少组研究前沿？如何查看这些研究前沿？

在 "Results List" 中选择 "Research Fronts"，在 "Filter Results By" 中点选 "Research Fields"，然后输入 "Clinical Medicine"。检索结果见图 5-13，可以看到 "Clinical Medicine" 有 2 607 个研究前沿，点击每一组研究前沿的 "Top Papers"，可以查看这组研究前沿所包含的高水平论文。

2. 学科基准值（"Field Baselines"）　学科基准值是指某一 ESI 学科论文的分年度期望被引频次，是评价的基准线，也是衡量研究绩效的基准。点击进入学科基准值选项，可以分别从篇均被引频次（"Citation Rates"）、被引百分位（"Percentiles"）、学科排名（"Field rankings"）三个方面查看基准值。

（1）篇均被引频次：对近十年间各年的被引频次进行统计，列出各学科领域各年以及近十年发表论文的篇均被引频次。

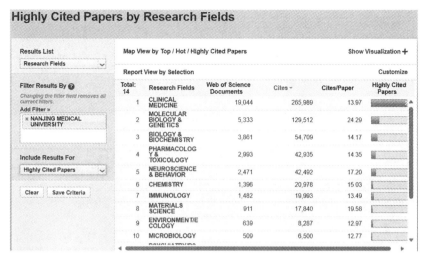

图 5-12 检索案例 1 结果页

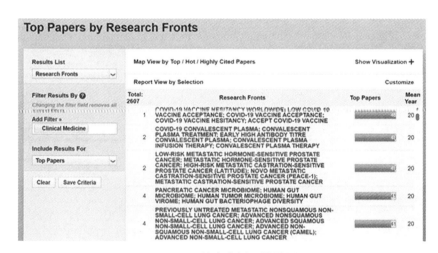

图 5-13 检索案例 2 结果页

（2）被引百分位：指每年发表的论文达到某个百分点基准应该至少被引用的次数。如"临床医学"学科的论文 2020 年达到前 10% 的被引频次为 22，表示该学科领域 2020 年发表的论文，被引频次至少达到 22，才能进入前 10% 的排名。

（3）学科排名：显示 ESI 各学科领域近十年的论文总数、被引频次、篇均被引频次和高被引论文数。

图 5-14 显示了各学科在不同年份的篇均被引频次基线值，如"临床医学"论文在 2019 年的篇均

Indicators		Field Baselines			Citation Thresholds			

Field Baselines
Baselines are annualized expected citation rates for papers in a research field.

Citation Rates are yearly averages of citations per paper.

	RESEARCH FIELDS ⌃	2013	2014	2015	2016	2017	2018	2019	2020
Citation Rates	ALL FIELDS	27.86	26.46	24.83	22.56	20.93	18.61	15.21	11.98
	AGRICULTURAL SCIENCES	23.37	22.69	21.74	20.12	18.26	17.17	14.77	11.24
Percentiles	BIOLOGY & BIOCHEMISTRY	36.65	34.21	30.74	27.61	25.27	22.67	19.12	14.24
	CHEMISTRY	30.12	29.48	28.19	25.39	23.91	21.46	18.10	13.89
Field Rankings	CLINICAL MEDICINE	27.36	25.86	24.40	22.05	20.33	17.65	14.11	11.38
	COMPUTER SCIENCE	17.81	18.32	18.14	16.68	17.07	15.52	13.75	11.54

图 5-14 各学科在不同年份的篇均被引频次基线值

被引频次基线值为 14.11,表明 2019 年发表的"临床医学"论文的被引频次只有达到 14.11,才不低于该学科、该年度论文的全球平均水平。

3. ESI 阈值("Citation Thresholds") 是指在某一 ESI 学科中,将论文按照被引频次降序排列,确定其排名或百分比位于前列的最低被引频次。ESI 阈值包括高被引作者、机构、期刊、国家以及论文。不同指标的引用阈值不同,表 5-1 列出了不同指标的引用阈值与统计年限。以学术机构排名为例,根据近 10 年的统计数据,被引频次进入全球前 1% 的机构被称为 ESI 高被引机构。

表 5-1　ESI 各统计指标引用阈值及统计年限

指标	引用阈值	统计年限/年
科研人员	1%	10
学术机构	1%	10
国家/地区	50%	10
期刊	50%	10
高被引论文	1%	10
热点论文	0.1%	2

图 5-15 列出了进入 ESI 排名的各学科的不同指标的阈值。以"临床医学"为例,进入 ESI "临床医学"排名的作者、机构、期刊、国家的被引频次阈值分别是 3 128 次、4 174 次、4 432 次和 35 262 次。

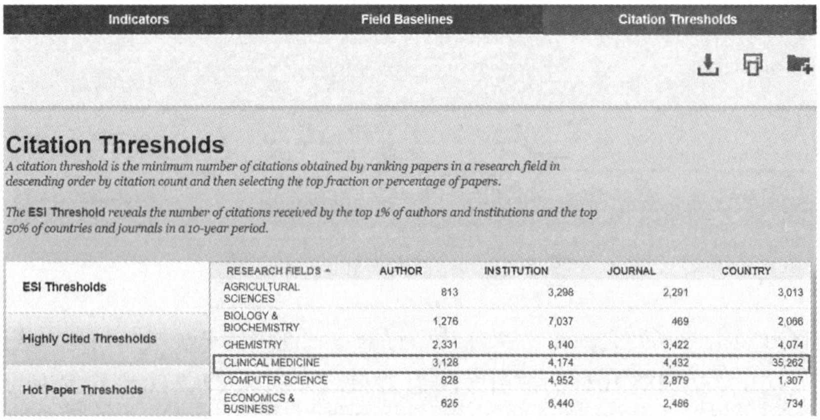

图 5-15　不同指标在各学科的引用阈值

三、InCites

InCites 是基于 Web of Science 核心合集的八大引文数据库的综合性科研绩效评价工具,**数据覆盖 1980 年至今**,文献类型涉及期刊论文、会议论文、图书等,更新周期为一个月。InCites 提供可定制化的引文数据和计量指标,实现对机构、学者、研究方向、区域、出版物、基金资助机构的多维度分析,并可以与全球同行进行对比分析。与 ESI 相比,InCites 具有覆盖时间跨度大、数据来源广、文献类型全、分析维度多的特点。

在使用 InCites 数据库之前,首先需要登录个人账号,账号与 Web of Science 账号通用。InCites 的访问方式是进入 Web of Science 检索页面后,点击右侧的"产品",在下拉列表中点选 "InCites Benchmarking & Analytics",或者通过其官网直接访问。

进入 InCites 主页后,可以看到四大功能模块,分别为分析、报告、组织和我的机构(图 5-16)。

1. 分析("Analyze") InCites 的分析模块功能页面,主要由以下几个重要部分组成,见图 5-17。

(1)选择分析主体:可以选择研究人员、机构、研究方向等六个分析主体。

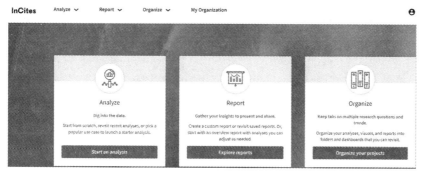

图 5-16　InCites 主页

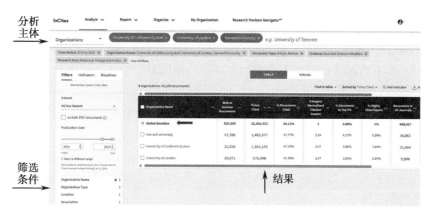

图 5-17　InCites 的分析模块

（2）筛选条件区：筛选条件是分析的维度，通过条件筛选，获得自己需要的分析结果。这些筛选的条件涵盖了 InCites 多维度分析指标，具体包括论文数、被引频次、文献类型、研究方向、期刊影响因子分区、JCI 分区、作者位置、基金资助机构等。

（3）结果显示区：结果显示区显示了根据选定的分析主体和筛选条件所获得的分析结果。在结果显示区上方，通过"添加指标"选择卡，可以定制需要显示的分析指标，还可以通过"下载为 CSV"，将分析结果保存为 CSV 格式的文件。

该模块可以选择以下六个分析主体进行分析。

（1）研究人员：分析机构或学科领域内，具有影响力和发展潜力的研究人员。

（2）机构：分析机构的研究产出和影响力，与其他机构进行对标分析。

（3）区域：从国家和地区的角度分析科研产出与影响力。

（4）研究方向：分析不同学科分类体系中学科的科研产出与影响力。InCites 包含十余种学科分类体系，包括 ESI 的 22 个学科分类、Web of Science 的 254 个学科分类、根据引文对每篇论文进行的分类，以及中国、澳大利亚、英国等不同国家的分类体系等。

（5）出版物：分析 InCites 收录的期刊、会议录、图书的科研产出与影响力。

（6）基金资助机构：分析获得基金资助的科研成果的影响力。

2. 报告（"Report"）　该模块创建自定义的报告或者查看已经保存的报告。

3. 组织（"Organize"）　该模块将分析结果组织到个人文件夹中。

4. 我的机构（"My Organization"）　分析用户所在机构的科研绩效。

检索案例：利用 InCites，对比分析三所大学在 ESI 学科"分子生物与遗传学"（Molecular Biology & Genetics）中科研绩效情况，并与全球基准值对比。

在本检索案例中，首先选择机构作为分析主体，分别输入三所学校名称。在筛选条件中设定年代为"2014-2023"年，研究方向选择 ESI 分类中的"Molecular Biology & Genetics"。分析指标选择 Web of

Science 论文数、被引频次、学科规范化的引文影响力、高被引论文百分比、Q1 期刊中论文的百分比等。上述条件设定好后,点开"基准值"选项卡,添加全球基准值,用于对比分析。

在检索结果页面(图 5-17),可以查看三所院校在"Molecular Biology & Genetics"学科的各项科研绩效指标,并且可以与全球基值对比。以学科规范化的引文影响力为例,三所院校均高于全球基准值 1。在结果页面,列出了已选的筛选条件,方便用户查看,也可以根据需要删除相应的筛选条件。

第四节 ｜ 其他引文检索系统

目前很多文献数据库都提供引文检索功能,中国知网、维普期刊资源整合服务平台、万方数据知识服务平台等全文数据库都在其检索平台中提供了引文检索。专业的引文数据库,如南京大学开发的中文社会科学引文索引(CSSCI),是检索中文社会科学领域论文收录与引用的情况的专业数据库,中国生物医学文献服务系统的引文检索是生物医学的专业引文数据库。由于引文数据库的检索原理与方法比较相似,本节选择其中有代表性的数据库——中国科学引文数据库与中国知网的中国引文数据库做简要介绍。

一、中国科学引文数据库

1. **概况**　中国科学引文数据库(Chinese Science Citation Database,CSCD)是我国第一个引文数据库,1989 年由中国科学院文献情报中心创建。2007 年,CSCD 开始与美国 Thomson Reuters Scientific 公司合作,将其搭载在 Web of Science 平台上,实现与 Web of Science 数据库的整合检索。CSCD 是用于追踪中国研究的发展趋势、高被引作者、高被引机构、高被引期刊等的有效工具。

中国科学引文数据库来源期刊每两年遴选一次,遴选对象为我国出版的中、英文学术性期刊,每次遴选均采用定量与定性相结合的方法。定量数据来自中国科学引文数据库,包括影响因子、热点指数、特征因子、优秀指数、标准化论文利用指数等 9 个指标。通过聘请国内专家定性评估,对期刊进行评审。中国科学引文数据库覆盖数学、物理学、化学、地球科学、生物科学、农业科学、医学、工程技术、环境科学以及社会科学与自然科学交叉的学科领域。

以 2023—2024 年 CSCD 为例,其收录来源期刊 1 340 种,其中中国出版的英文期刊 317 种,中文期刊 1 023 种。中国科学引文数据库来源期刊分为核心库和扩展库两部分,其中核心库 996 种,扩展库 344 种。1989 年至今 CSCD 已累计收集论文记录超过 600 万条。CSCD 收录的期刊主要为中文期刊,因而可以采用中文检索。但中文期刊包含有英文标题、摘要等,而且部分期刊为英文出版,因此也可以采用英文检索。

2. **检索途径与方法**　在 Web of Science 检索页面,点击"选择数据库",在下拉列表中选择中国科学引文数据库,即可进入数据库检索页面。CSCD 与 Web of Science 的检索方法基本相似,包括基本检索、被引参考文献检索、高级检索三种检索途径。Web of Science 的检索规则在 CSCD 中同样适用。检索结果的显示与分析功能与 Web of Science 相同,本节不再赘述。

(1)基本检索:用于检索某主题相关的文献,某作者、某机构或某期刊所发表的文献等信息。基本检索的默认检索字段为主题,主题字段包括标题、摘要和索引。也可以点击检索入口(字段)下拉列表,根据需要选择其他检索字段,如标题、作者等。检索式输入框支持逻辑运算符连接的检索表达式。点击页面上的"添加行",可以添加多个检索式输入框,方便构建复杂检索表达式。

检索案例 1:检索有关中国儿童与青少年肥胖(超重)方面的文献。

在主题字段分别输入"肥胖 OR 超重""儿童 OR 青少年",两个检索表达式用逻辑运算符 AND 连接。构造好检索表达式后,点击检索按钮,即可完成检索(图 5-18)。

CSCD 具有广泛的引文链接,可以方便地查看论文在 Web of Science 平台其他数据库的引文情况。以本例中的一篇检索结果为例,在 CSCD 检索结果的详细信息显示页面(图 5-19),引文数据中分别显

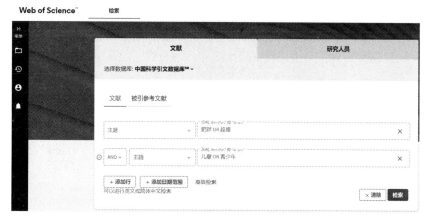

图 5-18　CSCD 检索页面

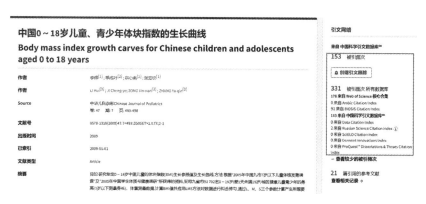

图 5-19　CSCD 的引文网络

示了这篇论文被 Web of Science、CSCD 的引用情况,并可以链接至引用的详细信息页面。

（2）被引参考文献检索:被引参考文献检索的方法与 Web of Science 系统该功能的检索方法相同,可以从被引作者、被引著作、被引标题、被引 DOI、被引年份、被引卷、被引期以及被引页 8 个检索项进行检索。

检索案例 2:检索中国工程院院士沈洪兵 2011 年发表于《中华内分泌代谢杂志》的论文的引用情况。

在"被引作者"中输入沈洪兵,"被引著作"中输入《中华内分泌代谢杂志》,"被引年份"中输入 2011,点击"检索"。点击结果页面(图 5-20)的"施引文献",可以查看详细的引用信息。

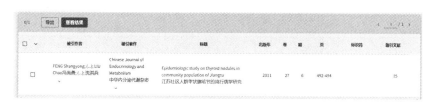

图 5-20　CSCD 被引参考文献检索

（3）高级检索:与 Web of Science 高级检索类似,可以利用高级检索式生成器,构建复杂的检索表达式。实现的方法是,在"检索式预览"中分步骤选择检索入口,输入检索词后形成检索表达式,实现检索目标。例如,检索有关儿童与青少年肥胖(超重)方面的文献,首先选择主题字段,输入儿童 OR 青少年,选择 AND 逻辑运算符,将其添加到检索式,然后再选择主题字段,输入肥胖 OR 超重。系统根据用户输入的内容构建的检索表达式为(TS=(儿童 OR 青少年))AND TS=(肥胖 OR 超重),点击检索按钮即可完成(图 5-21)。

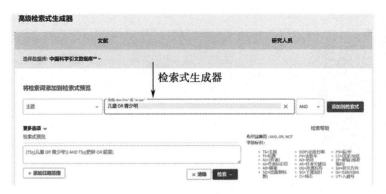

图 5-21　CSCD 高级检索

二、中国引文数据库

1. **概况**　中国引文数据库是中国知网（CNKI）开发的子数据库之一,其数据来源于 CNKI 收录数据库,包括期刊库、学位论文库和会议论文库文后的参考文献。中国引文数据库通过揭示各种类型文献之间的相互引证关系,不仅提供文献检索,也是一种有效的科研管理及统计分析工具。中国引文数据库的访问方式有两种,一是点击 CNKI 检索主页导航的"引文检索",二是通过中国引文数据库的官网地址。

2. **主要功能**　中国引文数据库的主要功能是引文检索、数据分析。

（1）引文检索:提供基本检索、高级检索、专业检索三种检索方式。基本检索通过被引文献题目、作者等途径检索。专业检索采用专业检索语法表达式进行检索。本节以高级检索为例介绍其引文检索功能。

检索案例:检索南京医科大学王学浩教授的论文被引用情况。

在高级检索页面,"被引作者"输入作者姓名,"被引单位"输入南京医科大学,点击"检索"。在检索结果页面（图 5-22）,可以查看作者的文献总数、总被引频次、篇均被引频次。点击每篇论文的

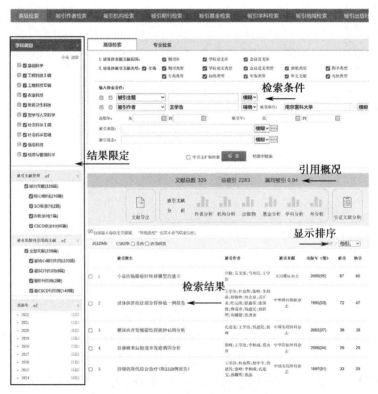

图 5-22　中国引文数据库的高级检索

标题,可以链接至中国知网的论文详细显示页面,如果有权限,可以阅读全文。页面左侧的"学科类别"用于限定所属学科,系统默认选择全部学科。"被引文献类型"可以限定被引文献是否为核心期刊、SCI 收录期刊等。"被重要期刊引用的文献"可以查看被核心期刊引用、被 SCI 期刊等引用的情况。在检索结果页面,还可以通过相关度、被引频次等选项改变显示结果的排序。

(2)数据分析:通过"数据分析器",用户可以从作者、机构、期刊、基金、学科、地域、出版社 7 个角度开展研究绩效分析。以机构分析器为例,可以对某个机构,或某个机构与其他机构的对比,分析机构的发文量、被引用情况、基金资助发文与被引情况、学科发文与被引用情况等(图 5-23)。

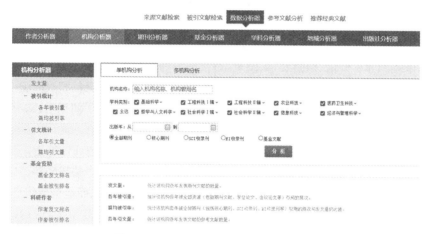

图 5-23 中国引文数据库的数据分析器

（张 晗 刘炬贞）

思考题

1. 利用 Web of Science 核心合集检索 Puhl HL 发表在期刊 *Journal of Molecular Biology* 上的文献被谁引用。

2. 利用 Web of Science 核心合集检索 Smith J 于 2003 年发表在 *American Heart Journal* 上的文献,该文献被引多少次? 该文献引用了何人的文献?

3. 利用 JCR 检索 2023 年肿瘤学学科(oncology)SCIE 收录的期刊有多少种? 其中 Q1 区的期刊有多少种? 影响因子最高的期刊是什么?

4. 利用中国知网的中国引文数据库检索杜江波 2021 年发表在《中华流行病学杂志》的题目为《中国国家出生队列孤独症谱系障碍亚队列建设概况》的论文的被引用多少次?

思考题解题思路

本章目标测试

本章思维导图

第六章 | 图书馆信息资源与医疗信息系统

第一节 | 馆藏资源的获取

图书馆是一个综合性的信息中心,专注于收集、整理和保存各种文献资料,并向读者提供多维度的服务。这些服务涵盖了外借、馆际互借、阅览、参考咨询和文献检索等多个方面。为了支持这些服务,图书馆拥有丰富的馆藏资源,包括实体书籍、期刊、电子文献、多媒体资料和网络虚拟资源。

馆藏资源的获取和管理是一个持续、多渠道的过程。除了传统的购买和捐赠,图书馆还通过馆际合作、网络采集和用户需求驱动等方式来不断丰富其资源库。这些资源在入库后,会经过一系列精细的分类、编目和标引工作,以便读者能更高效地进行检索和利用。为了方便读者进一步探索,接下来的内容将分别介绍馆藏目录查询、资源发现系统和图书馆数字资源这三个关键环节。

在当前的数字化和网络化环境下,图书馆已经不再是一个信息孤岛,而是全球信息网络中的一个重要节点。因此,除了管理实体资源,图书馆工作人员还需要对虚拟网络资源进行有效的整合和管理。这样,无论是通过实体书架还是电子目录,读者都能方便快捷地获取所需的信息和知识。

一、馆藏目录查询

(一) 图书分类

文献资料的分类就是根据每种文献的内容,按学科的分类体系,分门别类地组织起来,使同一学科门类的文献在目录中、在书架上都集中在一起。文献资料的分类依据就是分类法。我国创立了很多种分类法,常用的分类法有《中国图书馆分类法》(简称《中图法》)、《中国人民大学图书馆图书分类法》(简称《人大法》)、《中国科学院图书馆图书分类法》(简称《科图法》)等。其中《中图法》具有比较突出的优点,已为大多数图书馆所选用。

(二) 图书馆目录

图书馆目录是一种综合性的文献管理工具,旨在系统性地揭示和报告图书馆内的藏书和其他资源。这不仅是一种信息传播机制,用于辅导和推动读者阅读,而且是一种精确的检索系统。目录通常涵盖了各种著录事项,从基础的题名和责任者信息到更复杂的版本说明、出版单位、载体形态、丛编(丛书特征)、附注(补充说明)、标准编码(如 ISBN)以及由图书馆工作人员附加的主题词和分类号等。

进入数字化和网络化的时代,图书馆目录已经逐渐从传统的印刷型转向联机公共检索目录(Online Public Access Catalogue,OPAC)。这使得读者可以通过网络接口对本图书馆以及其他联合图书馆的资源进行全面、深入的检索。更为先进的系统甚至可以提供跨数据库、跨平台的联合检索,以及多媒体、电子资源的直接访问。

目录的形态主要有两种:一种是单一图书馆的馆藏目录,它详尽地反映了该图书馆的文献收藏状况,如中国国家图书馆目录。另一种是联合目录,这种目录整合了一个地区、一个系统,甚至全国或全球范围内的图书馆和信息服务机构的文献资源,例如 CALIS 联合目录公共检索系统。

在实际检索过程中,现代图书馆目录系统提供了多种查询方法和检索字段,包括但不限于书名、作者、ISBN、出版年份、出版社和分类法等。这些字段可以通过逻辑关系进行组合,以便进行更精细化的检索。用户还可以设置诸如文献类型、语言、出版时间等限制条件,并根据需求定制检索结果的排序方式。

目录系统通常还提供多种附加功能,包括二次检索、导出引用、生成书单等,以满足不同层次和领域读者的多样化需求。此外,查询结果会显示文献的全方位信息,从基本的著录信息到馆藏地点、电子版本的可用性和借阅状态等,为读者提供一站式的信息服务。

(三)图书、期刊排架及查找方法

图书馆的书籍和期刊排架方法和查找方法是精心设计的,旨在最大限度地方便读者检索和获取信息资源。

排架方法:图书馆内的文献资源不仅多样而且庞大,因此必须按照某种有逻辑的、一致的方式进行排列。尽管排列方法因图书馆而异,但一些主流的排架策略包括分类排架法、刊名排架法、固定位置排架法和代号排架法。例如,在分类排架法中,书籍根据其学科或主题进行分类,通常是依据《中国图书馆分类法》或其他国际标准来完成的。期刊也可能按照类别或刊名进行排列。通常,单一书架上的排列顺序是从上到下、从左到右。

查找方法:当查找特定图书或期刊时,通常有两种主要方法。一种是直接进入开放式书库或阅览室,并根据预先了解的分类或刊名进行搜索。这通常要求读者具有一定的熟悉度,例如知道书籍可能属于《中国图书馆分类法》中的哪一个基本类别。另一种更精确的方法是利用图书馆的馆藏目录,通过索书号进行查找。索书号是一个由图书馆赋予的唯一标识符,具有标准化的结构和特定意义,是图书馆管理系统中不可或缺的一个元素。

索书号不仅帮助图书馆工作人员管理馆藏,还为读者提供了一个准确、快速的检索途径。通过简单地输入索书号,读者可以快速地找到书架上特定图书的位置,从而节省了大量的时间和精力。

这两种查找方法可根据个人偏好和具体需求相互结合使用,以实现最高效的检索结果。不论是哪种查找方法,现代图书馆通常都提供数字化服务,如电子地图和自助查找终端,以进一步增强用户体验和检索效率。

二、资源发现系统

随着数字化和信息化程度的加深,图书馆不再仅仅是纸质书籍和期刊的收藏机构。现代图书馆涵盖了从本地书目系统到特定数字馆藏(如学位论文、古籍等)以及大量在线数据库和电子期刊等多种形式的信息资源。由于各类资源往往是分布式和异构的,单一系统往往难以覆盖图书馆所有信息资源,造成资源利用效率不高。

为解决这一问题,图书馆资源发现系统(library discovery system)应运而生。这是一种信息检索和资源管理的综合平台,主要通过元数据集中索引技术,对图书馆内外的各种异构和分布式的信息资源进行统一的收集、管理和索引。通过单一的界面和强大的搜索算法,发现系统为用户提供一站式的检索服务。

具体来说,发现系统的工作原理通常如下:系统供应商与出版社、数据库提供商等第三方内容供应商进行合作,获得大量分散在不同系统中的元数据和部分对象数据。这些数据经过分析、映射和标准化处理后,被纳入一个预构建的、高度优化的元数据索引库中。该索引库可能部署在本地服务器或者云端数据中心,以提供快速、准确的检索服务。

发现系统通常具备以下特点。

1. **内容聚合** 整合各类纸质和电子资源,包括图书、期刊、数据库、开放获取资源等。
2. **一体化检索** 支持全文检索、元数据检索和跨数据库检索。
3. **高度可定制** 支持多种检索算法和排序规则,提供丰富的搜索选项和过滤器。
4. **结果集中展示** 将检索结果按照一定规则进行整合和分类,提供更为直观的检索体验。
5. **实时信息** 能够提供实时的馆藏状态、全文链接、引用信息等。

在国内,目前比较常见的图书馆资源发现系统有 Primo、Summon、EDS 和超星发现系统等。这些系统都具有强大的数据整合能力和灵活的检索接口,可以广泛应用于学术研究、课程设计、专题研究等多种场合。

总体而言,图书馆资源发现系统是当代图书馆信息服务和资源管理不可或缺的一部分,它不仅提高了信息资源的利用效率,也极大地丰富了用户的检索体验和学术研究手段。

三、图书馆数字资源

图书馆数字资源是近年来图书馆信息服务领域内快速发展的领域,不仅改变了图书馆的服务模式,还对学术研究、科研活动和教育培训带来了显著影响。这一转型涉及多个方面,包括信息获取的途径、信息资源的整合与发现、用户行为和需求以及数据分析和学术影响评估。

(一) 数字资源的构成与复杂性

图书馆数字资源不仅包括电子书和电子期刊,还涵盖了一系列复杂的数据类型。例如,开放访问资源、学术数据集、视频讲座以及各种专有和订阅型数据库。这些资源可能存储在本地服务器上或通过云服务进行分布式存储和访问。

在医学领域,这种复杂性尤为明显。除了传统的文献资源,还有大量的医学影像数据、临床路径和治疗方案、药物互动数据库等。

(二) 元数据与数据整合

图书馆数字资源的管理依赖于高质量的元数据。这包括用于检索的各种标识符,如 DOI、ISBN、ISSN 等,以及描述信息内容和结构的元数据。有效的元数据不仅有助于内部管理,还能促进与其他系统的互操作性。

在医学图书馆中,整合电子健康记录(EHR)数据、医学研究数据和文献资源尤为重要。这样可以实现一站式检索,极大地提高医疗决策和研究效率。

(三) 用户接口与体验设计

随着用户需求的多样化,提供直观、易用的检索和访问接口成为一个挑战。这要求图书馆与计算机科学、人机交互和数据可视化等多个领域进行跨学科合作。

在医学领域,因为用户通常需要快速获得精确信息,所以检索系统需要提供更高级的过滤和排序功能,比如基于证据级别或研究类型进行筛选。

(四) 数据分析与学术影响评估

数字资源的使用数据是图书馆服务质量和资源配置决策的重要依据。通过对这些数据进行分析,图书馆可以更准确地了解用户需求,优化资源配置,甚至可以预测未来的需求趋势。

在医学研究中,数字资源的使用数据还可以用于评估研究影响和学术产出,这对于学者和研究机构具有重要意义。

综上所述,图书馆数字资源是一个多维度、多层次的系统工程,它涉及信息科学、计算机科学、管理科学等多个学科。随着数字化和信息技术的不断发展,图书馆数字资源将继续演变,成为未来图书馆服务和学术研究的关键基础设施。

第二节 ｜ 图书馆信息服务

一、参考咨询

参考咨询服务是图书馆对外提供的核心功能之一,具备扩展性和多样性。它为读者在信息检索、学术研究和其他学术或个人需求中遇到的问题提供专业解答。除了传统的现场、电话和邮件咨询,现代图书馆还在其网站上集成了实时在线咨询、用户留言板和 FAQ(常见问题解答)等多种形式,确保能在多个接触点满足用户需求。

近年来,互联网技术的普及使得虚拟参考咨询成为越来越普遍的服务方式。这种模式通过网络平台,基于图书馆的现有馆藏和多样的数字资源,提供无时无地的咨询服务。这样的服务不仅方便了远程或时间受限的用户,还可以运用先进的数据分析工具来提供更精确和个性化的服务。

不仅国内图书馆,国际上也有一些引人注目的虚拟参考咨询平台,如美国国会图书馆的 CDRS (Collaborative Digital Reference Service),澳大利亚国家图书馆的 Ask A Librarian,以及由联机计算机图书馆中心(OCLC)与美国国会图书馆共同开发的 QuestionPoint。这些系统采用了先进的技术,如自然语言处理、机器学习和语义搜索等,以提供更高质量的服务。

国内也有不少值得一提的系统,例如 CALIS 分布式联合虚拟参考咨询系统、国家科学数字图书馆数字参考咨询系统(CSDL)以及北京高校网络图书馆虚拟参考咨询系统。这些系统不仅吸收了国外成功经验,而且还加入了符合本土文化和教育需求的特色功能,如多语言支持和学科专业分类。

此外,新兴的人工智能和大数据技术也正在被纳入参考咨询服务中,例如通过聊天机器人进行初步的问题筛选和导引,或通过数据分析来预测高峰咨询时段和热门主题,以优化人力资源配置。这些创新不仅提升了参考咨询服务的质量,也为图书馆提供了更多与读者互动和了解用户需求的机会。

二、馆际互借与文献传递

馆际互借(interlibrary loan,ILL)与文献传递(document delivery service,DDS)是图书馆资源共享领域中两个互补且关键的服务模式。它们共同的目标是最大化地满足读者的信息需求,尤其是当本图书馆的馆藏不能满足特定需求时。

目前国内主要从事馆际互借与文献传递的机构包括国家图书馆、国家科技图书文献中心(National Science and Technology Library,NSTL)、高等教育文献保障系统(China Academic Library & Information System,CALIS)、中国高校人文社会科学文献中心(China Academic Social Sciences and Humanities Library,CASHL)以及北京地区高校图书馆文献资源保障体系(Beijing Academic Library & Information System,BALIS)等。

(一)馆际互借

馆际互借主要侧重于可返还的物质载体,例如图书、光盘和微缩胶片等。当本图书馆没有收藏某一特定资源时,可以通过与其他图书馆的合作,将该资源借入以供本馆读者使用。这种服务方式有助于图书馆扩充其实际可供读者利用的资源范围。

在操作流程上,馆际互借有两种主要方式:"馆对馆"和"馆对读者"。前者更常见,通常由读者向本地图书馆提交借阅请求,图书馆工作人员在确认无法在本馆找到该资源后,会通过专业的资源定位系统,找到拥有此资源的图书馆,并进行借入操作。后者则更直接,允许用户直接从拥有资源的图书馆进行借入。

(二)文献传递

与馆际互借不同,文献传递更多地涉及不可返还的文献或电子资源,例如期刊文章、会议论文等。文献传递服务主要有两大应用场景:一是当本馆没有某篇文献时,代表读者向其他图书馆或信息机构申请,将文献的全文或部分传送给读者;二是当其他图书馆或信息机构需要本馆的文献时,本馆提供该文献的传送服务。

文献传递服务通常采用电子邮件、FTP 上传、在线平台等多种方式传输文献,比较灵活且快速。需要注意的是,文献传递通常需要用户提供详细的题录信息,包括文献标题、作者、出版年份、卷号、期号和页码等。

(三)馆际互借与文献传递的关系和区别

1. **对象不同**　馆际互借多用于可返还的物质载体,文献传递则更多涉及不可返还的文献。

2. **流程不同**　馆际互借通常需要较长的借入、借出和返还流程,而文献传递通常更快速,可以通过电子方式迅速完成。

3. **法律责任**　由于文献传递涉及电子复制,因此需要严格遵守知识产权法规。

4. 应用场景　馆际互借通常用于图书馆间的长期或大规模合作,文献传递则更多用于应急或短期的信息需求。

综合以上内容,馆际互借与文献传递各有其特点和优势,但都是为了实现图书馆资源的最大化利用和更好地满足用户需求。随着数字技术和网络应用的快速发展,这两种服务模式也越来越融合,形成了一种更为灵活和高效的资源共享机制。

三、科技查新

(一)科技查新概念

科技查新(technological novelty search),简称查新,是一项通过全面系统的文献检索,以验证特定课题、研究内容或科研成果的新颖性,并提供相关证明文献资料的文献调研工作。查新不仅是文献检索和情报调研的综合,而且是以文献为基础,以文献检索和情报调研为手段,根据检出结果并与课题查新点进行对比,从而对其新颖性作出结论并出具查新报告的专项情报研究活动。查新能为科研立项,科技成果的鉴定、评估、验收、奖励,以及专利申请等提供客观依据,同时为科技人员的研究开发提供快捷、可靠和丰富的信息支持。

在国内,一些大学图书馆已获得相关机构的认证,成为具备查新资质的机构,为读者提供科技查新检索服务。例如,科技部《科技查新规范》明确指出,科技查新是查新机构根据查新委托人提供的需要查证其新颖性的科学技术内容,按照本规范操作,并作出结论。它要求科技查新机构将检索到的相关文献与查新项目的技术方案、技术类型、技术特征等科学技术要点进行比较,确定查新项目的新颖性,完成查新报告。

科技查新在科研项目新颖性鉴证方面发挥着至关重要的作用。

立项阶段:科技查新能帮助科研人员掌握其研究领域的国内外动态,明确立项依据,保障申报项目的科学性和可行性。

成果申报和鉴定阶段:通过查新,科技管理部门可以了解申报课题在国内外是否存在相同或类似的研究,从而更为准确地评估项目的创新性和价值。

此外,随着信息技术的快速发展,数字化和网络化的资源获取方式不断丰富,查新的手段和方法也在不断演变,例如利用大数据、人工智能等现代技术,能更为精准和高效地完成查新任务,提升查新的质量和效率。同时,查新服务也逐渐拓展至线上平台,为更广泛的用户提供便捷的查新服务。

(二)科技查新委托

在申请科技查新前,查新委托人应根据科研主管部门的要求判断是否须进行查新,并选择相应资质的查新机构。也可以在网络上查找和下载科技查新合同样本,仔细阅读《科技查新规范》的相关内容,做好查新前的准备工作。通常,查新需要 10~15 个工作日完成,所以委托人要做好委托时间的安排。

1. 查新委托人应当据实、完整、准确地向查新机构提供如下查新所必需的资料。

(1)查新项目的科学技术资料及其技术性能指标数据(附有关部门出具的相应的检测报告),其中科研立项查新须提交立项申请书、立项研究报告、项目申报表、可行性研究报告等;成果鉴定查新须提交项目研制报告、技术报告、总结报告、实验报告、测试报告、产品样本、用户报告等;申报奖励查新须提交奖项申报书及有关报奖材料等。

(2)课题组成员发表的论文或/和申请的专利。

(3)参考检索词,包括中英文对照的查新关键词(含规范词、同义词、缩写词、相关词)、分类号、分子式、化学物质登记号。

(4)与查新项目密切相关的国内外参考文献(应当尽可能写明文献的著者、题目、刊名、年、卷、期、页),这些文献仅供查新机构在处理查新事务时参考。

2. 填写查新合同时,查新委托人应该特别注意以下三点。

（1）查新目的：通常分为立项查新、成果查新等。立项查新包括申报各级、各类科技计划，科研课题开始前的资料收集等；成果查新包括为开展成果鉴定、申报奖励等进行的查新。

（2）查新点与查新要求：查新点是指需要查证的内容要点，即查新委托人自我判断的新颖点。查新要求是指查新委托人对查新提出的具体愿望。一般分为四种情况，一是希望查新机构通过查新，证明在所查范围内有无相同或类似研究；二是希望查新机构对查新项目分别或综合进行对比分析，明确指出项目的创新之处；三是希望查新机构对查新项目的新颖性作出判断；四是查新委托人提出的其他愿望（其他查新要求）。

（3）查新项目的科学技术要点：着重说明查新项目的主要科学技术特征、技术参数或指标、应用范围等。

（三）科技查新流程

科技查新工作的基本流程包括以下几个主要步骤。

1. **查新受理**　查新机构在接收到查新委托后，应根据查新委托的内容确定是否接受查新委托。一旦决定接受查新委托，查新机构与查新委托人将签订科技查新合同，完成查新受理的步骤。

2. **分配查新员**　根据查新课题的专业特点，查新机构会安排相应的查新员负责该项查新任务。

3. **查新员文献检索**　查新员在进行文献检索之前，需认真阅读和理解查新合同中的查新点和查新项目的科学技术要点。如有疑问，应及时与委托人沟通。在明确课题查新点后，确定检索词、检索年限、检索方法和检索途径，再开始实际的文献检索操作。

4. **文献对比分析**　查新员需要对检索到的相关文献进行浏览和对比分析，初步确定密切相关的文献。进一步查阅这些文献的全文，最终确定密切相关的文献，然后将这些文献与查新要点进行对比分析。

5. **撰写科技查新报告**　查新员在全面掌握第一手资料和文献资料的基础上，对检索出的文献进行分析对比，得出查新结论。查新结论应详细、具体、实事求是，不能含有任何个人观点和意见。每个观点都需要有相关文献为依据。查新报告应如实反映检索结果，以文献为依据，做到客观、公正、全面。

6. **查新审核**　查新审核是保证查新质量的重要环节。完成查新工作后，应将全部资料交给具有高级技术职称的审核员进行最终审核。审核的重点是查新结论的准确性和合理性。

7. **提交查新报告**　查新报告完成后，应按照查新合同规定的时间、方式和份数，向查新委托人提交查新报告及其附件。

8. **文件归档与数据库登录**　查新员应按照档案管理部门的要求，及时将查新项目的资料、查新合同、查新报告及其附件、查新咨询专家的意见、查新员和审核员的工作记录等存档。同时，应将查新报告登录到相应的查新管理数据库中。

通过上述流程的逐步执行，确保了科技查新工作的质量和效率，为查新委托人提供了准确、全面和及时的查新服务。同时，这个流程也为查新机构的内部管理和质量控制提供了明确的操作指南。

四、学科服务

学科服务（subject service）起源于20世纪中期的美国，当时主要为了更好地支持大学研究活动。至今，这一服务已经逐渐成为图书馆服务体系的重要组成部分，在全球范围内获得了广泛应用。它是为特定学科或研究领域提供的一系列专门服务，是图书馆信息服务体系的一个重要组成部分，旨在支持教学、学术研究和个人学习。从文献提供到多层次、多维度的服务模式，内容涵盖文献检索、学科指导、研究咨询等多个方面，学科服务正逐渐展现出其复杂性和多样性。

学科服务主要包括学科导航、学科咨询、学科讲座与培训、资源推荐等内容。

学科导航是由图书馆员或信息专家编制的在线或纸质指南，这些指南通常会包括核心数据库、期刊、书籍，以及各种类型的学术资源，如会议论文、研究报告、政府文档等。制作这类导航时，通常会使用内容管理系统进行编排和更新。这不仅要求图书馆员熟悉各种信息资源,还须具备一定的信息技术能力。

学科咨询主要针对复杂的研究问题,图书馆员提供一对一咨询服务。这通常涉及对研究设计、文献检索策略、数据分析等方面的专业建议。例如,一个社会学研究者可能需要在大量的调查数据中找到有价值的信息,图书馆员会就数据检索、管理和分析提供专业建议。除了面对面的咨询,图书馆也提供在线咨询服务,通过即时聊天、邮件或视频会议等方式,实现远程学科咨询。为了保证咨询服务的质量,图书馆通常会通过用户满意度调查和数据分析来进行评估。这些数据不仅用于服务质量的内部评估,还可以用作外部审计和持续改进的依据。

学科讲座与培训主要包括文献检索、学术写作、数据分析等方面的内容。以文献检索为例,一个典型的培训课程可能会从基础的关键词选择讲起,然后深入到高级检索技巧,如布尔运算、通配符使用等。这些通常以讲座、工作坊或在线课程的形式进行。为了增加互动性和实用性,讲座和培训通常会配备实践环节和案例分析。评估培训效果是这一服务不可或缺的一环。图书馆通常通过前后测试、问卷调查和参与者反馈进行评估,以便了解培训内容和形式是否符合用户需求,并据此进行相应的调整。

图书馆通常设置在线推荐表单,以便教师和学生能够推荐所需的学术资源。一旦收到推荐,图书馆会通过与供应商的合作,实现快速、高效的资源采购。这一流程的关键是高度重视用户的需求和反馈,以求精准采购。

学科服务在高等教育和学术研究中发挥着越来越重要的作用,它不仅是图书馆服务体系的一个重要组成部分,更是高校图书馆适应学科发展、满足用户需求的有效方式。通过提供多元化和个性化的服务,学科服务不仅能更好地满足用户的信息需求,还能更好地支持学术研究和教学活动。

第三节 ｜ 医疗信息系统

一、医院信息系统概述

医院信息系统也称医院信息管理系统,是指通过应用信息技术实现医院信息的收集、组织、处理、存储和应用,促进办公自动化和服务数字化,并提供一定的辅助决策支持能力的人机交互系统,是随数字技术发展而产生的用于实现医院信息数字化管理的信息系统。根据其应用场景和应用目的可以分为区域医院信息系统、医院信息系统、公共医院信息系统、卫生电子政务信息系统等。从最初的人工手动记录,到电子记录的局部应用,再到如今信息系统应用的全面铺开,需要认识到的是,信息组织方式的演进、技术的更迭以及数字化、自动化的管理需求,是医院信息管理形式变化的重要推动力,也是掌握医院信息系统相关内容所必须了解的基本知识。

(一) 医院信息分析

医院信息分析(hospital information analysis)是信息分析的一个应用方向,是在现代信息和数据库技术不断发展的条件下,将医院信息与信息分析理论和技术融为一体,对涉及卫生领域的信息活动进行合理分析,从而有效地满足医院信息管理需求的过程。作为信息分析领域的一个特殊分支,医院信息分析既关系到国家的经济建设,又具有很强的社会性,通过信息分析所作的决策可以直接应用于国家卫生事业发展的各个层面。因此它在具有信息分析的特点的基础上,也具有其自身的特征。一般地,信息分析具有如下特性:针对性与灵活性、系统性与综合性、智能性与创造性、预测性与近似性、科学性与特殊性、循环性与连续性。除了具有以上信息分析的特点,医院信息分析还具有如下特征:

1. 应用性　根据医院信息分析所得结果作出的决策,可能对社会及个人都产生影响,如传染病、流行病、多发病、公共卫生、食品药品安全等信息的采集、分析、监控和发布都会涉及千家万户,对提高卫生和医疗工作的水平具有指导意义。

2. 私密性　根据医院信息分析进行决策会涉及个人、家庭、民族、地方甚至国家相关部门的其他信息与决策。对公民个人的诊疗等相关信息的分析还会牵扯到个人的隐私，在进行疫情控制、流行病学调查、司法鉴定、解决医疗纠纷等方面也需要对相关的医院信息进行分析来佐证。可见，医院信息分析结果和决策在一定程度上具有秘密性。

在我国，医院信息分析的作用表现为以下几个方面：第一，医院信息分析可用于政策制定和政府决策；第二，医药卫生企业可根据对市场和产品发展趋势进行信息分析的结果，进行正确的发展决策；第三，完备的信息可以让世界更好地了解我国国情，增加投资者的信心；第四，准确的信息可以直接服务于公众，提高公众预防疾病和维护健康的意识。

（二）医院信息管理

医院信息管理既是信息管理的一个分支，又是卫生事业管理的一个重要组成部分。如果按照信息管理的含义理解，医院信息管理的概念也可区分为狭义和广义两种。狭义的医院信息管理是指为卫生行业搜集、整理、存储并提供信息服务的工作。广义的医院信息管理是对指涉及卫生行业领域的信息活动和各种要素（包括信息、人、技术和设备等）进行合理的组织与控制，以实现信息及有关资源的合理配置，从而有效地满足卫生事业需求的过程。

（三）互联网医院

互联网医院是以实体医院为依托，集合问诊、处方、支付与配药于一体的一站式互联网医疗中心。互联网医院依托线下实体医疗机构建设，开展在线咨询、在线复诊等服务，对内连接医院、医生和患者，对外打通医院间医疗资源和患者数据，实现传统医疗与互联网医疗的有机结合，升级面向患者的各类服务，延伸医院服务空间和半径，提升医院的服务效率，改善患者就医体验。互联网医院，代表了医疗行业新的发展方向，有利于解决我国医疗资源不平衡和人们日益增加的健康医疗需求之间的矛盾。互联网诊疗系统主要功能如下所示。

（1）在线咨询：患者足不出户就可以获得专科医生的权威解答。患者提交个人的病情描述、既往史、疾病史信息，支持检验/检查报告图片上传，让医生提前了解咨询内容。患者与医生一对一在线交流，咨询过程支持语音、图片、文字，医生在线解答患者问题并提供专业的健康指导建议。

（2）在线复诊：有过就诊记录的患者，可以选择在线复诊，提交个人的病情描述、既往史、疾病史信息，支持检验/检查报告图片上传。通过音频、视频、图文方式与医生交流，医生为患者开具检验、检查、药品，患者在线缴费，轻松完成复诊和购药环节，改善患者"因药就医"的问题，提升诊后医疗服务水平。

（3）当日/预约挂号：为实现无接触挂号，减少患者与医护人员接触。门诊实行线上当日/预约挂号，患者可通过多种途径预约挂号。在线支付挂号费用并接收挂号成功通知，超时未支付，系统可自动取消预约。就诊前一天向患者推送就诊提醒信息，若患者预约后未能来就诊，可提前一天线上退号。

（4）处方流转：医生开具的电子处方发送至第三方流转平台，由流转平台完成药品的订单管理、库存管理、目录维护等；患者在线完成流转处方的费用支付；第三方处方流转平台完成药品的物流配送，患者可在线查看物流配送信息。

（5）医保特慢病续方：针对已确诊的常见病及特慢病患者，可通过互联网医院，开展线上常见病、特慢病复诊。患者与医生进行线上问诊，医生掌握患者病历资料后，可为患者提供医嘱及电子处方，指导患者用药。若患者病情发生变化，则需要医生引导患者线下就医。医保特慢病续方极大方便了特慢病患者，避免了到医院只是为了"开药"的情况，并且支持药品邮寄到家。

（6）"互联网+"居家护理："互联网+"居家护理包括护理咨询、专科护理、康复护理、老年护理、母婴护理、护理评估、服务签约、服务评价、护理订单管理、护理健康宣教等服务。"互联网+"居家护理服务为患者提供线上线下的护理服务，护理服务过程全程记录，护理人员实时定位，护理人员遇到危急情况可以一键报警，护理服务后患者可以对护理服务进行评价。利用专业护士的碎片化时间，为患者提供全方位、个性化、多样化的贴心护理服务,将护理服务从医院延续到家中,而且服务全过程可追溯。"互联网+"居家护理有效提高了医院人力资源利用效率;推动了医院护理服务资源共享和延伸;提高了区域内护理服务能力;扩大了护理服务受众群体;满足了需要护理服务人群的需求。

（7）远程诊疗业务:远程诊疗包括双向转诊、远程会诊、远程查房、远程教育等。远程诊疗平台的双向转诊提供基层医院上转重症患者到核心医院治疗,同时核心医院的轻症、康复类患者也可通过远程诊疗平台下转至基层医院。患者诊疗数据院间互通,可直接调阅查看。远程会诊功能提供基层医生和上级医院医生之间的在线会诊,医生与远程专家之间无须面对面,使用电脑或者手机访问互联网医院,通过图文、视频等方式进行在线会诊。医生和专家可根据患者以往的历史诊疗记录和授权的线下电子病历,给出会诊结论。

互联网诊疗系统的不断发展,多途径改善了医疗服务,包括医保脱卡支付、智能导诊、智能预问诊、蓝牙导航、二维码看诊、线上缴费、线上报告查询、电子发票、线上病历复印等功能,为患者在办理保险报销、商保理赔、异地就诊索取病案资料、排队打印病历等事务中提供了方便。

（四）医院数据管理规范

1. 临床数据中心　临床数据中心（clinical data repository,CDR）是电子病历文档及其他临床业务系统数据的存储中心,它将患者在医疗机构内发生的包含门诊、住院等所有临床活动中产生的数据保存在一个物理或虚拟的存储内,是一个面向主题的、集成的、可变的、包括明细数据在内的数据集合。临床数据中心支持医院临床、科研和管理工作需要,满足医院对于即时性的、操作性的、集成的临床数据需求,方便研究人员、管理人员、医务人员等不同业务角色快速访问患者信息。CDR 将原有系统的数据进行分析和梳理,以规范化方式进行物理汇聚和整合,建立以患者为中心的数据集成模式,实现临床业务数据的集中管理。CDR 建设的关键,一是要参考借鉴 HL7 RIM/HL7、SNOMED、LOINC、CDA 与 openEHR 等国际先进标准,遵循行业标准,建立 CDR 的数据模型,包括采用 HL7 V3 基于信息本体的建模方法,以及采用 openEHR 的分层建模方法;二是要建立主数据管理,以主数据为主线串联不同应用系统的业务数据,实现不同系统数据的共享共用,其中患者主索引建设是主数据管理重点,也是 CDR 建设的重中之重;三是要建立 CDR 的数据资源目录及元数据管理体系,实现对 CDR 资源的高效、快捷访问。在临床数据中心基础之上,可以构建临床专病数据库。数据仓库技术将临床数据抽取到临时中间层后进行清洗、转换、集成,最后加载到临床专病数据库中,并根据业务需求对结构化数据进行规范化、标准化和有效性校验,同时对大量非结构化文本数据,如既往史、现病史、入院记录、手术记录、出院小结、心电图报告、病理报告、放射报告等,进行自然语言处理（natural language processing,NLP）,实现临床概念的归一化和后结构化,汇聚形成具有价值的临床专病数据库,供后续辅助决策、智能评估、质控统计及科研使用。

2. 运营数据中心　运营数据中心（operation data repository,ODR）按照数据中心一体化建设、知识化管理、自助式管理、自运维管理建设原则,以医院诊疗服务为主线,设计并建设满足医院精细化管理、绩效评估和管理决策需求的运营数据资源库模型,收集医院管理、医疗服务、医院运营所产生的各类结构化数据,将原来分布在人事系统、财务系统、采购供应系统、资产管理系统等的数据重新组织整合,并围绕管理活动所关注的门诊人次、次均费用、在院人数、平均住院日等指标,形成运营数据仓库及数据立方体。通过搭建统一平台,汇集人、财、物的过程管理和信息流,全方面考察医院运营质量,全面分析业务数据,包括门诊和住院的实时运行数据、工作量数据、收入情况、用药情况、物资和药品库存周转情况、手术情况、供应商情况、预算情况等,有助于管理者掌握医院真实运营情况,及时进行有针对性的决策和管控。同时,向上支撑医院精细化运营管理,监控医院经营和运作情况,满足医院管理决策者的决策分析的需求。运营数据中心应参照《医院智慧管理分级评估标准体系（试行）》《医院财务制度》等政策和制度,建立运营数据中心的行业规范。基于运营数据中心数据存储标准集,结合医院信息化及数据特点,提供定制化存储标准制订,建立规范化、标准化运营数据中心。医院管理中,运营管理和业务管理同等重要,是医疗行业面临的重大议题。医院经济运行活动及资源管控日趋复杂,需要通过 ODR 实现全部资源分配过程动态匹配,让医院运营管理更便捷、更精益。

3. **临床科研数据中心**　临床科研数据中心(research data repository,RDR)面向临床研究与决策支持,收集科研病例数据以及患者随访数据,并在此基础上建立面向不同专病的专病库(disease data repository,DDR)与课题库(subject data repository,SDR),支持不同的临床科研项目。临床科研数据中心以数据仓库形式进行建设,基于电子病历共享文档数据标准以及基于语义的病历分词技术,实现预定主题的临床数据分析、病历的结构化检索以及病历的全文检索功能,让研究人员能安全、快速搜索历年积累的临床数据;同时建立专病库,为医院各临床科室科研统计分析项目提供基础支撑。基于临床数据交换标准协会(CDISC)标准,通过严格控制数据库的域、变量的相关约束,建立专病库。各个专病均具有特异性,专病数据标准集不包含的专病数据,需要从专病特异集、电子病历报告表单(electronic case report form,eCRF)及第三方数据源等获得。其中,专病特异集指基于该病种特征,通过使用公式或换算等方式进行变量的衍生,从而自动生成科研需要的数据;eCRF 是对专病非常重要,但不能从业务系统采集而做的补充表单;第三方数据源包括基因库、随访数据库、样本库等。数据中心中符合标准的患者数据自动入库,通过数据挖掘技术实现科研变量数据自动生成并填充入专库。庞大而全量的变量字段集能够满足各类科研需求,同时,灵活的数据挖掘功能可帮助医生快速提取所需数据。RDR 的建立可参考采用数据科学与信息学手册指南(OHDSI)的通用数据模型(common data model,CDM)。在临床研究中,观察性临床研究是任何随机临床测试的先导,前者发现问题、提出假设、积累证据,后者用严格的实验设计验证假设,其过程包括刻画临床特征、基于人群的估计和预测、设计应用符合研究的患者条件、进行观察性研究、指导随机对照试验(randomized controlled trial,RCT)、设计和制订目标、展示药物在临床的使用及其安全性等。

4. **影像数据中心**　医学影像在临床上的应用非常广泛,为疾病诊断提供科学、直观的依据,对最终准确诊断病情起到不可替代的作用,目前广泛应用于临床诊疗。由于影像科室业务独立,通常按照科室业务发展需求,逐步建立各自相关的影像信息系统,造成资源存储分散、共享复杂等问题,在一定程度上影响医疗领域的发展。影像数据中心(image data repository,IDR)的建设思想是以"患者为中心",关注所有患者的历次各类影像检查资料(图像及报告),这些影像检查资料(图像及报告)在影像数据中心集中规整,统一保存、归档及调阅。影像检查资料的采集主要分为 DICOM 格式的影像资料采集和文本格式的检查报告采集,两者分别保存于影像数据中心的文件存储中,其中检查报告可进一步结构化解析,存储于影像数据中心的数据库中。基于影像检查资料(图像及报告)的统一存储,影像数据中心向医务人员、患者等用户集中展现所有影像资料和检查报告,并通过与医院信息管理系统(HIS)、电子病历系统(EMR)和 CDR 集成,为医务人员诊疗提供服务,医务人员在这些系统中通过患者索引直接浏览、应用当前患者的影像检查资料(图像及报告)。

5. **医院数据管理规范关键技术**

(1)服务总线技术:服务总线是一种消息和服务集成的中间件平台,是实现系统间集成和互联互通的重要技术,可以解决多应用系统互联互通的复杂问题,降低系统集成和维护成本,保证多个应用系统的服务接入、协议转换,并提供可靠的消息传输、数据格式转换、基于内容路由等功能。医院服务总线包括集成平台、引擎监控与异常处理等模块。集成平台实现消息转换与数据传输,基于内容的智能路由,提供基于事件驱动机制的系统集成,完成各业务系统之间的解耦连接;通过消息队列实现信息传输,具备异步性和消息存储的特点,可对数据进行持久化以规避数据丢失风险,消息队列通过缓冲层帮助任务写入队列快速处理,而不受队列读取时预备处理约束,有助于控制和优化数据流速度,并提供冗余机制,保证数据按照特定顺序被处理;提供系统集成的综合管理功能,用以维护管理接入集成平台的各业务系统。监控平台与异常处理实时刷新各个业务消息的流动状态,更新监控结果,实现消息交互量、术语变更量、实时交互量、服务交互量、错误消息量、服务消费分析、系统接收消息量、队列消息堆积量等统计分析功能,对集成运行过程中出现的问题进行全面分析,并设计多层次、多角度、多路径的异常处理机制,保证整个集成方案的可靠性和稳定性。

（2）数据采集汇聚技术：数据采集汇聚技术包括将数据从来源端经过抽取、清洗、转换、装载（extract，transform，load，ETL）至目的端中涉及的技术。主要通过 ETL 工具完成，也可以利用编写程序或数据库语句等方式完成。数据抽取有多种方法，包括由数据源主动提交、从数据源采集获取、向数据源订阅获取、数据库直接导入、通过 ETL 工具抽取、拷贝等。ETL 数据抽取是指从数据源中提取数据的过程。实际应用中，数据源常采用关系型数据库。数据抽取方式主要包括全量抽取及增量抽取。全量抽取是指将数据源中全部数据从数据库中抽取，并转换成 ETL 工具可以识别的格式；增量抽取是指仅抽取上次抽取之后新增或修改的数据。在医院数据清洗中，增量抽取应用广泛。在增量抽取中，应能准确、有效地捕获属于增量的数据而不对业务系统造成太大影响。

数据清洗是指对数据进行重新审查和校验的过程，用于删除重复信息、纠正错误数据，并确保数据一致性。数据清洗是数据预处理的第一步，也是保证后续结果正确性的重要环节，包括检查数据的一致性、重复性，处理无效值、错误值和缺失值等。主要采用人工判断、逻辑检查、统计分析、机器学习、自然语言处理等手段。数据转换是指将数据依据目标数据库的格式进行转化。ETL 工具提供字段映射、数据过滤、数据清洗、数据替换、数据计算、数据验证、数据加解密、数据合并、数据拆分等功能。一些 ETL 工具还提供脚本支持，可通过编程的方式定制数据的转换和装载。数据装载是指将经转换和加工后的数据装载到目的库中。方法取决于所执行操作的类型以及数据量。当目的库是关系数据库时，一般有两种装载方式：直接 SQL 语句进行 insert、update、delete 操作；采用批量装载方法，如 bcp、bulk、关系数据库特有的批量装载工具或 API 等。

（3）数据湖技术：数据湖是以原始格式存储数据的大型数据仓库，它可对其存储的数据进行存取、处理、分析及传输。数据湖以自然格式存储数据，即按照原始格式存储数据，而无须事先对数据进行结构化处理。因此，数据湖可以处理任意类型的数据，包括结构化数据（关系数据库数据）、半结构化数据（CSV、XML、JSON 等）、非结构化数据（电子邮件、文档、PDF 文件）和二进制数据（图像、音频、视频），是一个容纳所有形式数据的集中式数据存储。数据湖的主要目的是对存储库或系统中的所有数据进行统一存储，将原始数据转换为可用于机器学习、可视化分析等的目标数据。针对不同的数据源、不同的数据格式、不同的数据逻辑关系，通过 Hadoop 等平台，实现实时数据库、关系数据库、NoSQL 数据存储、HDFS 文件存储等多种存储与访问机制，为数据的高效存储和有效管理提供了保障。

医院的数据湖数据不仅源自传统的 HIS、实验室信息系统（LIS）、图像传输与存储信息系统（PACS）等临床数据，同时也汇聚了医疗协作、外部数据、医院管理、患者交互等多源、异构、多模态的原始数据。针对不同应用目的，数据湖可对同一份原始数据提供不同的数据副本以满足特定内部模型格式的需要，如文本格式的电子病历以及关系数据库存储的临床诊疗记录或标准化的电子病历共享文档。

二、门诊、住院信息系统

医院信息系统综合运用信息技术、计算机网络平台、数字化医疗设备和应用软件，系统、及时、准确、便捷地对医疗服务和管理信息进行收集、整理、统计、分析和反馈，对医院各项业务进行数字化运作和智能化管理，并实现与医院外部信息交互和共享。医院信息系统总体架构如图 6-1 所示。

（一）门诊信息系统

门诊是患者就诊的第一站，同时也是衡量医疗服务质量的窗口，门诊就诊流程是否规范合理在医疗质量评价中起着重要的作用。门诊信息系统主要由挂号、缴费、便捷患者服务、病历、医嘱业务构成。

1. 门诊挂号　挂号是患者在看诊前的重要环节。门诊挂号应以患者为中心，不断探索"互联网+医疗"服务的"芯"模式，通过"让患者少跑腿，让信息多跑路"的便民惠民新举措，着力提升患者就医感受。

（1）身份识别：患者在医院就诊有统一的 ID 号，即患者主索引（enterprise master patient index，

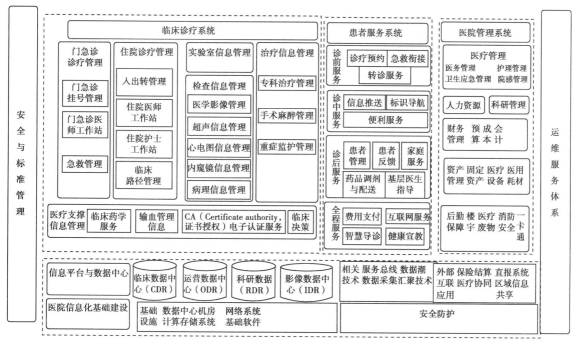

图 6-1　医院信息系统总体架构

EMPI），是患者在医院信息系统中的唯一标识。EMPI 通过设立的标识策略将不同的患者标识进行关联，一般以患者姓名、身份证号、医保卡号、家庭地址、电话号码等信息进行策略匹配，实现同一患者多业务 ID 的关联，即一个患者在医院有唯一标识。

（2）挂号途径：随着互联网技术的发展，患者可挂号的途径日趋增多。通过网络挂号平台，患者可以提前预约医生，既方便又省时，免去了排队的烦恼。电话预约挂号的开通，保障了老年患者能时就医。

（3）统一号源池：患者通过各渠道挂的号，均汇集到统一的号源池，从中提取号源，保证每个挂号渠道看到的号源都是一样的，一个号点被某个渠道占用后，其他渠道将看不到这个号点。

（4）精准预约：精准预约，即患者在预约挂号时，精确到具体的时间点，有效解决了挂号时间长、候诊时间长、取药时间长等就医问题，让患者就诊更加便利，就医体验更加高效、舒适。

（5）实名认证：患者在医院就诊除使用身份证，还可使用就诊卡，因此患者在线上建立档案时，校验机制必不可少。虽然校验机制可以减少一部分患者乱输入基本信息的现象，但是仍无法保证实名，对此，除了接入公安系统，医院有必要研究相关的实名认证机制。例如，可以让患者通过扫描身份证后自动填写，避免手动输入的情况，系统识别获取姓名、身份证号后将信息转入医院系统内建立档案，提高了读取患者信息的准确性和真实性；对于没有身份证的患者，可以让监护人填写患者信息后上传监护人的信息。

（6）虚拟就诊卡：患者通过网络平台挂号成功后，可生成二维码形式的虚拟就诊卡，作为患者唯一身份标识，其功能与实体卡相同，通过读取二维码，即可完成窗口挂号、缴费、化验、检查、取药等，可用于患者整个看诊过程。

（7）线上医保：线上医保可实现医保预约、缴费、查看检查报告等功能，并能实时扣费，有效节省患者排队挂号、缴费时间。

（8）黑名单：将重复手机号和姓名等挂号的患者纳入黑名单，限制其挂号，维持诊疗秩序，实现挂号监管常态化，维护患者就诊权益。

2. 便捷患者服务

（1）智能导诊：智能导诊可根据患者提供的症状及部位给出分诊建议，还包含智能问病、智能问药、医务咨询等服务,可用于线上挂号、互联网医院、区域平台等场景中,解决了由于患者医药专业知识缺乏和院内咨询不便导致的医患资源错配,同时满足智慧医院服务评级的诉求。

(2)智能预问诊:智能预问诊可以让患者在看诊前自主填写就诊相关信息,为医生提供初步病史信息,医生问诊时只需针对性补充问询即可,节省了就诊时医患的宝贵时间。

(3)信息通知:患者缴费后,通过医院信息平台,多途径为患者推送检验/检查位置、取药位置等,为患者下一步就诊流程作出必要的提醒。

(4)蓝牙导航:为方便患者快速找到目标科室位置,医院开通导航系统,蓝牙导航功能须开启手机蓝牙,进入程序后实现定位,输入目的科室名称后,系统会自动规划就诊科室的路线图,减少了患者线路问询和绕路的情况。

(5)预约轮椅/床:对于行动不便的患者,可通过线上方式预约租用轮椅和床,减轻陪同家属的压力。

(6)满意度调查:根据患者就诊活动,动态推送满意度调查内容,患者可对就诊科室医护人员进行评价。医院根据患者的满意度调查结果,进一步提高就医环境和医疗质量。

(7)健康宣教:患者在就诊完成后,医院健康宣教能够对患者的治疗、康复起到指导作用,提高患者依从性,也是构建和谐医患关系、提升患者满意度的重要手段。

3. 门诊缴费　一直以来,结算环节在门诊患者就诊过程中占用时间较多。为了改善患者就医体验,持续完善便民惠民措施,有效推动"互联网+医疗健康"服务的创新发展,医院应推出多元缴费渠道,让患者少跑腿、少排队,就医更便捷。患者就诊流程图示例如图6-2所示。

既往,门诊患者缴费结算必须前往窗口、自助机才能完成医保结算,而通过诊间结算服务,将医保结算窗口延伸至医生诊室,让患者能够"边诊疗、边结算"。诊疗结束后,医生只需在电脑上简单操作,即可帮助患者快速完成医保报销费用和自费费用的结算。

此外,对于医保患者,为了最大限度方便门诊患者就诊结算,通过"互联网+"技术,结合医保电子凭证服务,实现出示医保电子凭证二维码即可完成诊间结算的便捷支付。患者无须携带实体医保卡,凭借手机即可完成医保结算。

门诊诊间结算,不仅为患者免去窗口排队缴费的环节,还节省患者院内就诊中的等候时间,优化门诊就诊流程,使医生与患者之间的沟通更加顺畅融洽。

4. 门诊病历　适当收集和使用有关个体患者或人群的电子健康信息是现代医疗保健的基石,其中电子病历(electronic medical record,EMR)是主要载体。根据国际标准化组织的定义,电子病历是指以数字形式存储和交换的患者数据的存储库,可供多个授权用户访问。它是一个不断发展的概念,包含回顾性、同步性和前瞻性信息,其主要目的是支持持续、高效和优质的综合医疗保健。

随着电子病历的快速发展,一些亟待解决的问题引起广泛关注。许多医生和办公室医务人员拒绝摆脱传统的纸质记录。如何确定电子病历系统不断进步和发展的趋势已成为人们热议的问题。近年来,电子病历系统和电子病历安全系统快速发展,电子病历的可靠性得到了极大的提升。同时,电子签名系统的完善保证了电子病历内容的保密性、完整性和真实性。

5. 门诊医嘱　医嘱是指医生根据病情和治疗的需要对患者检验、检查、药品、耗材、护理等方面下达的一系列医学指令,其单次剂量、总量、频次、用法由医生制订。同时,医生可将相关的医嘱组套使用。

(二)住院信息系统

1. 住院医生工作站　住院医生工作站是协助住院医生完成住院治疗工作的信息系统,主要提供医嘱管理、手术申请管理、用血申请管理、查询统计等功能。住院医生工作站通过医嘱管理功能,提供住院医生开具医嘱的多种方法;通过手术申请管理功能实现手术风险评估、手术申请、手术审批等工作的科学化管理,提升工作效率,降低手术风险;通过用血申请管理功能实现用血申请、用血审核、用血审批的系统化管理,使多部门间的管理流程电子化、系统化、智能化;通过查询统计功能可以查询患者基本信息、检验检查结果等。住院医生工作站是医院信息化管理的重要组成部分,提高了住院医生的工作效率。

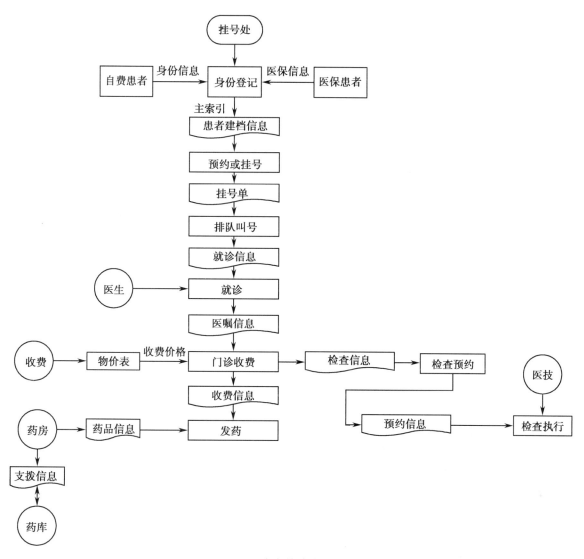

图 6-2　患者就诊流程图示例

2. 医嘱管理

（1）医嘱录入：提供录入、修改、删除及停止长期医嘱或临时医嘱等功能。医嘱开具界面需要易学易懂、方便且灵活快捷，使医生能在很短时间内完成长期医嘱和临时医嘱的开具。避免医生书写大量、烦琐的医疗单据。在录入医嘱时，通过批量医嘱的调用，医生能在很短时间内方便、快捷地录完医嘱，减少了医生的工作量。及时将医嘱中各项诊疗检查申请传送给有关医疗诊断辅助科室并可自动生成检验单据，同时具有医嘱组套录入模板，可快速生成医嘱。

（2）医嘱查询：针对当前患者，系统可通过浏览医嘱，查询医嘱信息，当天已执行、未执行以及停止的医嘱用不同的颜色区分。

（3）用药审查：具有药品配伍禁忌检验、检查功能，且可按药品的类别分别进行，例如按西药、中药的分类进行。药品开具严格按照抗菌药物分级管理办法对开药医生的权限进行判断。明确抗菌药物分级管理目录和医生抗菌药物处方权限，并定期进行调整。针对特殊级抗菌药物、全院特殊使用级抗菌药物，开具此类药品前要按照规定规范抗菌药物使用流程。可准确、迅速地接收各医疗诊断辅助科室和医学影像处理文档传递系统的各项检查结果，即检验结果、护理记录、手术记录、医学影像数据及诊断等。

3. 手术申请管理

（1）手术风险评估：医生为患者申请手术前需要对患者进行手术风险评估，具体包括术前风险评估、深静脉血栓评估等。

（2）手术申请：医生为患者制订手术术式和手术时间。系统对术者进行手术对应等级判断，不允许越级申请。

（3）手术审批：科室主任对本科室申请的手术进行审核，给予审批。高危风险手术需由医务部再次进行手术审批确认，对有问题的申请予以驳回。

4. 用血申请管理 首先，确定申请权限，主治及以上职称医师可申请。其次，确定审批权限，由上级医生审批，即主任及以上职称医师方可审批。上级审批后，输血科才能收到用血申请；输血科根据用血审批，调取用血申请单，确认用血申请及交叉配血流程。

5. 查询统计 系统可获取及查询患者基本信息（如姓名、性别、年龄、住院病历号、床号等）、诊疗相关信息、费用信息、合理用药信息等，且提供统计分析功能。

6. 住院护理管理 住院护理管理分为护士工作站和移动护理工作站两部分。利用计算机软硬件技术、网络通信技术，帮助护士对患者信息进行采集、管理，为患者提供全方位护理服务。护理管理系统可协助护士完成日常护理工作、核对并处理长期和临时医嘱、管理医嘱执行情况、完成护理电子病历（体温单、护理记录、护理相关内容的书写，告知书的签署，护士交班本的自动生成及病区床位管理等）。

（1）护士工作站

1）病房管理：完成病区患者的接诊、转科、出院登记相关工作，提供病区床位使用情况一览表。

2）医嘱管理：自动接收医生工作站下达的医嘱，医嘱可以自动或手工执行，审核后生成医嘱本并打印执行单据，同时可对执行单进行相关费用处理；与配液中心结合，可以实现输液单的查询、打印、核对等功能；支持液体的集中配制和发送。

3）处方摆药：利用图形拖动或其他简便操作即可处理医嘱，支持单处方领药和护理站汇总领药。

4）批量计费：支持单个或批量的医嘱计费。

5）信息查询：包括一日费用清单、费用和押金查询、住院历史查询。快速获取患者既往就诊记录、既往史、用药记录、检查/检验报告、当前病情发展情况等。

（2）移动护理工作站：随着移动技术的快速发展，护理工作进入了移动工作时代。基于移动技术的护理管理消除了护患"最后一米"的距离。个人数码助理（personal digital assistant，PDA）的应用实现了患者身份自动化核对，包括患者基本信息、费用信息、检验结果、医保类型和护理级别的查询，最大限度地保证了患者身份识别的准确性。而药品和输血的自动化核对，手术过程严格核查，保证了用药、用血安全。医嘱执行、输液巡回电子化，自动生成体温单和护理记录单则减少了护理文书的书写时间，促使护士回归到患者身旁，真正做到了"以患者为中心"。

通过移动护理工作站，可在床旁采集护理数据，并录入电子病历等系统；通过 HIS 级中央监护系统，在床旁监护仪上实现"移动查房"，将监护仪上的实时生理参数采集至电子病历等系统，使患者获得高质量、高效率的床旁探视及护理。此外，通过移动护理工作站，可随时查询患者基本信息、医嘱信息、报告信息、生命体征信息、手术安排信息、会诊信息，及时执行医嘱。移动护理的应用使电子病历移动化，优化了工作流程，提升了工作效率。

移动护理工作站主要实现以下功能。

1）患者身份自动化核对：床位信息展示界面扫描腕带准确识别患者身份。

2）护士接诊：扫描患者腕带二维码，为患者分配床位及医生后，自动完成接诊工作，患者信息进入 EMR 患者列表中。

3）医嘱执行：护士在给患者发放口服药、治疗、检查、检验、护理时，在 PDA 上勾选相应的项目进行执行操作，PDA 会记录执行人及执行时间等。

4）输液巡回：记录护士在患者输液过程中的巡回记录，包括输液情况、滴速记录等信息。

5）手术交接：记录患者离开病房及返回病房时间，完成患者手术交接记录单。

6）输血信息核对及输血执行：扫描输血记录单核对条形码，核对血袋上的供血信息及交叉配血信息。确认后进入输血执行界面。

　　7）生命体征录入功能：床旁录入患者体征信息，直接对接体温单。

　　8）查询功能：包括医嘱信息查询、患者信息查询、检验结果查询等。

三、临床决策支持系统

（一）概述

　　1. 系统简介　临床决策支持系统（clinical decision support system，CDSS）是一种利用信息技术协助医务人员作出更好临床决策的计算机辅助信息系统，是临床决策的辅助工具。它依托的医疗知识库为医务人员提供全面智能的辅助决策支持，是医疗信息化建设的重要组成部分。作为信息平台重要的上层应用，CDSS 系统架构（图 6-3）通常分为决策知识数据层、大数据处理层、交互层、功能层，系统借助患者数据和医疗知识库，结合专家模型、深度学习模型、大语言模型等临床业务模型，以人机交互的方式进行综合运算，有效处理结构化和半结构化数据，通过综合分析医学知识和患者数据，并将运算结果及相关医学知识在合适的时间和业务场景下以适当的方式展示给医务人员，为医务人员更好地诊断疾病和制订治疗方案提供多种形式的帮助，从而实现临床辅助的目的，CDSS 是提升医疗治疗的重要手段，其根本目的是评估和提高医疗质量，减少医疗差错，从而控制医疗费用的支出。

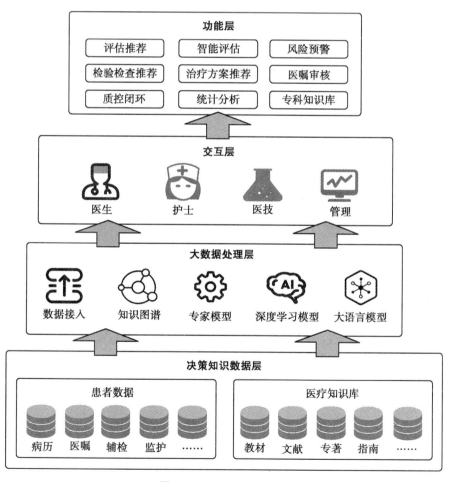

图 6-3　CDSS 系统架构

　　2. 决策知识来源　CDSS 依托权威的医疗知识库，如医学教科书、医学文献、病历数据库、医学指南以及领域专家共识等，并结合临床实践，构建疾病知识、典型病例、医疗损害规范、医患沟通、法律法规、临床路径、行业标准的多维决策知识框架，同时汇聚药品、检查、检验、手术、治疗、护理、用血、重症八大分类医疗知识内容,为辅助决策提供可遵循的依据,减少临床实践中因医务人员知识转化不足引起的医源性伤害。CDSS的决策知识来源于临床知识库中知识类别,包含药品、疾病、检验、检查、政策法规、临床指南、行业标准、临床路径、外部知识等。

(二)检索途径与方法

根据检索内容的复杂程度和内外知识库检索分类,CDSS医疗知识库的检索有快速检索、高级检索、内部知识类检索、外部知识类检索4种方式。内部知识类检索包含药物知识检索、疾病知识检索、检验知识检索、检查知识检索、政策法规知识检索、医疗指南知识检索、行业标准知识检索、医疗路径知识检索8种。CDSS医疗知识库默认界面为快速检索。

1. 快速检索 是知识库跨库、单库检索的默认检索途径,其检索原理是在快速检索界面检索框输入一个或多个检索词,通过输入知识名称、知识拼音简码和知识来源进行模糊检索。

2. 高级检索 在快速检索的基础上提供知识名称、知识类别、知识拼音简码、知识来源、不同类别知识的限定选项(图6-4)。可以多次点击"新增检索字段",选择AND、OR和NOT等逻辑运算符,然后选择限定选项和填写相对应的检索文本,点击"检索"按钮或者回车键即完成高级检索,高级检索根据用户输入的多个检索条件进行跨库检索、单库检索,默认检索所有可检索字段,同时也将检索词与知识库中的字典比对,逻辑"或"组配显示结果。

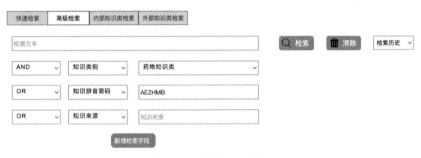

图6-4 高级检索界面

(1)知识分类选项:内部知识类和外部知识类复选项。

(2)知识名称选项:输入检索词。

(3)知识拼音简码选项:输入知识名称对应的拼音简码,如"阿尔茨海默病"的知识拼音简码为"AECHMB"或"aechmb"。

(4)知识来源选项:输入关键词,点选限定字段,如"临床药物手册"等。

3. 内部知识类检索

(1)药物知识检索:提供的知识名称、知识拼音简码、知识来源等选项同高级检索,另有有效成分、适应证、不良反应、禁忌证、药物相互作用限定选项。

1)有效成分选项:输入检索词,如"当归""山慈菇""黄芩"等。

2)适应证选项:输入检索词,如"活血止痛""疏肝解郁""心肌收缩""室上性心动过速"等。

3)不良反应选项:输入检索词,如"恶心""呕吐""头晕""出血"等。

4)禁忌证选项:输入检索词,如"孕妇""哺乳期妇女"等人群禁忌或者已发症状与疾病的禁忌等。

5)药物相互作用选项:输入检索词,如"肝脏损害",药物利福平与华法林同时使用,利福平可能会改变华法林在肝脏中代谢的速度,降低后者的疗效,二者之间产生的药物相互作用,可能导致患者有出血的风险。

(2)疾病知识检索:知识名称、知识拼音简码、知识来源等选项同高级检索,另有是否罕见病、临床文献、临床表现、并发症、诊断、鉴别诊断、流行病学、ICD编码、检验、病因学、发病机制、预防、预后、类型、来源、来源类型、病理学限定选项。

　　1）是否罕见病选项：提供是、否单选框选择。

　　2）临床文献选项：输入检索词，点击限定字段，如"美国高血压临床指南"。

　　3）临床表现选项：输入检索词，如"尿频""口干""体重下降"等。

　　4）并发症选项：输入检索词，如"胃穿孔""肝损伤""皮疹"等。

　　5）诊断选项：输入检索词，点击限定字段，如"肺结核"。

　　6）鉴别诊断选项：输入检索词，点击限定字段，如"婴儿孤独症"。

　　7）流行病学选项：输入检索词，如"地理""传播途径"等。

　　8）ICD 编码选项：输入检索词，点击限定字段，如肺结核对应的 ICD 编码"A16.200"。

　　9）检验选项：输入检索词，点击限定字段，如"全血常规""空腹血糖""24 小时尿肌酐"等。

　　10）病因学选项：输入检索词，如"呼吸道传播""唾液传播"等。

　　11）发病机制选项：输入检索词，如"支原体感染""白细胞数量下降"。

　　12）预防选项：输入检索词，如"疫苗接种""空气通风"等。

　　13）预后选项：输入检索词，如"化学治疗""放射治疗"。

　　14）类型选项：输入检索词，如"心脑血管疾病""内分泌疾病"等。

　　15）来源选项：输入检索词，如"年龄""基因""中毒"等。

　　16）来源类型选项：输入检索词，点击限定字段，如"遗传因素""环境因素""生活方式"等。

　　17）病理学选项：输入检索词，如"细针穿刺活检""手术切除"等。

　　（3）检验知识类检索：知识名称、知识拼音简码、知识来源等选项同高级检索，另有正常值、临床意义、注意事项、不良反应风险、专科分类、检查分类、适用性别、是否空腹、包含项目限定选项。

　　1）正常值选项：输入关键词，选择限定字段。

　　2）临床意义选项：输入关键词，如"细胞数量""细胞形态"等。

　　3）注意事项选项：输入关键词，如"饮食清淡""避免熬夜"等。

　　4）不良反应风险选项：输入关键词，如"头痛""过敏"等。

　　5）专科分类选项：输入关键词，如"生化""免疫"等。

　　6）检查分类选项：输入关键词，选择限定字段，如"血液""凝血功能"等。

　　7）适用性别选项：有男性、女性复选框选择。

　　8）是否空腹选项：提供是、否单选框选择。

　　9）包含项目选项：输入关键词，点击限定字段，如"临床药物手册"等。

　　（4）检查知识类检索：知识名称、知识拼音简码、知识来源等选项同高级检索，正常值、临床意义、注意事项、不良反应风险、专科分类、检查分类、适用性别、是否空腹、包含项目等选项同检验知识类检索。

　　（5）政策法规知识类检索：知识名称、知识拼音简码等选项同高级检索，另有知识文档描述限定选项。

　　（6）医疗指南知识类检索：知识名称、知识拼音简码等选项同高级检索，知识文档描述选项同政策法规知识类检索。

　　（7）行业标准知识类检索：知识名称、知识拼音简码等选项同高级检索，知识文档描述选项同政策法规知识类检索。

　　（8）医疗路径知识类检索：知识名称、知识拼音简码等选项同高级检索，知识文档描述选项同政策法规知识类检索。

　　4. 外部知识类检索　　知识名称、知识拼音简码、知识来源等选项同高级检索，另有链接、链接描述限定选项。

　　（三）检索结果的处理

　　1. 检索结果显示与排序　　检索结果界面（图 6-5）左上方显示检索结果的总条数、每页显示的条

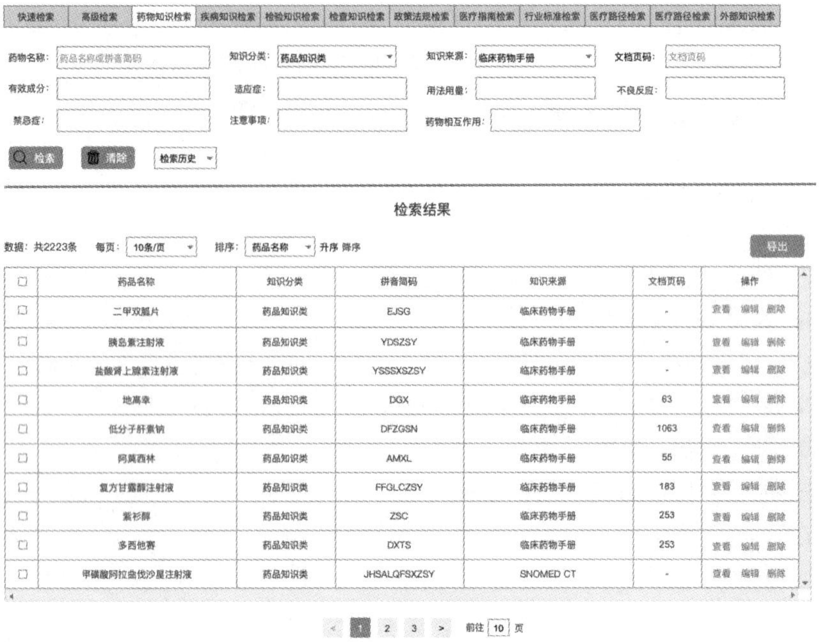

图 6-5　CDSS 医疗知识库检索结果页面

数（10 条、20 条、50 条、100 条）、排序指定字段（名称、知识分类、拼音简码、知识来源、文档页码）并且选择升序或降序。在检索结果最下面进行翻页操作和指定页数跳转操作。检索结果的显示格式默认显示的每条知识的信息包括知识名称、知识分类、拼音简码、知识来源、文档页码等。

　　CDSS 医疗知识库检索结果界面除了显示知识检索结果，右侧操作列点击查看或者编辑还提供单条知识更多信息，以药物知识为例详细显示以下内容：药物名称、知识拼音简码、知识分类、知识来源、有效成分、适应证、不良反应、禁忌证、注意事项、药物相互作用等（图 6-6）。

　　2. 检索结果输出　点击知识库检索结果界面的导出按钮，可选择文件方式，将选中的知识条数以文件的形式保存，格式可以选择 CSV、xls、xlsx、JSON；另外一种输出方式是提供检索功能的应用程序接口（application programming interface，API），临床业务模型通过 API 获取临床数据，以人机交互的方式通过综合分析医学知识和患者信息进行智能运算，最终将运算结果及相关医学知识在合适的时间和业务场景下以适当的方式展示给临床医生。CDSS 提供对临床数据进行保密的设置，并根据设置对数据的查询及各种输出进行相应的加密、隐藏处理，并支持对提供数据还原核查功能。

四、远程医疗系统

（一）概述

　　远程医疗是通过各种通信技术远程接受医疗服务的一种方式。美国远程医疗协会（American Telemedicine Association，ATA）将远程医疗定义为"使用通过电子通信从一个站点交换到另一站点的医学信息，以改善患者的临床健康状况"的一种行为。

　　1. 远程医疗的历史　随着电信技术的普及，远程医疗应运而生。早在 1879 年，著名医学杂志《柳叶刀》（*The Lancet*）上就提出了一个问题，即使用电话通信如何能减少有轻微健康问题的患者的就诊次数。1948 年，来自宾夕法尼亚州两家不同治疗中心的医务人员首次通过电话相互发送患者器官的放射图像。远程医疗技术的真正应用始于 1974 年，当时美国国家航空航天局（NASA）为执行长期任务的宇航员开展了远程医疗服务，以帮助执行任务的航天员进行医学方面的辅助治疗。在 20 世纪 70 年代和 80 年代，美国国家航空航天局以此为技术模板，开发了面对偏远地区的远程医疗研究项目。远程医疗机构开始时普遍使用无线电进行远程卫生通信，在 20 世纪 90 年代发展为电话通信。从这个时候开始，独立的医疗机构们开始形成一定的医疗联合团体。随着技术的发展，远程医疗方

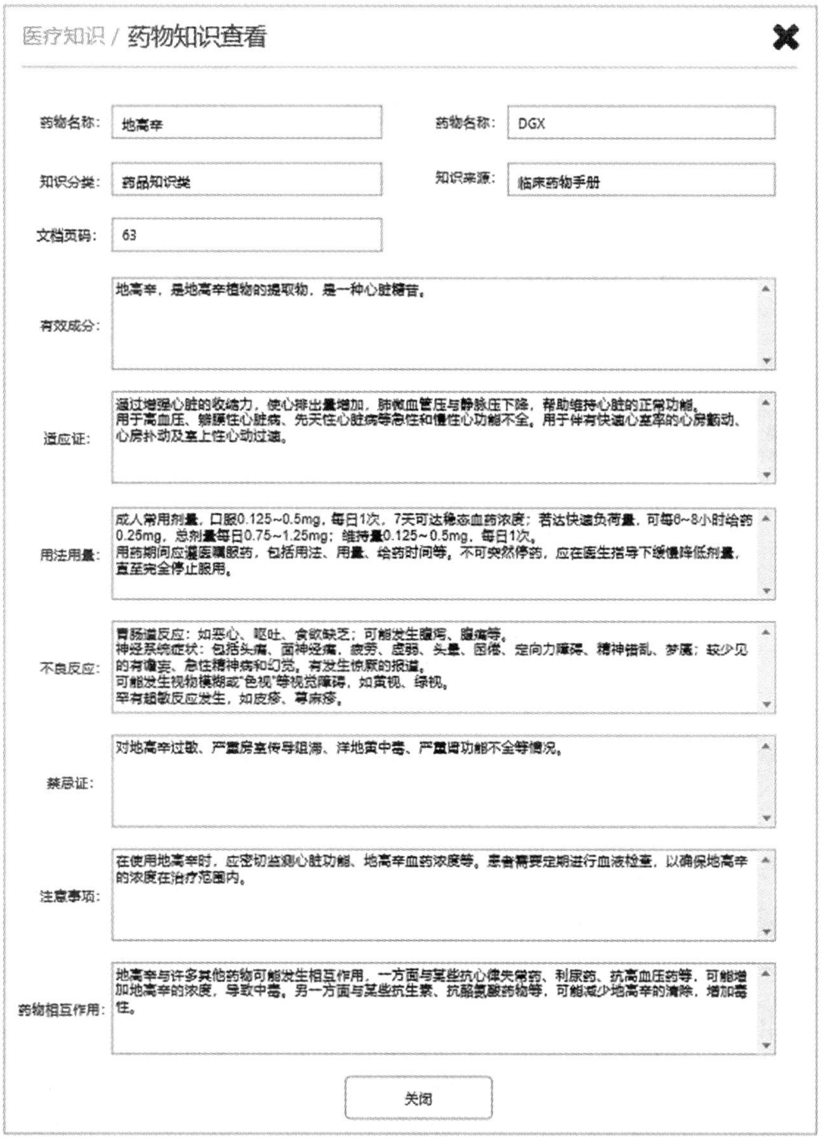

图 6-6　查看药物信息

法也在不断发展,现在的远程医疗则是包括同步和异步视频、应用程序的安全消息传递、远程患者监控等。

2. 传统的远程医疗　传统的远程医疗在医学领域的辅助包括初级保健、皮肤病学、饮食学、心理健康、心脏病学和内分泌学等。一般通过远程医疗治疗的常见疾病包括头疼、皮肤状况(如痤疮或皮疹)、肌肉骨骼疾病、心理健康疾病、便秘等胃肠道症状、慢性病等。远程医疗尤其适用于进行一些医疗辅助行为,比如营养咨询、心理疗法(例如认知行为疗法),获取非处方推荐、生育咨询等。

3. 基于影像的远程医疗　基于影像的远程医疗主要结合音视频交互技术,医疗机构共同分析患者病情,进行临床诊断。医疗影像电子胶片本质上是高分辨率的数字化影像及其专业的图像浏览器系统,以医学影像归档和通信系统为基础提供影像图片的浏览服务。在完善的远程医疗体系中,医疗体之间医学影像数据的实时传输、存储、调阅、检索、数据备份等业务通过云服务器进行集中处理,最后分布给各终端,满足不同科室业务场景的需求,实现海量的影像数据按需存储和调取,呈现出的影像可以在二维和三维之间自由切换,保证医生会诊时所需影像的各个维度,同时还为医生提供人工智能建模、高性能图像处理、三维影像重建等应用功能。

4. 远程医疗 AI 决策辅助　远程医疗系统依托知识库检索为患者提供决策辅助支持。不同于传统医疗,远程医疗的用户群体往往不一定是已经身患特定病种的病患,在日常生活的远程医疗技术应用中,远程医疗的使用者可能并没有实质上的医疗需求,仅需一些建议性医疗。尤其是诸如心理健康咨询、生育咨询一类的医疗需求,在边远乡镇,这种辅助医疗的普及程度往往不够。不同于常规医疗行为,医疗行为和辅助医疗行为往往由不同的机构承担职能。在远程医疗系统上,不同需求的患者被一并承接,各自期望得到相应的答案,因此形成的用户结构具有复杂性。

(二)远程医疗信息系统架构

远程医疗信息系统总体框架主要包括远程医疗信息系统的应用、远程医疗信息系统的服务、信息资源中心、信息交换层、基础措施、标准规范、安全保障等(图6-7)。

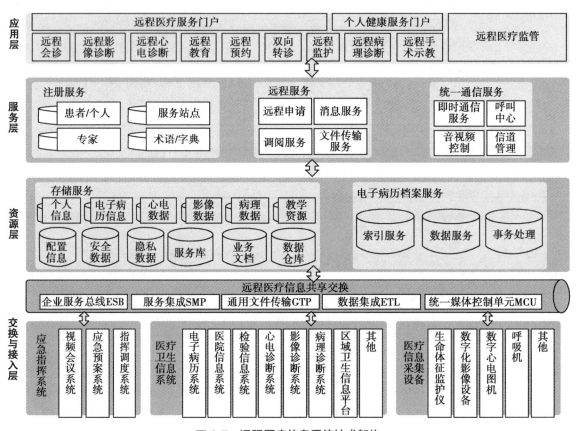

图 6-7 远程医疗信息系统技术架构

1. **应用层** 远程医疗信息系统应用层由远程医疗服务应用和远程医疗监管组成。通过统一的远程医疗服务门户访问,远程医疗信息系统可实现远程会诊、远程影像诊断、远程病理诊断、远程心电诊断、远程监护、远程手术示教、远程教育等服务。通过远程医疗监管模块提供的功能,各级远程医疗机构可以在系统上开展运营情况的分析、统计、决策等多种监管功能。包括对患者、医疗服务人员、医疗卫生机构(科室)、医疗卫生术语的注册管理服务。系统应对这些实体提供唯一的标识,针对各类实体形成各类注册库(如患者注册库、医疗服务人员注册库、机构注册库、术语和字典注册库),具有管理和解决单个实体具有多个标识符问题的能力。

2. **服务层** 远程医疗信息系统服务层所提供的服务包括注册服务、远程服务和统一通信服务,其通过远程医疗数据传输对象与远程医疗业务逻辑层直接进行交互,集中了系统的业务逻辑处理。服务间的消息交换和消息传输贯穿各个服务层,服务间的消息交换须基于通用的交换标准和行业的交换标准。

3. **资源层** 远程医疗信息系统资源层所提供资源包括结构化数据、非结构化(文档、音视频资料)数据、结构化文档数据、应用服务资源等。主要用于支撑跨区域远程医疗工作开展的管理协调;支撑跨区域远程医疗工作开展的效能建设;辅助决策开展数据统计分析服务;为国家远程医疗监管与资源服务中心与各区域远程医疗监管与资源服务中心,以及各区域远程医疗监管与资源服务中心之间的互联互通提供信息服务。远程医疗信息系统的基础信息库包括患者基本信息、医疗卫生服务人员信息、医疗机构(科室)信息、医疗卫生术语。基础信息库由远程医疗信息系统的注册服务产生,为这些实体提供统一、完整、准确的基本信息,并为这些实体提供唯一的标识。

4. 交换与接入层 信息交换与接入层根据业务流程,通过数据接口或消息传递与其他信息系统进行数据交换,实现信息共享、数据上报等功能。主要用于满足临床信息跨医院、跨区域的信息交换和协同应用;用于医疗服务资源的注册、申请、授权、管理、监控,实现基于服务的信息资源共享交换;用于满足卫生医疗行业数据规范的业务信息采集,并对外部系统提供基于文件的数据交换服务;用于满足远程医疗数据仓库建设过程中的数据采集、加工、转换处理的数据集成要求;用于满足音视频信息的跨医院、跨区域交互,并按照平战结合要求,集成突发公共卫生事件应急指挥视频会议系统。解决医院依靠区域远程医疗监管与资源服务中心开展远程医疗业务过程中的信息互联互通问题。

(三)远程医疗数据库简介与数据管理规范要求

1. 远程会诊系统数据集样态 远程会诊信息服务基本数据集包括远程会诊数据、远程影像诊断数据、远程心电诊断数据、远程病理诊断数据、远程监护数据、远程手术示教数据、远程医学教育数据、远程预约数据、财务管理数据和注册管理的相关数据元。

2. 远程会诊数据子集 根据远程医疗服务信息的收集、存储、交换与共享方式,远程医疗系统应至少含有以下的生态数据子集(表 6-1)。

表 6-1 远程会诊数据元专用属性

数据元名称	定义	数据元值的数据类型
邀请方医疗机构代码	邀请进行远程医疗服务的医疗机构对应的针对组织机构的特殊编码体系中的代码	S3
邀请方医疗机构名称	邀请进行远程医疗服务的医疗机构的组织机构名称	S1
邀请方医生姓名	邀请进行远程医疗服务的医生在公安户籍管理部门正式登记注册的姓氏和名称	S3
申请日期时间	患者申请会诊时的公元纪年日期的完整描述	DT
远程医疗服务申请单编号	医疗机构开具的远程医疗服务申请单的编号	S1
会诊申请状态代码	会诊申请状态在特定编码体系中的代码	S3
身份证件类别代码	患者身份证件所属类别在特定编码体系中的代码	S3
患者姓名	患者本人在公安户籍管理部门正式登记注册的姓氏和名称	S1
出生日期	患者出生当日的公元纪年日期的完整描述	D
医疗保险类别代码	患者参加的医疗保险的类别在特定编码体系中的代码	S3
受邀方医疗机构代码	进行远程医疗服务的医疗机构对应的针对组织机构的特殊编码体系中的代码	S3
受邀方医疗机构名称	进行远程医疗服务的医疗卫生机构的组织机构名称	S1
受邀方专家编号	进行远程医疗服务的专家在远程医疗专家库中的编号	S1
会诊原因	由会诊医生填写患者需会诊的主要情况的详细描述	S1
会诊记录单编号	会诊医疗机构按照一定的编码规则赋予患者会诊记录单的编号	S1
远程医疗服务报告单编号	按照一定的编码规则赋予患者远程医疗服务报告单的编号	S1

3. **数据生态要求**　远程会诊有着以下的数据生态要求。

（1）同步性要求：一方面,由于远程医疗机构信息系统相对独立,区域卫生信息中心平台覆盖不全,而单个医疗机构又获取不了患者的其他社会环境信息,因而远程医疗数据的完整性不高;另一方面,由于部分医疗机构追求诊断效率,导致系统功能使用不完全或未将业务内容记录进系统,使远程医疗常常只存在单边记录。因此,在构建远程医疗系统时应加大力度保障数据质量的相关技术研发,如定期展开数据核查、科普相关数据记录行为的必要性等,以促进数据质量管理水平和数据质量的提升。

（2）标准化要求：远程医疗行为必然涉及两个以上的医疗行为主体,因此需对远程医疗系统的使用进行行为登记,并对此提出标准化要求。出于对诊疗效率和诊疗精确度的考虑,同时为避免出现标准化术语使用不规范的问题,信息系统需构建专业化的指导性字典,体现数据表达的标准化要求。

（3）准确度要求：远程会诊在实际的开展过程中,由于大部分边远会诊医院的医疗信息系统自动化程度低,医务人员在诊疗过程中常需手动录入数据,可能出现原始数据错漏、不完整等问题。许多医疗智能化设施如便携式生命体征测量设备等,由于缺乏统一的度量与验证,导致采集数据的偏差;数据采集设备容易受环境等因素的干扰出现数据缺失、错误。因此,对应的远程医疗系统需建立专门的数据质量管理机构并明确管理机制,各环节管理责任到位,实施流畅易行的数据质量管理方法来确保数据的准确度符合相关质量要求。

（4）安全性要求：基于互联网的远程医疗技术普及加大了健康医疗数据泄露的风险,虽然业内已有相关的隐私保护条例,但仍需系统化地建立健康医疗大数据安全防范措施,保证患者隐私的安全性。

（四）远程医疗知识库检索方法

在接入远程医疗系统后有多种知识库检索逻辑,一般远程医疗知识库中的检索方案默认为智能检索逻辑,在数据接入过程,默认使用智能检索进行知识库逻辑匹配。如果使用者对检索结果不满意,远程医疗知识库管理系统则推荐其他检索目录或直接进入会诊。

1. **智能检索**　基于使用者的语言逻辑进行智能化知识库检索匹配,具备广泛的 API 驱动型集成与自动化功能,与搜索引擎和 Web 搜索不同,基于知识库的智能检索能够提供特定业务的信息和答案。

（1）语义理解：语义搜索和上下文理解功能使智能检索可以分解日常语言和复杂文档中语言的细微差别、同义词和关系。如“胸部”文本可以理解切换成“胸腔”等。

（2）学习文档结构：智能检索可以学习特定企业、行业或领域的文本的可视化关键词结构。如“怀孕”总结出对应“生育咨询”板块的知识库。

（3）过滤检索结果：对检索进行分面和过滤可缩小查找范围,在大量数据中迅速找到特定信息。例如资料名称、产品、对象类型或组织等。

2. **基于知识库立体检索**　该检索方式需使用者基于知识库的标注逻辑进行向下的扩展分类查询,一般适用于对于知识库结构相对了解的人群。

（1）分类选取：在知识库系统中,左边有对应的分类标识,供使用者进行分类选取使用。例如“+”“−”对应展开和缩回。

（2）关键词检索：输入关键词,选择限定字段。如“血液”“孕期”等。可以分别对应不同的检索目录,例如“资料名称”“资料类型”。

（3）结果输出：可勾选相应结果进行结果抽出,文件格式视其在知识库本身的结果存入而定。

3. **导航检索**　导航检索即使用检索式对话系统（retrieval-based dialogue system）进行检索指引,该系统根据对话历史和当前用户话语选择最合适的系统回复。顾名思义,一个检索式对话系统的任务就是在大量的候选回复中选择一个最佳的回复反馈给用户。

（1）通用回复：一般性高概率的对应回复,例如“好”“否”“是”或“我不知道”。

（2）初级导航检索：通过对使用者语义总结,对患者进行语义提取并确认。例如对使用者进行简单场景问询,例如"您是否近期有备孕计划""您的意思是否为,近期出现肠胃不舒服的情况"。

（3）次级导航检索:基于上一步的结果选项,向下一步进行导航检索,例如"您是否在寻找顺产和剖宫产的优缺点对比相关文献"等。

4. 医学影像检索　在远程医疗系统中,医学影像检索基于患者的医疗图像进行治疗方案推荐,系统中基于医院大数据影像系统进行相关计算,提供相关的基本医疗建议,如果使用者对于相关建议结果不满意,也可以继续进行专家咨询。

（1）影像图片上传窗口:提供医学影像的上传窗口,使用者可以选择"上传""下载"和"提交"等选项。

（2）医疗影像决策建议:基于上传的医疗影像,提供对应 AI 医疗决策建议,即使无法给出高价值的建议,也可为医生同时呈现三维虚拟医学影像数据与真实空间环境,从更高的维度应用数据,深度挖掘影像数据信息,提高医生对影像数据的空间感知能力。

5. 结果选取　作为导航检索结果进行输出,提供给使用者进行资料选取。

（1）导航回复选取:选取检索词,如"是""否"和"我不确定"选项。

（2）返回结果:基于知识库业务数据,通过 API 输出对话导航结果。

（胡　琳　陆维嘉　梁会营）

思考题

1. 图书馆的资源发现系统（Discovery System）有哪些核心功能?

2. 馆际互借与文献传递服务如何实现资源的最大化利用?

3. 学科服务在图书馆信息服务体系中起到了什么作用?

4. 科技查新在科研活动中的重要性表现在哪些方面?

5. 某男性,65 岁,已退休,长期患有 2 型糖尿病和高血压,作为医护人员如何利用医疗辅助信息系统来管理患者的疾病和血压?

6. 某男性,15 岁,已被诊断患有中度抑郁障碍,表征为长时间情绪低落,厌学等症状,现欲寻求临床心理咨询和长期心理疏导。请评估该患者是否适用于远程医疗系统。

7. 某男性,40 岁,因头晕昏迷 2 小时左右,并伴有长时段癫痫、呕吐等症状,现家属欲为其寻求临床诊断并治疗。请评估该患者是否适用于远程医疗系统。

思考题解题思路

本章目标测试

本章思维导图

第七章 | 网络信息资源

第一节 | 网络信息资源与搜索引擎

一、网络信息资源

网络信息资源也称虚拟信息资源,可分为广义和狭义两种。广义的网络信息资源是指通过计算机网络可以利用的各种信息资源的总和。具体地说,是指以电子数字形式将文字、图像、声音、动画等多种形式的信息存储在光、磁等非纸质载体中,并通过网络通信、计算机或终端等方式再现出来的资源。狭义的网络信息资源是指上述定义中可以免费获取的资源。

网络信息资源与传统的信息资源相比,呈现出不同的鲜明特点。

1. **数量庞大,增长迅速** 2024 年 8 月中国互联网络信息中心(CNNIC)发布的第 54 次《中国互联网络发展状况统计报告》显示,截至 2024 年 6 月,中国网民规模近 11 亿人(10.996 7 亿人),互联网普及率达 78.0%,中国域名总数为 3 187 万个。2024 年上半年,中国移动互联网接入流量达 1 604 亿 GB,同比增长 12.6%。

2. **存储数字化,传输网络化** 信息资源由纸介质上的文字、数据、符号、图形、图像等转变为磁介质上的电磁信号或光介质上的光信息。以数字化存储信息的方式,不仅使信息的存储、传递和检索更加便捷,也使存储的信息密度更高,容量更大。以网络为传播媒介,提高了信息资源的利用与共享。

3. **内容丰富,形式多样** 网络信息资源几乎无所不包,覆盖政治、经济、文化等各个领域和行业,以文本、图像、音频、视频、软件、数据库等多种形式存在,涵盖学术信息、商业信息、政府信息、个人信息等。网络信息资源包含的文献类型也丰富多样,有电子期刊、电子图书、新闻报道、统计数据、图表、电子地图等。

4. **传播方式具有动态性,更迭频繁** 网络信息资源具有高度动态性,不仅各种信息处于不断生产、更新的状态,而且它所连接的网络、网站、网页也都处在变化之中。任何网站资源都有可能在短时间内建立、更新、更换地址或删除,使得网上的信息资源瞬息万变。

5. **信息来源复杂,质量良莠不齐** 由于网络的共享性与开放性,人人都可以在互联网上获取和发布信息。而网络信息的发布缺乏健全的质量控制和监管机制,导致网络信息繁杂混乱、良莠不齐、真伪难辨,给用户带来选择和利用上的困难。

6. **信息有序与无序并存** 尽管就单个的网页、网站、数据库而言,信息可以被质控和监管,信息表现得相对集中、有序和规范,但相对广泛存在的网络信息,却是分散、无序和不规范的。因此从整体上看,网络信息资源尚处于有序与无序并存的状态。

二、搜索引擎

(一)搜索引擎的概念

搜索引擎(search engine)在人们日常信息获取活动中占据着重要地位,据第 54 次《中国互联网络发展状况统计报告》显示,截至 2024 年 6 月,我国搜索引擎用户规模达 8.24 亿人,占网民整体的 75.0%。

搜索引擎又称检索引擎,其定义有广义和狭义之分。从广义上讲,搜索引擎是指一种基于

Internet 的信息查询系统,包括信息存取、信息组织和信息检索;从狭义上讲,搜索引擎是指一种为搜索 Internet 上的网页而设计的检索软件(系统)。搜索引擎依托于多种技术,例如网络爬虫、检索排序、网页处理、大数据处理、自然语言处理等,为用户提供快速、高相关性的检索服务。

搜索引擎由搜索器、索引器、检索器和用户接口四个部分组成。搜索引擎的工作流程可分为三步。第一步:蜘蛛(Spider)在互联网上爬行和抓取网页,并将爬行的数据存入原始网页数据库。Spider 程序实际上是一种电脑机器人(Computer Robot),Computer Robot 是指某个能以人类无法达到的速度不间断地执行某项任务的软件程序。由于专门用于检索网络信息的 Computer Robot 程序像蜘蛛一样在网络中穿梭,因此搜索引擎的 Computer Robot 程序被称为 Spider 程序。第二步:对原始网页数据库中的信息进行提取和组织,并建立索引库。第三步:根据用户输入的关键词,从索引库中找到匹配该关键词的网页,对将要输出的结果进行排序,并将查询结果返回给用户。

现代搜索引擎的鼻祖是 1990 年由加拿大麦吉尔大学的三名学生 Alan Emtage、Peter Deutsch、Bill Wheelan 发明的 Archie。Archie 依靠脚本程序自动搜索文件传输协议(file transfer protocol,FTP)上共享的文件,然后对相关信息进行索引,以供使用者查询。不过 Archie 仅限于文件索引功能,随后出现的一些搜索工具加入了检索网页的功能。1993 年,美国麻省理工学院的学生 Matthew Gray 开发出世界上第一个 Spider 程序 World Wide Web Wanderer。当 Spider 程序出现时,现代意义上的搜索引擎才初露端倪。1994 年 4 月,美国斯坦福大学的两名博士生,David Filo 和杨致远(Jerry Yang)共同创办了超级目录索引 Yahoo。同年 7 月,美国卡内基·梅隆大学的 Michael Mauldin 创建了第一个真正意义上的现代搜索引擎 Lycos。

(二) 搜索引擎的类型

搜索引擎按其工作方式的不同,大致可分为四大类,分别是全文搜索引擎、目录搜索引擎、元搜索引擎和垂直搜索引擎。

1. 全文搜索引擎　全文搜索引擎是指利用爬虫程序全网抓取,建立索引的搜索方式。当用户输入关键词查找信息时,全文搜索引擎会从庞大的数据库中找到符合该关键词的所有相关网页的索引,然后按照一定的排列顺序将结果返回给用户。全文搜索引擎的服务方式是面向网页的全文检索,适用于一般的网络用户。其优点是方便、简捷、信息量大,缺点是返回信息过于庞杂,用户必须从结果中甄别筛选出所需信息。

2. 目录搜索引擎　与全文搜索引擎相比,目录搜索引擎有许多不同之处。全文搜索引擎属于自动网站搜索,而目录搜索引擎是依赖人工收集处理数据并置于分类目录链接下的搜索方式。目录搜索引擎是以人工方式或半自动方式搜集信息,由编辑员查看信息之后,人工形成信息摘要,并将信息分门别类地存放在相应的分类目录中。用户在查询信息时,可选择关键词搜索,也可按分类目录逐层查找。目录搜索引擎的服务方式主要是面向网站的目录浏览和直接检索。由于目录搜索引擎加入了人的智能,所以信息准确、导航质量高,缺点是需要人工介入、维护量大、信息量少、信息更新不及时。

3. 元搜索引擎　元搜索引擎是基于多个搜索引擎结果并对之整合处理的二次搜索方式。这类搜索引擎没有自己的数据,而是将用户的查询请求同时向多个搜索引擎递交,将返回的结果进行去重、排序等处理后,作为自己的结果返回给用户。元搜索引擎的服务方式为面向网页的全文检索。这类搜索引擎的优点是返回结果的信息量更大、更全,适用于广泛地收集信息,缺点是不能充分使用各个成员搜索引擎的功能,用户需做更多的筛选。

4. 垂直搜索引擎　垂直搜索引擎也被称为专业搜索引擎、专题搜索引擎,是与综合(或通用)搜索引擎相对的一个概念,是对某一特定行业内数据进行快速检索的一种专业搜索方式。垂直搜索引擎根据特定用户的特定搜索请求,对网站(页)库中的某类专门信息进行深度挖掘与整合后,再以某种形式将结果返回给用户,是搜索引擎的细分和延伸。与通用搜索引擎的海量信息无序化相比较,垂直搜索引擎更为专、精、深,且具有行业色彩。垂直搜索引擎的应用场景非常广泛,例如图书搜索、新闻搜索、音乐搜索、图片搜索、视频搜索、购物搜索、房产搜索、工作搜索、交友搜索、地图搜索等。

三、医学搜索引擎

医学搜索引擎是面向医学领域的网络信息资源的门户网站或搜索工具。国外医学专业搜索引擎的发展迅速,数量较多,医学资源内容丰富且更新较快。国内在政府引导、研究机构主导、企业参与下也形成了中国医药信息网、国家人口与健康科学数据共享平台等医学搜索平台。

(一) Medscape

Medscape(医景)是美国 Medscape 公司于 1994 年开发、1995 年投入使用的一个功能强大的医学专业搜索引擎,免费提供临床医学全文文献、最新的医学新闻、专家视角,以及继续医学教育资源,为临床医生和医务工作者提供高质量的专业医学信息。

Medscape 主页上方的导航栏设有 "NEWS & PERSPECTIVE"(新闻与观点)、"DRUGS & DISEASES"(药物与疾病)、"CME & EDUCATION"(继续医学教育与专业教育)、"VIDEO"(视频)和 "DECISION POINT"(专家观点与临床指南)等栏目。另外 Medscape 也收录了 MEDLINE 数据库。在 Medscape 主页上方还可选择所需专业范围,共包含 30 余个专业,几乎所有临床医生和医务工作者都可找到对应专业,并可在该专业的页面上浏览此专业的相关信息和深度报道。

Medscape 提供免费注册功能,用户在注册后可使用该网站所有资源与服务。Medscape 还可根据用户不同的专业和身份(医学生、护士、药剂师、住院医师),提供不同的个性化主页。

1. 检索方法

(1)分类检索:可通过主页导航栏进入相应栏目,每个栏目下又提供了一系列子栏目,可点击打开所需子栏目,浏览专业领域或类别的信息。

(2)关键词检索:可在主页右上角的检索框中输入检索词,多个检索词之间支持布尔逻辑组配。

2. 检索结果　在关键词检索结果页面,可根据检索需求,选择 "News & Perspective" "Drugs & Diseases" "CME & Education" 或 "Medline",分类浏览检索结果,默认选项为 "All"(全部)。可通过点击 "Refine" 下拉菜单,选择按照日期、专业领域、信息类型等维度对检索结果进行精练,也可将检索结果按相关度或日期排序。

(二) MedlinePlus

MedlinePlus 是美国国立医学图书馆(NLM)为患者及其家属和朋友提供的在线健康信息资源,提供有关健康主题、人类遗传学、医学检查、药物、膳食补充剂和健康食谱等信息,提供近 22 000 个英语权威健康信息的链接和超过 13 000 个西班牙语权威健康信息的链接。网站可免费使用,旨在用英语和西班牙语提供可靠且易于理解的高质量健康信息。

1. 检索方法

(1)分类检索:该网站将资源分为五大类,包括健康主题("Health Topics")、药物和补充剂("Drugs & Supplements")、遗传学("Genetics")、医学检查("Medical Tests")和医学百科全书("Medical Encyclopedia")。通过点击网站主页上方的目录导航,可进入相应的主题栏目,每个栏目下又细分为多个分主题,可点击,逐级浏览所需信息。

(2)关键词检索:可在主页右上角的检索框中输入单词或短语。如需将多个检索词组成的短语作为一个精确的词组进行检索时,可将短语加上双引号。多个检索词之间支持布尔逻辑组配,可使用的运算符包括 "OR" "NOT" "–" "+" "*"。其中 OR 表示逻辑或,NOT 或 – 表示逻辑非,+ 表示精确检索,* 为通配符。可在相应域名或 URL 前输入 "site:",将检索结果限定在特定的网站中。

2. 检索结果　可以按资源的类型和格式对检索结果进行过滤,其中资源类型包括 "Health Topics" "Medical Encyclopedia" "External Health Links" "Medical Tests" "Genetics" "Drugs and Supplements" "National Institutes of Health" "MedlinePlus Magazine" "Healthy Recipes" 和 "Multiple Languages";资源格式包括 PDF、Images 和 Videos。

（三）WorldWideScience

WorldWideScience 是由美国能源部科学技术信息办公室（OSTI）与国际科学技术信息理事会（ICSTI）合作维护的一个跨库、跨语言、一站式的全球科学信息检索平台。通过 WorldWideScience 可搜索来自全球 70 多个国家/地区的约 100 个数据库和门户网站，了解世界各地的研究成果。该网站支持阿拉伯语、汉语、英语、法语、德语、日语、韩语、葡萄牙语、俄语、西班牙语 10 种语言进行检索，并且可对检索结果进行以上 10 种语言的翻译。通过该网站可获取能源、医学、农业、环境科学和工程等领域的最新发现，并且为了支持开放科学，许多信息均免费提供。

1. 检索方法

（1）基本检索：进入 WorldWideScience 主页，可使用偏好的语种在检索框中输入检索词，再选择希望将检索结果翻译成为的 10 种语言之一，然后点击 "Search" 按钮。

（2）高级检索：点击主页上方的 "Advanced Search" 可进入高级检索页面。高级检索可对多个检索条件进行组合，包括 "Full Record"（全记录）、"Title"（标题）和 "Author"（作者）。还可通过设定 "Date Range"（日期范围），以及选择特定数据库来限定检索结果。WorldWideScience 默认在所有可用数据库中检索，若要将检索结果限定在单个或某几个数据库中，则需取消选中 "All Categories"（所有类别）选项，然后再选中所需数据库。

2. 检索结果　检索结果的显示包括题名、数据库来源、作者、出版来源、时间等。检索结果默认按相关度排序，每条检索结果均用星级标识来表示相关度的高低，五颗星表示相关度最高，也可选择按照日期排序。还可将检索结果限定在某一特定数据库内，缩小检索范围，默认在所有可用数据库中进行检索。

检索结果页面的左侧为聚类筛选栏。可点击打开 "Date Range Picker"（日期范围选择器），选取合适的日期范围。也可点击打开 "Clusters"（聚类），对检索结果按照 "Topics"（主题）、"Authors"（作者）、"Publications"（出版物）、"Country"（国家）、"Languages"（语种）、"Document Type"（文件类型）、"Source"（数据库来源）、"Document Format"（文件格式）等维度进行聚类筛选，精练检索结果。

检索结果的语种默认以来源数据库网站本身的语言显示，若点击页面上的 "Translate Results to..."（将检索结果翻译为……）按钮，可将检索结果的题目和摘要翻译为用户先前选定的语种。

在检索结果页面，可勾选感兴趣的记录，将其保存、打印、发送至 E-mail，或添加到 "My Library" 中。也可将检索结果保存至 Mendeley、Zotero、RefWorks 或 EndNote 等文献管理软件。通过点击 "Alerts" 按钮，可注册检索结果的定期提醒功能，只需创建免费的提醒账户，填写邮箱地址，便可在感兴趣的主题有最新检索结果出现时，及时接收有关信息，跟踪最新研究进展。

第二节 ｜ 主要医学网络资源

一、政府机构网络资源

（一）世界卫生组织（WHO）

世界卫生组织（World Health Organization，WHO）简称世卫组织或世卫，是联合国系统内国际卫生问题的指导和协调机构，是世界上最大的政府间公共卫生组织，总部设于瑞士日内瓦，成立于 1948 年 4 月 7 日。WHO 目标是为世界各地的人们创造一个更美好、更健康的未来。该组织给健康下的定义为 "身体、精神及社会生活中的完美状态"。截至 2024 年 9 月，世界卫生组织共有 194 个成员国。

WHO 网站设有多语言界面，包括阿拉伯文、中文、英文、法文、俄文和西班牙文六种语言版本。WHO 主页包括的栏目主要有 "Health Topics"（健康主题）、"Countries"（国家）、"Newsroom"（媒体中心）、"Emergencies"（突发卫生事件）、"Data"（数据），以及 "About WHO"（关于世界卫生组织）。

还可通过点击 WHO 主页上的 "Library"，链接至 WHO 图书馆和数字信息网络（World Health

Organization Library and Digital Information Networks）。该网站提供了世界卫生组织和全世界其他来源的生物医学和公共卫生科学文献。网站内容包括信息共享机构档案库（IRIS）、全球医学索引、WHO日内瓦图书馆印刷目录等。信息共享机构档案库，收录了WHO自1948年以来出版的材料和技术信息的全文，可免费访问，并能够使用八种官方语言（阿拉伯文、中文、英文、法文、俄文、西班牙文、德文和葡萄牙文）进行检索。全球医学索引，可供全世界用户访问低收入国家和中等收入国家出版的生物医学和公共卫生文献。WHO日内瓦图书馆印刷目录，包含WHO图书馆所有印刷版的馆藏资源。

（二）医学科研机构

1. **美国国立卫生研究院（NIH）** 美国国立卫生研究院（National Institutes of Health，NIH）创建于1887年，隶属于美国卫生与公众服务部，是美国的医学研究机构，由27个研究所和研究中心组成。NIH致力于探索生命本质和行为学方面的基础知识，并充分运用这些知识来促进健康、延长寿命，以及减少疾病和残障。

NIH主页包括的栏目主要有：

（1）"Health Information"：提供健康主题的资源搜索、NIH的健康新闻、医疗保健机构的网站链接、健康信息咨询的电话号码、健康工具包、NIH的临床试验信息等内容。

（2）"Grants & Funding"：提供有关NIH拨款及资助的详细情况、政策等。

（3）"News & Events"：提供NIH近期科研新闻、媒体常见问题的回答、NIH讲座、研讨会、重要事件等的日程信息、NIH的新闻出版物等。

（4）"Research & Training"：提供NIH的医学研究计划、教育资源、培训信息、实验室资源、临床研究资源、图书馆资源，以及安全、法规和指南等。

2. **中国医学科学院（CAMS）** 中国医学科学院（Chinese Academy of Medical Sciences，CAMS），简称医科院，成立于1956年，与北京协和医学院院校一体，是一所医学科学学术中心和综合性医学科学研究机构。院校现已发展成为拥有19个研究所（研究基地）、6家临床医院、9所学院、1个研究生院、11个国家级重点实验室、5个国家临床医学研究中心、1个国家转化医学中心，6个博士后科研流动站，集医教研产为一体的综合性医学科学研究机构。

中国医学科学院网站主页提供的内容有院校概况、党的建设、科学研究、基地平台、教育教学、智库建设、临床医疗、人才建设、合作交流、产业开发、直属所院、信息公开等。

（三）公共卫生管理机构

1. **美国疾病控制与预防中心（CDC）** 美国疾病控制与预防中心（Centers for Disease Control and Prevention，CDC）是美国卫生与公众服务部所属的一个机构，总部位于佐治亚州亚特兰大。作为美国联邦政府行政机构，为保护公众健康，美国CDC开展重要科学研究，提供健康信息，致力于拯救生命并保护人们免受健康威胁。

美国CDC主页上设有"Health Topics"（健康话题）、"Travelers' Health"（旅行健康）、"Outbreaks"（暴发）、"Data & Stats"（数据与统计）、"Publications"（出版物）、"About CDC"（关于CDC）等栏目。

（1）"Health Topics"（健康话题）：可在该栏目内查找疾病和状况，健康生活，工作场所安全，环境健康，伤害、暴力与安全，全球健康等信息。

（2）"Travelers' Health"（旅行健康）：此栏目提供与旅行健康相关的信息查询。可根据旅行目的地，查看针对该国家或地区的旅行健康须知、在旅行前可接种疫苗和获取药物的诊所列表、在旅行中可能影响旅行者的特定疾病的信息、CDC黄皮书等。其中CDC黄皮书汇编了美国政府最新的旅行健康指南，包括旅行前疫苗建议、针对特定目的地的健康建议，以及地图、表格和图表等。

（3）"Outbreaks"（暴发）：此栏目含有美国CDC报告的目前正在暴发的传染病，提供当前在美国CDC网站上发布的传染病暴发列表。

（4）"Data & Stats"（数据与统计）：汇集了美国CDC收集的美国国内大量卫生统计数据。热门的统计数据工具和主题包括：新冠病毒数据追踪、CDC的数据网站、死亡和死亡率、饮酒、癌症、糖尿病、食源性疾病、心脏病、疫苗接种、交互式数据库系统、州和地区数据等。

（5）"Publications"（出版物）：提供美国 CDC 和其下属机构主办的出版物、期刊等信息资源。美国 CDC 出版的期刊主要包括 *Morbidity and Mortality Weekly Report*（《发病率和死亡率周报》，MMWR）、*Emerging Infectious Diseases*（《新发传染病》，EID）、*Preventing Chronic Diseases*（《预防慢性病》，PCD）。

2. 中国疾病预防控制中心（China CDC）　中国疾病预防控制中心（Chinese Center for Disease Control and Prevention，China CDC），简称中国疾控中心，是国家疾病预防控制局直属事业单位，实施国家级疾病预防控制与公共卫生技术管理和服务。其使命是通过对疾病、残疾和伤害的预防控制，创造健康环境，维护社会稳定，保障国家安全，促进人民健康。

中国疾控中心主页上的栏目主要有：机构信息、健康主题、科学研究、教育培训、学术期刊、党群工作等。

（1）健康主题：此栏目下包含传染病、免疫规划、突发公共卫生事件、慢性非传染性疾病、烟草控制、营养与健康、环境与健康、职业卫生与中毒控制、放射卫生、妇幼保健等主题。

（2）科学研究：包括学术动态、科技进展、科技政策、科研亮点四个部分。

（3）学术期刊：提供中国疾控中心主办和承办的各种出版物。其主办的出版物包括《中国疾病预防控制中心周报》(英文)、《生物医学与环境科学》(英文)、《卫生研究》《中国疫苗和免疫》《疾病监测》《中国媒介生物学及控制杂志》《环境卫生学杂志》，以及《中国妇幼卫生杂志》。

（四）药品管理机构

1. 美国食品药品监督管理局（FDA）　美国食品药品监督管理局（Food and Drug Administration，FDA）为美国卫生与公众服务部直辖的联邦政府机构。美国 FDA 的主要职能是负责对食品、药品、医疗设备、烟草制品、膳食补充剂、疫苗、生物制剂、血液制剂、放射性设备、化妆品、动物食品、动物药品及动物医疗设备进行监督管理，保护和促进公众健康。

美国 FDA 主页上设有八个栏目，分别是 "Food"（食品），"Drugs"（药品），"Medical Devices"（医疗设备），"Radiation-Emitting Products"（放射产品），"Vaccines, Blood, and Biologics"（疫苗、血液和生物制剂），"Animal and Veterinary"（动物与兽医），"Cosmetics"（化妆品），以及 "Tobacco Products"（烟草制品）。

其中，"Food"（食品）栏目内包含以下一些关于食品方面的子栏目。

（1）"OUTBREAKS"（食源性疾病暴发）：针对食源性疾病暴发的调查发布公共卫生建议，为消费者提供具体、可操作的预防控制措施。

（2）"RECALLS"（召回）：当产品标签错误，或由于食品受到污染或已导致食源性疾病暴发，食品可能对消费者的健康造成危害时，食品生产商会从市场上召回其产品。此子栏目提供了最近发布的食品召回信息。

（3）"SAFETY ALERTS"（安全警报）：提供了与食品、饮料、膳食补充剂、婴儿配方奶粉等产品相关的公共卫生警报、消费者咨询和其他安全信息。

（4）"CONSTITUENT UPDATES"（成分更新）：提供来自食品安全与应用营养中心（CFSAN）的与食品、膳食补充剂和化妆品相关的新闻和资讯。

（5）"MEETINGS & WEBINARS"（会议和网络研讨会）：提供关于食品和膳食补充剂的会议和网络研讨会的信息。

"Drugs"（药品）栏目涵盖了重要的药物信息资源，包括下列子栏目。

（1）"Drug Information, Safety, and Availability"（药物信息、安全性和可用性）：提供有关新药的警告和安全信息、药品标签变更，以及医疗必需药品的短缺信息。

（2）"Regulatory Science and Research"（监管科学研究）：提供药物评价与研究中心（CDER）的研究计划、举措和资源。

（3）"Drug Approvals and Databases"（药品审批与数据库）：提供来自美国 FDA 的药物相关数据库、

国家药品法规、近期药品审批信息。

（4）"Emergency Preparedness"（应急准备）：提供针对自然灾害、核和化学袭击的药品指导信息。

（5）"Drug Development and Review Process"（药物开发和审评流程）：提供有关药物开发、应用、提交、生产，以及针对小型制药企业的援助等信息。

（6）"Updates, News, Events, and Training"（更新、新闻、活动和培训）：提供最近的有关药物的审批、会议、研讨会、博客、播客等信息。

（7）"Guidance, Compliance, and Regulatory Information（指导文件、合规和监管信息"）：包括与药物有关的指导文件、警告信、药物复合、国际信息、注册，以及上市后风险管理等。

（8）"About the Center for Drug Evaluation and Research（CDER）"（关于药物评价与研究中心）：提供美国FDA的下属机构CDER的网站链接。CDER确保提供安全有效的药物来改善人民的健康。CDER负责监管非处方药和处方药，包括生物治疗药物和仿制药。该中心工作涉及的不仅仅是药品，例如含氟牙膏、止汗剂、去屑洗发水、防晒霜也被认为是"药品"。

2. 国家药品监督管理局（NMPA） 国家药品监督管理局（National Medical Products Administration, NMPA），简称国家药监局，主要职责包括：负责药品（含中药、民族药，下同）、医疗器械和化妆品安全监督管理、标准管理、注册管理、质量管理、上市后风险管理；负责执业药师资格准入管理；负责组织指导药品、医疗器械和化妆品监督检查；负责药品、医疗器械和化妆品监督管理领域对外交流与合作，参与相关国际监管规则和标准的制定；负责指导省、自治区、直辖市药品监督管理部门工作；完成党中央、国务院交办的其他任务。

国家药监局主页上设有六个栏目，分别为：机构概况、政务公开、政务服务、药品、医疗器械以及化妆品。

其中，药品专栏下包括药品监管工作、药品公告通告、药品法规文件、药品政策解读、药品科普，以及药品查询六个部分。在药品查询模块，可以检索国产药品、进口药品、进口药品商品名、境内生产药品备案信息公示、境外生产药品备案信息公示、药品生产企业、药品经营企业、全国药品抽检、GMP认证、GSP认证、中药保护品种、执业药师注册人员、中药提取物备案公示、中药配方颗粒备案信息公示、非处方药中药目录、非处方药化学药品目录、药品出口销售证明、麻醉药品和精神药品品种目录、国家基本药物（2018年版）、疫苗说明书和标签数据库（测试版）、互联网药品信息服务，以及GLP认证（2023年7月1日后认证信息）。

医疗器械专栏下包括医疗器械监管工作、医疗器械公告通告、医疗器械法规文件、医疗器械政策解读、医疗器械飞行检查、医疗器械召回、医疗器械科普、医疗器械查询，以及医疗器械唯一标识集成服务。在医疗器械查询模块，可以检索境内医疗器械（注册）、境内医疗器械（注册历史数据）、境内医疗器械（备案）、境内医疗器械（备案历史数据）、进口医疗器械（注册）、进口医疗器械（注册历史数据）、进口医疗器械（备案）、进口医疗器械（备案历史数据）、医疗器械生产企业（许可）、医疗器械经营企业（许可）、医疗器械生产企业（备案）、医疗器械经营企业（备案）、医疗器械标准目录、医疗器械分类目录、体外诊断试剂分类子目录（2013版）、一次性使用医疗器械产品、医疗器械网络交易服务第三方平台。

二、学术机构网络资源

医学各专业学（协）会是由研究本学科领域的科技工作者结成的学术团体，具有专业性强的特点。这些学（协）会与机构紧跟本学科前沿，定期举办反映本学科最新进展的学术会议，很多学（协）会与机构也编辑出版相应的学术期刊，内容涉及基础与临床医学的各学科领域，并具有较强的影响力。

（一）主要基础医学学（协）会

1. The American Association for Anatomy（美国解剖学协会，AAA） 美国解剖学协会（AAA）总部位于马里兰州罗克维尔，于1888年在华盛顿特区成立，当时名为"The Association of American Anatomists"（美国解剖学家协会），旨在"促进解剖学发展"。AAA后来更名为"The American Association of Anatomists",并于 2019 年更名为 "The American Association for Anatomy"（美国解剖学协会）。AAA 是一个国际组织,由专门研究健康与疾病结构基础的生物医学研究人员和教育工作者组成,成员来自医学基础教育、医学图像、细胞生物学、遗传学、分子发育学、内分泌学、组织学、神经科学、法医学、显微镜、自然人类学等相关专业。

AAA 主页包括的栏目主要有 "Membership"（会员）、"Meetings & Events"（会议和活动）、"Resources"（资源）、"Awards & Programs"（奖项和项目）、"News & Journals"（新闻和期刊）,以及 "Webinars & Podcasts"（网络研讨会和播客）。其中,"News & Journals" 栏目提供了 AAA 主办的三种同行评审期刊,即 *The Anatomical Record*（《解剖学记录》）、*Anatomical Sciences Education*（《解剖科学教育》）和 *Developmental Dynamics*（《发育动力学》）。

2. American Physiological Society（美国生理学会,APS） 美国生理学会（APS）成立于 1887 年,其使命是推进科学发现,了解生活,促进健康。APS 将来自世界各地的近 10 000 名科学家和教育工作者组成的多学科团体联系起来,推动合作并重点关注生理学和相关领域的科学发现。

APS 提供的服务包括:出版 16 种全球认可的学术期刊和 1 个备受推崇的专著系列;赞助探索生物医学前沿的科学会议和研讨会;倡导令会员和公众均受益的科学明智的公共政策;授予数百个奖项、赠款和研究金,以表彰科学的卓越性;支持生理学教育和教育工作者,支持更大的发现和更好的临床结果;提供职业资源和其他职业服务,帮助会员拥有良好的职业发展之路。

APS 主页包括的栏目主要有 "Membership & Community"（会员与社区）、"Publications & News"（出版物与新闻）、"Professional Development"（专业发展）、"Advocacy & Resources"（宣传与资源）,以及 "About APS"（关于 APS）。

在 "Publications & News" 栏目收录有该学会出版的 16 种期刊,其中包括 *American Journal of Physiology*（《美国生理学杂志》）。*American Journal of Physiology* 于 1898 年创刊,现分 7 个分册出版。这 7 个分册期刊分别是 *AJP-Cell Physiology*（《美国生理学杂志:细胞生理学》）、*AJP-Endocrinology and Metabolism*（《美国生理学杂志:内分泌学与代谢》）、*AJP-Gastrointestinal and Liver Physiology*（《美国生理学杂志:胃肠与肝生理学》）、《*AJP-Heart and Circulatory Physiology*》（《美国生理学杂志:心脏与循环生理学》）、*AJP-Lung Cellular and Molecular Physiology*（《美国生理学杂志:肺部细胞与分子生理学》）、*AJP-Regulatory, Integrative and Comparative Physiology*（《美国生理学杂志:调节、综合与比较生理学》）、*AJP-Renal Physiology*（《美国生理学杂志:肾脏生理学》）。另外,还有 *American Journal of Physiology* 的回溯内容 *American Journal of Physiology*（*1898—1976*）（《美国生理学杂志（1898—1976）》）。

APS 出版的其他期刊还包括 *Physiological Genomics*（《生理基因组学》）、*Journal of Applied Physiology*（《应用生理学杂志》）、*Journal of Neurophysiology*（《神经生理学杂志》）、*Advances in Physiology Education*（《生理学教育进展》）、*Physiological Reviews*（《生理学评论》）、*Physiology*（《生理学》）、*Physiological Reports*（《生理学报告》）、*Comprehensive Physiology*（《综合生理学》）,以及 *Function*（《功能》）。

3. College of American Pathologists（美国病理学家学会,CAP） 美国病理学家学会（CAP）是一个成员型医师组织,成立于 1946 年,是世界上最大的由美国病理学委员会认证的病理学家组成的联合会。CAP 拥有大约 18 000 名成员,被公认为实验室医学质量保证的领导者。CAP 通过促进和倡导病理学和检验医学的最佳实践,为患者、病理学家和公众提供服务。

College of American Pathologists 主页设置的栏目主要有 "Member Resources"（会员资源）、"Advocacy"（宣传）、"Laboratory Improvement"（实验室改进）、"Education"（教育）、"Protocols and Guidelines"（指南）、"Publications"（出版物）等。其中,"Publications" 栏目下包含有 CAP 的官方出版物 *Archives of Pathology & Laboratory Medicine*（《病理学与实验医学档案》）。该刊是一本国际化的同行评审月刊,是美国执业病理学家中阅读量最高的期刊。该刊文章全文全部免费向读者开放。

4. American Society for Pharmacology and Experimental Therapeutics（美国药理学与实验治疗学会,ASPET） 美国药理学与实验治疗学会（ASPET）创立于 1908 年,旨在促进药理学研究

的发展,拥有 4 000 多名成员,是一个全球药理学团体。成员主要从事基础药理学和临床药理学的研究,包括来自学术界、医药工业和政府的研究人员和学生,他们致力于开发新药与制剂以对抗疾病。

ASPET 主页内容主要有 "About Us"(关于我们)、"Membership & Community"(会员与社区)、"Meetings & Awards"(会议与颁奖)、"Education & Careers"(教育与职业)、"Journals"(期刊)、"Advocacy"(宣传)和 "News"(新闻)等。

其中, "Journals" 栏目包括该学会出版的 4 种期刊,以及该学会与英国药理学学会和 Wiley 共同出版的一本完全开放获取期刊 *Pharmacology Research & Perspectives*(《药理学研究与展望》)。该学会出版的 4 种期刊分别是 *Drug Metabolism and Disposition*(《药物代谢与处置》)、*The Journal of Pharmacology and Experimental Therapeutics*(《药理学与实验治疗杂志》)、*Molecular Pharmacology*(《分子药理学》)和 *Pharmacological Reviews*(《药理学评论》)。对于以上 4 种期刊,ASPET 会员可访问期刊中所有内容;非会员读者可免费获得内容提醒和 RSS 订阅,可免费访问目录、摘要以及 1 至 6 年前发表的文章,其他内容须通过订阅或按次付费获得。

5. American Society for Biochemistry and Molecular Biology(美国生物化学与分子生物学学会,ASBMB) 美国生物化学与分子生物学学会(ASBMB)成立于 1906 年,是一个国际非营利科学和教育组织。ASBMB 拥有超过 11 000 名成员,由学生、研究人员、教育工作者和行业专业人士组成,是世界上最大的分子生命科学学会之一。ASBMB 的使命是推进生物化学和分子生物学的发展,并促进对生命过程分子本质的理解。

ASBMB 主页的内容主要包括 "Membership"(会员)、"Journals & News"(期刊与新闻)、"Meetings & Events"(会议与活动)、"Career Resources"(职业资源)、"Advocacy"(宣传)、"Diversity"(多元化)、"Education"(教育)等。其中 "Journals & News" 栏目下列出了由 ASBMB 出版发行的期刊,包括以下 3 种。

(1) *Journal of Biological Chemistry*(《生物化学期刊》):刊载高质量科学成果,旨在阐明生物过程的分子和细胞基础。

(2) *Molecular & Cellular Proteomics*(《分子与细胞蛋白质组学》):展示蛋白质组学、代谢组学和生物信息学领域的前沿进展。

(3) *Journal of Lipid Research*(《脂质研究杂志》):是世界上被引用最多的有关脂质研究的期刊,重点关注健康和疾病中的脂质科学。

以上三种期刊自 2021 年 1 月起完全开放获取。

6. Federation of American Societies for Experimental Biology(美国实验生物学联合会,FASEB) 美国实验生物学联合会(FASEB)成立于 1912 年,是美国科学协会的非营利组织,代表全球 26 个科学协会和超过 110 000 名研究人员。FASEB 的使命是通过促进生物和生物医学领域的研究和教育,促进健康和福祉。

FASEB 主页设置的栏目主要有 "Science Policy and Advocacy"(科学政策与宣传)、"Meetings and Events"(会议与活动)、"Professional Development"(专业发展)、"Resources"(资源)、"Journals and News"(期刊与新闻)、"Data Management and Sharing"(数据管理与共享)、"Awards"(奖项)、"Diversity, Equity, and Inclusion"(多样性、公平性和包容性),以及 "Partnerships and Outreach"(伙伴关系和外展)。其中, "Journals and News" 栏目下列出了由 FASEB 出版发行的 2 种同行评审期刊。

(1) *The FASEB Journal*:FASEB 的旗舰出版物,提供传统模式与开放获取,发表跨学科研究,涵盖各个组织层面的所有生物学领域,包括原子、分子、细胞、组织、器官、有机体和种群。

(2) *FASEB BioAdvances*:FASEB 全新的开放获取期刊,为全球生物科学领域服务,发表原创研究、综述和研究假设等。

(二) 主要临床医学学(协)会

1. American College of Physicians(美国内科医师学会,ACP) 美国内科医师学会(ACP)

成立于 1915 年,是一个由内科医师、专科医生、住院医师、研究人员和医学生组成的多元化团体,目前在全球拥有 16.1 万名成员。其使命是通过培养医学实践的卓越性和专业性来提高医疗保健的质量和效果。ACP 在教育、标准制订和知识共享方面引领行业发展,以推动内科学的理论与实践。

ACP 网站的内容涉及临床、科研和教育等方面,主要栏目为:

(1)"MEMBERSHIP"(成员信息):包括 "Benefits"(成员权利)、"Become a Fellow"(加入资格)、"For Members"(成员常见问题解答)等。

(2)"CME & MOC"(继续医学教育与维持认证):ACP 为终身学习者提供高质量的教育项目,用户可及时获取最新知识,并获得 CME(继续医学教育)学分和 MOC(维持认证)积分。该栏目下包含了 "Online Learning Center"(在线学习中心)、"Certification Preparation"(认证准备)、"About CME"(CME 有关介绍)和 "About MOC"(MOC 有关介绍)等。

(3)"MEETINGS & COURSES"(会议与课程):该栏目分为以下几个部分,"Internal Medicine Meeting"(ACP 年会)、"Upcoming Chapter Meetings"(即将举行的分会会议)、"Courses & Recordings"(视频课程)、"Focused Topics"(焦点话题)、"Webinars"(网络研讨会)以及 "Medical Educator Resources"(医学教育资源)。用户可在该栏目与其他 ACP 成员一起参加 ACP 年会、ACP 当地分会会议,以及各种教育活动。

(4)"CLINICAL INFORMATION"(临床信息):该栏目通过提供临床指南、医学出版物,以及其他工具来帮助临床医生获取最新信息并有效治疗患者。该栏目包含 "Clinical Guidelines & Recommendations"(临床指南和建议)、"Performance Measures"(绩效衡量标准)、"Journals & Publications"(期刊和出版物)、"Clinical Resources & Products"(临床信息资源和学习资料)、"High Value Care"(高价值护理),以及 "Ethics & Professionalism"(道德与专业精神)等。其中,"Journals & Publications" 部分收录了 ACP 的四种官方期刊,分别为:

1)*Annals of Internal Medicine*(《内科学年鉴》):刊载与临床相关的文章,以促进医学向卓越发展,并关注对患者的护理。该刊是世界上被广泛引用的同行评审的医学期刊之一。

2)*Annals of Internal Medicine:Clinical Cases*(《内科学年鉴:临床案例》):该刊是一本经过同行评审的开放获取期刊,由 ACP 和美国心脏协会(American Heart Association)联合出版。该刊出版高质量的病例报告、病例系列、图像/视频病例以及有关整个医学领域主题的临床反思等。

3)*I.M. Matters from ACP*(《来自 ACP 的信息》):为内科医生提供有关医学实践以及 ACP 政策、ACP 产品和 ACP 活动的新闻和信息。

4)*ACP Hospitalist*(《ACP 住院医生》):为住院医生提供新闻和信息,涵盖领域内最新趋势和研究问题。

(5)"PRACTICE RESOURCES"(实践资源):提供建议、工具、表格和教育材料,使内科医生顺利开展医疗实践。该栏目下包括 "COVID-19 Practice Management"(COVID-19 实践管理)、"Business Resources"(商业资源)、"Regulatory Resources"(监管资源)、"Quality Improvement"(品质提升)、"Patient and Interprofessional Education"(患者与跨专业教育)、"Physician Well-being and Professional Fulfillment"(医生的福祉与专业成就感),以及 "Independent Practice Resources"(独立实践资源)等。

(6)"ADVOCACY"(宣传):ACP 倡导政策变革,其倡导重点旨在通过立法、监管和行政行动,促进联邦层面的政策改革,使患者、医生和内科实践的整体健康和福祉受益。

2. American Heart Association(美国心脏协会,AHA) 美国心脏协会(AHA)创立于 1924 年,是美国历史最悠久、规模最大的志愿组织。AHA 致力于心脏病和卒中的预防与治疗,目前拥有 3 500 多万名志愿者和支持者以及 2 900 多名员工。其使命是为一个更长寿、更健康的世界而不懈努力。

AHA 网站的主要栏目有:

(1)"Healthy Living"(健康生活):此栏目介绍了健康的生活方式与习惯的各方面知识,包括 "Healthy Eating"(健康饮食)、"Healthy Lifestyle"(健康生活方式)、"Fitness"(健身)、"Pets and Your Health /

Healthy Bond for Life"（宠物与您的健康 / 健康生活纽带），以及 "Company Collaboration"（公司合作）等部分。

（2）"Health Topics"（健康主题）：提供对心脏或心脏疾病有影响的其他疾病的专题信息，包括主动脉瘤、心律失常、心房颤动、心搏骤停、心肌病、先天性心脏缺损、糖尿病、高血压、卒中等。该栏目对这些疾病的基础知识、危险因素、症状、诊断、预防、治疗等部分进行了介绍。

（3）"Professional Resources"（专业资源）：提供面向心血管和卒中领域的专业医疗人员的资源与内容。该栏目包含 "Professional Heart Daily"（专业心脏日报）、"Quality Improvement"（品质提升）、"Educators and Parents"（教育工作者和家长）、"National Hypertension Control Initiative"（国家高血压控制倡议）、"Food is Medicine Initiative"（食物即药物倡议）、"Million Hearts Collaboration®"（百万之心合作®）、"Doctors With Heart"（有心医生），以及 "Data Science"（数据科学）等内容。

其中，"Professional Heart Daily" 栏目下包含了丰富的子栏目，分别为 "Research"（科研项目）、"Professional Membership"（会员服务）、"Meetings"（会议）、"Education"（继续医学教育）、"Guidelines & Statements"（AHA 和美国卒中协会 ASA 发布的有关各种心血管疾病和卒中主题的指南和声明）、"Journals"（期刊）、"Communities"（29 个心血管疾病和卒中的交流社区）、"Science News"（科学新闻）等。并且在 "Journals" 这个子栏目中，收录 AHA 和 ASA 出版的官方期刊，例如 *Arteriosclerosis*，*Thrombosis*，*and Vascular Biology*；*Circulation*；*Circulation Research*；*Hypertension*；*Stroke*；*Journal of the American Heart Association*；*Annals of Internal Medicine*；*Clinical Cases* 等。

（4）"Learn CPR"（学习心肺复苏）：AHA 是心肺复苏学及其教育和培训领域的领导者，也是 CPR（心肺复苏）和 ECC（紧急救护）官方指南的发布者。此栏目提供心肺复苏和紧急救护的教育、培训课程、学习材料等。

3. American College of Cardiology（美国心脏病学会，ACC）　美国心脏病学会（ACC）是 1949 年成立的非营利性医学协会，目前拥有来自全球的 54 000 多名会员。ACC 的主要功能是为心血管专业人员提供高质量的继续教育机会，并为心血管疾病的治疗提供权威的临床实践指南、治疗标准和最新信息，以促进心血管疾病的基础和临床研究。ACC 的使命是改变心血管护理，并改善所有人的心脏健康。

ACC 网站设有 "Clinical Topics"（临床主题）、"Latest In Cardiology"（心脏病学最新进展）、"Education and Meetings"（教育与会议）、"Tools and Practice Support"（工具与实践支持）、"Guidelines"（指南）、"JACC"（JACC 系列期刊）等栏目。

ACC 网站提供的服务主要包括三个方面：临床实践、继续教育和信息服务。在临床实践方面，该网站提供很多临床信息和医疗指南，如在 "Guidelines" 栏目下有许多心血管疾病的临床指南，这些指南被世界很多医疗机构视为临床工作的标准。ACC 网站的教育资源也非常丰富，如在 "Education" 栏目下汇集了丰富的心血管领域重要的学习资料、期刊论文、病历研究、案例测验、在线课程、专家分析、演练与实践等。

ACC 主页上还设有 "JACC" 栏目，内含 JACC 系列期刊。JACC 系列期刊由 ACC 出版，涵盖心血管医学的整个领域，是世界上阅读最广泛、最具影响力的心血管期刊之一，包括 *Journals of the American College of Cardiology*（《美国心脏病学会杂志》，JACC）和另外九种专业期刊（*JACC：Cardiovascular Interventions*，*JACC：Cardiovascular Imaging*，*JACC：Heart Failure*，*JACC：Clinical Electrophysiology*，*JACC：Basic to Translational Science*，*JACC：Case Reports*，*JACC：CardioOncology*，*JACC：Asia*，*JACC：Advances*）。

4. National Heart, Lung, and Blood Institute（美国国家心肺血液研究所，NHLBI）　美国国家心肺血液研究所（NHLBI）是美国国立卫生研究院的下属机构之一，是全美预防和治疗心、肺、血液、睡眠相关疾病方面的领导者。NHLBI 的使命是为研究、培训和教育提供全球领导力，以促进心、肺、血液疾病的预防和治疗，并提高所有人的健康水平。

NHLBI 网站的主要栏目有：

（1）"HEALTH TOPICS"（健康主题） 提供了心、肺、血液和睡眠的相关疾病、诊断测试以及治疗的信息。此外还收录有 COVID-19 的相关信息和资源。

（2）"HEALTH EDUCATION"（健康教育） 该栏目下包含 "Education Programs and Initiatives"（教育项目与倡议）、"Publications and Resources"（出版物与资源）等子栏目。

1）"Education Programs and Initiatives"：为公众提供心、肺、血液疾病和睡眠障碍的教育项目与倡议等信息。NHLBI 为了实现公共卫生领域的积极变化，制订了健康教育与认知项目，聚焦于帮助公众降低心、肺、血液、睡眠的相关疾病与障碍的风险和后果。

2）"Publications and Resources"：为公众和专业人员提供心、肺、血液和睡眠障碍相关的各种主题的出版物和阅读资料。出版物包括小册子、概况介绍、报告、DVD 等；阅读资料可在线查看，部分可打印副本。NHLBI 提供的信息均基于最新的科学发现，也可通过在页面上的检索框内输入检索词，来获取所需信息，并且在页面左侧栏，还可按照 "Language"（语种）、"Health Topics"（健康主题）、"Lifestyle and Education"（生活方式与教育）等对检索结果进行过滤与筛选。

（3）"THE SCIENCE"（科学）：该栏目包含了 "Research Focus Areas"（研究重点领域）、"Research Topics"（研究主题）和 "Clinical Trials"（临床试验）三个子栏目。

1）"Research Focus Areas"：NHLBI 在预防和治疗心、肺、血液和睡眠疾病方面发挥着全球领导力的作用。可通过此栏目选取某一研究重点领域（包括血液疾病和血液安全、心血管疾病、肺疾病、人口和流行病学研究等），了解 NHLBI 支持的有关该研究领域的倡议与举措。

2）"Research Topics"：可选择心、肺、血液、睡眠研究领域内的各种主题，以了解 NHLBI 的研究对心、肺、血液和睡眠疾病的患者如何转变护理方式并改善患者的健康状况。

3）"Clinical Trials"：通过该栏目可检索 NHLBI 支持的临床试验和观察性研究，并可按照 "Disease or Condition"（疾病或健康状况）、"Location"（地点）、"Age Group"（年龄组）、"Recruitment Status"（招募状况）四个维度进行聚类筛选。

（4）"GRANTS AND TRAINING"（资助和培训）：此栏目分为以下三个部分。

1）政策和指南：包括一般资助的指南和政策、研究资助机制的指南、人类受试者和临床研究的指南等。

2）资助机会和联系方式：含有最新资助机会公告，并可查找与某一资助领域相关的项目官员和资金情况。

3）培训和职业发展：提供不同职业阶段的研究培训和职业发展。

（5）"NEWS AND EVENTS"（新闻和活动）：在该栏目可直接浏览或通过输入关键词查找所需医学新闻、会议、活动信息。并且 NHLBI 提供免费电子邮件提醒，可根据用户的订阅偏好及时将相关信息发送给用户。

5. The Cardiothoracic Surgery Network（心胸外科网，CTSNet） 心胸外科网（CTSNet）是一个非营利组织，由胸外科医师学会（The Society of Thoracic Surgeons，STS）、美国胸外科协会（American Association for Thoracic Surgery，AATS）和欧洲心胸外科协会（The European Association for Cardiothoracic Surgery，EACTS）联合主办，由来自世界各地的许多其他心胸外科组织参与协办，拥有世界上最大的心胸外科医生在线社区。

CTSNet 网站的信息包罗万象，提供了许多与心胸外科专业相关的重要电子资源，包括心胸外科医生及相关专业人员的个人资料页面、心胸外科领域的学术机构、丰富的基于视频和文本的教育内容、主要的专业期刊、与专业相关的会议活动等。CTSNet 网站是可靠的心胸外科信息的在线来源，且因其为用户提供全方位的服务，被认为是心胸外科第一大网站。

该网站的主要栏目有：

（1）"VIDEOS"（视频）：提供临床实践的视频资料，内容包括心脏外科、先天性心脏病手术、胸椎外科、血管外科、Step-by-Step 系列、圆桌会议、心脏外科先驱者访谈、心胸外科创新者访谈等。

（2）"JOURNALS"（期刊）：该栏目包含三个部分,分别为"Journals"（期刊）、"CTSNet Journal and News Scan"（CTSNet 期刊与新闻浏览）,以及"Books"（图书）。

1）"Journals"：共收录了该专业的 20 种期刊,例如 *The Annals of Thoracic Surgery*（《胸外科年鉴》）、*European Journal of Cardio-Thoracic Surgery*（《欧洲心胸外科杂志》）、*The Journal of Thoracic and Cardiovascular Surgery*（《胸心血管外科杂志》）、*Artificial Organs*（《人工器官》）、*Annals of Cardiothoracic Surgery*（《心胸外科年鉴》）、*ASAIO Journal*（《美国人工内脏器官学会杂志》）、*Asian Cardiovascular and Thoracic Annals*（《亚洲胸心血管外科年鉴》）等。

2）"CTSNet Journal and News Scan"：提供 CTSNet 期刊和新闻的浏览,可及时了解领域内最新动态与研究进展。

3）"Books"：收录了该专业的电子图书,例如 *Perspectives in Cardiothoracic Surgery*（《心胸外科展望》）、*Lung Cancer*（《肺癌》）、*State of the Heart*（《心脏的状态》）等。普通用户可免费阅读全书内容,不仅有助于心胸外科医师提高专业技能,亦可对大众起到普及专科知识的作用。

（3）PROFILES（简介资料）：提供心胸外科医生个人的简介信息与心胸外科机构的情况资料。若要查找某一特定的心胸外科医生的简介信息,可在页面检索框内输入该医生的姓名及其所在组织机构。若想了解某一心胸外科机构的情况资料,可输入机构名称或从列表中选取所需机构,CTSNet 网站上汇集了世界上绝大多数著名心胸外科机构的信息。

此外,该网站还为临床医生提供了心胸外科专业的就业、会议等信息。

6. The Society of Thoracic Surgeons（胸外科医师协会,STS）　胸外科医师协会（STS）成立于 1964 年,是一个非营利性专业组织,在 110 个国家拥有 7 700 多名会员,包括心胸外科医生、研究人员和相关医疗保健专业人员,致力于确保心脏、肺、食管的手术,以及胸部内的其他手术取得最佳结果。STS 的使命为改善心胸疾病患者的生活。

STS 网站提供的主要服务如下：

（1）"Education"（教育）：该栏目下包含"Education"（教育）和"Events"（活动）两大部分。

1）"Education"：STS 通过面对面和在线课程,以及数字资源为用户提供教育服务,包括在线年会、网络研讨会、播客、视频和 STS 心胸外科电子书等。其中,STS 提供的课程为所有心胸亚专业以及各个职业阶段而设计。

2）"Events"：发布 STS 年会信息、网络研讨会和各项活动预告,以及往届网络研讨会和活动回顾。STS 年会是世界上最大的心胸外科会议之一。

（2）"News"（新闻）：该栏目下包含"News"（新闻）、"Topics"（话题）、"STS Journals"（STS 期刊）,以及"Industry"（行业）。"STS Journals"（STS 期刊）收录有 *The Annals of Thoracic Surgery*（《胸外科年鉴》）和 *Annals Short Reports*（《年鉴简报》）两本期刊。The Annals of Thoracic Surgery 为 STS 的官方期刊,是一本国际同行评审期刊,提供心胸外科的患者护理、临床实践、科研、教育和政策方面的原创研究,是心胸外科领域被引用最多的期刊。另外,*Annals Short Reports* 是该刊的配套期刊,可完全开放获取。

（3）"STS National Database"（STS 国家数据库）：该数据库成立于 1989 年,旨在促进美国心胸外科手术质量和安全性改进,现已成为临床注册的金标准。该数据库包含来自 4 300 名外科医生的超过 880 万名患者的数据,是真正的临床基准,可使医院和心胸外科医生明确最佳实践和潜在差距。

STS 国家数据库依据不同心胸外科领域,分为以下四个数据库：

1）"Adult Cardiac Surgery Database"（成人心脏外科数据库,ACSD）：是世界上首屈一指的成人心脏外科临床结果注册中心。该数据库于 1989 年启动,包含 750 多万份心脏手术记录,目前有近 3 800 名医生参与,其中包括外科医生和麻醉师。

2）"General Thoracic Surgery Database"（普通胸外科数据库,GTSD）：是北美最为庞大,也最为强大的临床胸外科数据库。GTSD 包含 70 多万份普通胸外科手术记录,目前有 1 000 多名外科医生参与。

3）"Congenital Heart Surgery Database"（先天性心脏病外科数据库,CHSD）：是北美最大的先天性

心脏畸形数据库。CHSD 包含 60 多万份先天性心脏病手术记录,目前有 1 000 多名医生参与,包括外科医生和麻醉师。

4)Intermacs/Pedimacs(机械辅助循环支持注册中心,The Interagency Registry for Mechanically Assisted Circulatory Support/儿科机械循环支持注册中心,The Pediatric Interagency Registry for Mechanical Circulatory Support):Intermacs 及其儿科亚组 Pedimacs 是北美的一个注册中心,记录使用美国 FDA 批准的机械循环支持(MCS)设备治疗晚期心力衰竭患者的临床结果。它于 2005 年成立,由国家心肺血液研究所、美国食品药品监督管理局、医疗保险和医疗补助服务中心等机构联合建立。Intermacs 收录了使用 MCS 设备的患者一生的纵向数据。

7. The American Association for Thoracic Surgery(美国胸外科协会,AATS)　美国胸外科协会(AATS)成立于 1917 年,与其慈善机构 AATS 基金会一同致力于推动心胸外科领域的发展。它是一个国际组织,由来自 46 个国家的 1 500 多名世界顶尖心胸外科医生组成。其成员在该专业领域拥有公认的杰出表现,并为全世界心胸疾病的护理和治疗作出了重大贡献。AATS 的使命是提升心胸血管外科的学术水平、创新能力和领导力。

AATS 网站的主要栏目如下:

(1)"Digital Education & Resources"(数字教育与资源):该栏目下包括 "Digital Education & Resource Center"(数字教育与资源中心)、"Featured Journal Articles"(特色期刊文章)、"Global Grand Rounds Webinars"(全球大型网络研讨会)、"AATS Quality Gateway"(AATS 质量门户网站)、"Thoracic Surgical Oncology Group"(胸外科肿瘤组)、"Global Webinar on Guidelines"(全球指南网络研讨会)等部分。

其中,"Digital Education & Resource Center" 子栏目收录了多种类型的资源信息,例如全球大型网络研讨会、演讲、图片、论坛、视频、指南、特色期刊文章等。该子栏目收录的资源信息不仅类型丰富,也涉及多个专业领域,包括成人心脏外科、心脏外科、先天性心脏病、移植、食管癌、普通胸外科、胸外科等。

(2)"Meetings and Webinars"(会议和网络研讨会):该栏目下包括 "Upcoming Meetings"(即将举行的会议)、"Webinar Wednesday"(周三网络研讨会)、"Annual Meeting"(年会)、"Golf Tournament"(高尔夫锦标赛)、"Past Meetings"(过往会议)、"Upcoming Webinars"(即将举行的网络研讨会)、"Global Grand Rounds Webinars"(全球大型网络研讨会)、"AATS Journals Webinars"(AATS 期刊网络研讨会),以及 "Women in Cardiothoracic Leadership Webinars"(女性心胸领导力网络研讨会)。AATS 重视其教育职能,举办的年会、专业会议在心胸外科领域享有较高声誉。

(3)"JTCVS & Journals"(JTCVS 与期刊):AATS 出版了六种官方期刊,包括 *The Journal of Thoracic and Cardiovascular Surgery*(《胸心血管外科杂志》,JTCVS)、*Seminars in Thoracic and Cardiovascular Surgery*(《胸心血管外科研讨会》)、*Operative Techniques in Thoracic and Cardiovascular Surgery*(《胸心血管外科手术技术》)、*Pediatric Cardiac Surgery Annual*(《小儿心脏外科年鉴》)、*JTCVS Open*(《JTCVS 开放》)和 *JTCVS Techniques*(《JTCVS 技术》)。

其中,JTCVS 是 AATS 和西方胸外科协会(Western Thoracic Surgical Association)的官方出版物,该刊聚焦于获得性心脏病手术、先天性心脏病修复、胸外科手术、心肺移植、机械循环支持和其他手术的技术和发展。心胸外科医生可通过 AATS 的各种出版物,了解该领域的新闻、最新研究、手术和技术进步。

三、专科数据库

计算机网络技术的发展为医学各领域知识信息的管理与组织带来了极大的便利,在医学教学领域,各类辅助医学生学习的形态学数据库应运而生;在临床领域,专门针对某种疾病或病种建立的包含该病种患者临床资料的专病数据库在使医疗数据管理更高效的同时,也为临床科学研究提供了高质量的样本信息资源。

（一）Primal Pictures

由英国 Informa 出版集团提供的 Primal Pictures 三维互动式人体解剖学数据库,利用真实医学数据——CT 扫描、MRI 等进行精确的三维模型重建,全面汇集了超过 6 500 个偏重独立器官、身体部位或解剖系统的高精度三维动态互动式解剖模型,内容包括 3D 解剖图、大体图片、核磁共振成像、动画、视频和音频等。不论是教学、科研、临床中的应用,也不论是专业或非专业的人士,均可通过数据库直接进入三维动画,查看精确的人体解剖模型,详细了解其结构与功能、生物学特性、治疗与手术操作过程等信息。

Primal Pictures 主要包括以下模块。

1.“3D Real-time”　该模块使用真实大体扫描数据,采用人性化操作平台,用户可针对 12 个模组、3 000 多个组织,对人体解剖进行深入了解。还可完全根据自己的需求定制解剖图片,应用于解剖学习、术前准备或对病患进行讲解。此模块支持简体中文。

2.“3D Atlas”　包含人体局部解剖学的完整参考信息,共分为 9 个模组,分别为“Head and Neck”(头部和颈部)、“Spine”(脊椎)、“Shoulder and Arm”(肩部和手臂)、“Forearm and Hand”(前臂和手)、“Thorax and Abdomen”(胸部和腹部)、“Pelvis”(骨盆)、“Hip”(臀部)、“Knee”(膝盖)、“Leg, Ankle and Foot”(腿、脚踝和脚)。该模块通过多种方式呈现局部解剖学知识,包括三维解剖图、核磁共振图像、大体/临床图片、视频等。各人体构成均配有详尽的文字说明,以便用户快速了解各部位的内容及注释。

3.“Functional Anatomy and Therapy”　该模块汇集了超过 70 组完整骨架动画,用户可以观察肌肉功能、骨骼和韧带的运动,并且该模块提供了运动伤害专业知识,适用于物理治疗、职业治疗的教学、学习与研究。该模块共分为 7 个模组,包括“Functional Anatomy”(功能解剖)、“Anatomy Trains”(肌筋膜疼痛综合征脉络分布)、“Massage and Manual Therapies”(按摩和手法治疗)、“Exercise”(运动)、“Pilates”(普拉提)、“Yoga”(瑜伽),以及“Resistance Training”(抗阻力训练)。

4.“Anatomy and Physiology”　提供解剖学和生理学课程所需的补充材料,共分为 20 个身体系统模组,通过三维影像、综合说明文字、影片视频、动画与图解、临床主题与案例研究、学习目标及习题等方式,辅助学生了解解剖与生理学知识。

5.“Quizzing”　含有丰富的自我检测题目,学生可以反复练习。

6.“Imaging”　收录丰富的人体超声、CT 及 MRI 图片,具有多维(横断面、冠状面、矢状面)查看方式,附有对应的 3D 解剖图像和详细的文字说明。

7.“Clinical Specialties”　提供多种临床专科诊疗参考资料,为多种临床专科提供更详尽资料信息,例如口腔科、耳鼻喉科、泌尿科等。同时,该模块还收录临床诊疗示范视频和相关手术影片。

（二）Orphanet

Orphanet 数据库是一个面向临床医生、研究人员和患者的公共数据库,是罕见病及其药物(孤儿药)的门户网站,旨在提供有关罕见病的高质量信息,以提高对罕见病患者的诊断、护理和治疗水平。Orphanet 于 1997 年由法国国家健康与医学研究院(INSERM)在法国建立。自 2000 年起,Orphanet 获欧盟委员会资助,已逐渐发展成为一个由 40 个国家组成的联盟,其成员国遍及欧洲乃至全球。

Orphanet 数据库收集了全球各种罕见病的详细信息,包括疾病的定义、发病率、遗传模式、流行病学数据、临床表现、病因、诊断方法、鉴别诊断、管理和治疗、预后等。此外,该数据库还提供了有关孤儿药、疾病相关专家和研究机构的信息。该数据库免费开放,提供以下语言版本:英语、法语、西班牙语、德语、意大利语、葡萄牙语、荷兰语、波兰语和捷克语。

Orphanet 建立了 Orphanet 罕见病命名法(ORPHAcode),每种罕见病都有唯一一个 ORPHAcode,这对于提高罕见病在卫生和研究信息系统中的可见性至关重要。

Orphanet 数据库主要分为以下八个模块:“Inventory, classification and encyclopaedia of rare diseases, with genes involved”[罕见病(涉及基因)清单、分类和百科全书]、“Inventory of orphan drugs”(孤儿药清

单）、"Directory of patient organisations"（患者组织目录）、"Directory of professionals and institutions"（专业人员和机构目录）、"Directory of expert centres"（专家中心目录）、"Directory of medical laboratories providing diagnostic tests"（提供诊断测试的医学实验室目录）、"Directory of ongoing research projects, clinical trials, registries and biobanks"（正在进行的研究项目、临床试验、注册和生物库目录）、"Collection of thematic reports：Orphanet Reports Series"（专题报告汇编：罕见病报告系列）。

其中，在"Inventory, classification and encyclopaedia of rare diseases, with genes involved"模块，可选择通过疾病名称、临床症状和体征、分类、基因、残障、患者百科全书、专业人士百科全书、应急指南、新生儿筛查数据库等，浏览和检索相关疾病信息。

（三）Physician Data Query（PDQ 癌症信息库）

Physician Data Query（PDQ 癌症信息库）于 1977 年由美国国家癌症研究所（National Cancer Institute, NCI）创建，内容涵盖成人癌症治疗（adult treatment）、儿童癌症治疗（pediatric treatment）、支持与姑息治疗（supportive and palliative care）、筛查（screening/detection）、预防（prevention）、遗传学（genetics），以及综合、替代与辅助疗法（integrative, alternative, and complementary therapies）等。

1. **成人癌症治疗**（adult treatment） 提供了 70 多种成人常见和罕见癌症的治疗信息。

2. **儿童癌症治疗**（pediatric treatment） 包含儿童主要癌症类型和罕见癌症的治疗信息。

3. **支持与姑息治疗**（supportive and palliative care） 介绍癌症常见生理和心理并发症的病理、生理及治疗，如疼痛、疲劳和恶心/呕吐。

4. **筛查**（screening/detection） 涵盖许多常见癌症（包括肺癌、结直肠癌、乳腺癌和前列腺癌等）的筛查信息。

5. **预防**（prevention） 收录许多常见癌症（包括肺癌、结直肠癌、乳腺癌和前列腺癌等）的预防信息。

6. **遗传学**（genetics） 提供某些癌症遗传学方面的循证信息。

7. **综合、替代与辅助疗法**（integrative, alternative, and complementary therapies） 提供有关疗法的背景信息，包括发展简史、作用机制，以及临床前和临床研究的相关证据。

PDQ 癌症信息库定期汇总全球最新的癌症研究成果，及时更新相关内容，为癌症的预防、诊断和治疗提供最新参考。该信息库针对医师和患者提供了不同的版本——专业版和公众版，通过这两个版本的展示向不同受众提供癌症信息和教育资源。此外，该信息库还具有四种语言版本，分别为英文、西班牙文、日文及中文版本。其中，中文版本称为中文版癌症综合信息库（中文版 PDQ）于 2016 年在中国正式上线。中文版 PDQ 的内容将根据全球癌症研究最新进展定期更新，为医疗卫生工作者及公众提供权威、及时的癌症诊疗信息。

第三节 │ 生物信息学数据库

一、概述

生物信息学（bioinformatics）是一门新兴的交叉学科，涉及生物信息的获取、存储、管理、分析、解释和应用等各个方面，综合运用数学、计算机科学和生物学等学科的知识与方法，来阐明和理解大量生物数据所包含的生物学意义。生物信息学数据库是生物信息学的重要组成部分，是非常重要的生物信息学资源。随着生物信息学的快速发展，生物信息学数据库的种类和数据量日益增多，数据库功能日益完善，生物信息学数据库几乎覆盖了生命科学的各个领域，已然成为生物信息学研究的出发点，在人类基因组计划、多组学研究、生物信息学发展中起着非常重要的作用。

（一）生物信息学数据库的类型

生物信息学数据库，是指在计算机存储设备上合理存放且相互关联的生物信息集合。根据收录的信息内容主要分为以下 5 类。

1. **序列数据库**　主要收录序列数据,它是最基本的生物信息学数据库。根据序列分子类型不同,又可分为:DNA 序列数据库,如 GenBank、欧洲核酸序列数据库(European Nucleotide Archive, ENA)、日本核酸数据库(DNA Data Bank of Japan,DDBJ)等;RNA 序列数据库,如非编码 RNA 数据库(The non-coding RNA database,ncRNAdb)、微小 RNA 数据库(The microRNA database,miRBase)等;蛋白序列数据库,如通用蛋白质资源(Universal Protein Resource,UniProt)等;基因组序列数据库,如酵母基因组数据库(Saccharomyces Genome Database,SGD)、鼠基因组信息(Mouse Genome Informatics,MGI)等。

2. **结构数据库**　主要收录蛋白质、多肽的三维结构(X 线和磁共振测定)以及酶、病毒、碳水化合物和核酸的晶体结构数据库,如蛋白质结构数据库(The Protein Data Bank,PDB)、核酸结构数据库(Nucleic Acid Database,NDB)、剑桥结构数据库(Cambridge Structural Database,CSD)等。

3. **图谱数据库**　主要收录基因组图谱数据,如遗传图谱、物理图谱、转录图谱和序列图谱,如 NCBI 的基因组图谱、EBI 的 Ensembl、UCSC 基因组浏览器数据库(The UCSC Genome Browser database)等。

4. **突变数据库**　主要收录基因突变以及多态性数据,有综合性和特殊位点突变数据库两种。综合性突变数据库收录多种类型突变或多态性数据,如单核苷酸多态性数据库(Database of single nucleotide polymorphisms,dbSNP)、人类基因突变数据库(Human Gene Mutation Database,HGMD)等;特殊位点突变数据库主要收录某一位点或某一特殊类型的基因突变和多态性数据,如人类肿瘤 p53 突变数据库(p53 Mutation in Human Cancer)、APC 基因突变数据库等。

5. **文献数据库**　主要收录各种与生物信息相关的文献信息,如 PubMed、在线人类孟德尔遗传数据库(Online Mendelian Inheritance in Man,OMIM)等。

(二)生物信息数据的来源

1. **人工收集**　一些主要的生物信息学数据库如 GenBank、ENA、PIR、Swiss-Prot,在建库的初期主要靠人工搜索科学期刊中核酸和蛋白质序列数据,然后录入到数据库中。这种收集方式费时费力,跟不上生物信息数据增长的速度。

2. **直接提交**　测序技术和克隆技术的发明和广泛应用,使得序列数据急剧增长,特别是人类基因组和各种模式生物基因组计划的启动和顺利实施,生物信息数据更是呈指数增长,巨大的生物信息数据仅靠科学期刊出版发行已经不可能,靠人工收集科学期刊中的信息数据更是不可能。因此,1988年,序列数据库与经常刊登序列数据的科学期刊合作,要求科研人员在论文发表之前必须将序列数据提交到某个数据库中,并从后者获得一个序列存取号("Accession Number"),该存取号可随论文发表,代表该序列数据。因此,科研人员直接提交成为生物信息学数据库收集数据的主要方式。

一些小型的二次数据库仍然采用电子邮件方式收集生物信息数据,但是大型核酸序列数据库如 GenBank、ENA、DDBJ,主要采用 Web 提交软件收集科研人员的数据,如 GenBank 的 BankIt、ENA 的 Webin、DDBJ 的 NSSS(Nucleotide Sequence Submission System)等,一般需要注册才能使用。Web 提交软件因其快捷、方便、直观而成为科研人员提交数据的首选。

3. **成批提交**　自 1998 年起,人类基因组计划的重心从基因作图转向大规模基因组测序,一些专门的基因组测序中心和大型制药公司为了争夺新药开发的制高点,不惜斥巨资投入人类基因组和病原生物基因组测序。这些测序中心和制药公司每天能测序几兆(MByte,Mb)或几百兆碱基,一次需要提交大量的基因组数据,上述提交工具显然不能满足大规模提交序列数据的需要。为此,GenBank、ENA 和 DDBJ 均开发了大批量提交序列数据工具,如 NCBI 的 tbl2asn,ENA 的基因组组装提交(Genome Assembly Submissions)和 DDBJ 的批量提交系统(Mass Submission System,MSS)。成批提交从而成为数据库收集数据的另一个主要方式。

4. **数据交换**　数据库之间的数据交换也是生物信息学数据库收集数据的一个重要方式,如 GenBank、ENA、DDBJ 三大核酸序列数据库建立国际核酸序列数据库协作体(International Nucleotide Sequence Database Collaboration,INSDC),分别收集所在区域的序列数据,实行数据共享,每天交换各自收集的序列数据。

（三）生物信息数据的存储

1. **记录格式**　不同的生物信息学数据库所采用的记录格式也不尽相同。由于 ENA 和 GenBank 是最为主要的核酸序列数据库，所以 ENA 格式和 GenBank 格式被其他生物信息学数据库广泛采用。详见表 7-1。

表 7-1　ENA 格式和 GenBank 格式标识符的含义

ENA 标识符	GenBank 标识符	含义
General Information	LOCUS	记录名称、性质描述
Primary Accession	不显示	初始存取号
Accession	ACCESSION	序列存取号
SRS Entry ID	无	SRS 记录号
Molecule Type	在 LOCUS 部分	分子类型
Sequence Length	在 LOCUS 部分	序列长度
Entry Division	不显示	记录分区
Entry Data Class	在 LOCUS 部分	记录数据分类
Sequence Version	VERSION	序列版本号（AC 不变）
Creation Date	不显示	创建日期
Modification Date	在 LOCUS 部分	修改日期
Description	DEFINITION	序列简要描述
Keywords	KEYWORDS	关键词
Organism	SOURCE	来源种属
Organism Classification	ORGANISM	生物体分类
Comment	COMMENT	序列评述
Reference	REFERENCE	参考文献
Features	FEATURES	特征表
Key	source	关键字
Location	Location	定位
Qualifiers	Qualifiers	限定
Value	直接列出	取值
Sequence（FASTA 格式）	ORIGIN	序列

（1）ENA 格式：EMBL 的每一条记录为纯文本文件，包括五个部分："General Information"（一般信息）、"Description"（描述）、"References"（参考文献）、"Features"（特征表）、"Sequence"（序列），每一部分又分成几个子类。其中"特征表"包含一批关键字（包括内含子、外显子、起始密码子、基因及其功能等），它与 GenBank、DDBJ 是统一的。

（2）GenBank 格式：GenBank 的每一条记录也为纯文本文件。每行左端为空格或标识符。标识符均为一完整英文字母，不用缩写。每一条 GenBank 记录，从 LOCUS 到 ORIGIN 为记录的注释部分，注释部分按标识符分成若干段。

2. **序列格式**　不同的序列分析软件所采用的序列格式也不尽相同，因而存在多种不同的序列格式，其中最常见的序列格式是 FASTA 格式，又称 Pearson 格式（图 7-1），主要用于序列类似性检索或序列同源分析。

```
>AJ002508.1 Human immunodeficiency virus type 1 protease gene （isolate B07 week 48）
CCTCARRTCACTCTTTGGCARCGACCCCTCGTCACAATAAAGATAGGGGGGCAACTAAAGGAAGCTCTAT
TAGATACAGRAGCAGATGATACAGTAKTAGAAGAMATRASTTTRCCAGGAAGRTGGAAACCAAAAATGAT
AGGGGGAATTGGAGGTTTTWTCMAAGTAAGACAGTATGATCAGATACTCRTAGAAATCTGTGGRCATAAA
GCTATAGGTACAGTATTAGTAGGACCTACACCTGTCAACATAATTGGAAGAAATCTGTTGACTCAGMTTG
GTTGCACTYTAAATTTT
```

图 7-1　FASTA 格式

第一行是说明行,以"＞"符号开始,紧接着是序列存取号和描述性文字,有助于序列的理解。从第二行开始为序列本身。核苷酸符号大、小写均可,但氨基酸一般用大写字母。每一行都不得超过80个字母。由于 FASTA 格式无特殊的序列结束标志,建议最后多留一个空行。

(四) 生物信息学数据库的查找

1. **搜索引擎**　是查找生物信息学数据库的一个重要途径。利用生物信息学数据库名称或部分信息,通过搜索引擎进行查找,获取该数据库的 URL 网址及相关信息,再到该数据库网页,获取其中的信息。

2. **生物信息学中心资源导航**　一些著名的生物信息学中心不仅自己建立和维护大量的生物信息学数据库,而且一般在网上提供资源导航。例如美国国家生物技术信息中心(NCBI)创建和维护的许多著名的生物信息学数据库,包括 GenBank、dbEST、dbSNP、OMIM 等。欧洲生物信息研究所(EBI)的检索服务(EBI Search)提供 90 多个数据库的查找与检索。

3. **专门的生物信息学数据库目录**　自 2000 年起,*Nucleic Acids Research* 设立了数据库目录,该目录将其收录的 1 000 多个数据库分成 Nucleotide Sequence Databases(核酸序列数据库)、RNA sequence databases(RNA 序列数据库)、Protein sequence databases(蛋白质序列数据库)、Structure Databases(结构数据库)、Genomics Databases(non-vertebrate)[基因组数据库(非脊椎动物)]、Metabolic and Signaling Pathways(代谢与信号通路)、Human and other Vertebrate Genomes(人类与其他脊椎动物基因组)、Human Genes and Diseases(人类基因与疾病)、Microarray Data and other Gene Expression Databases(微阵列数据与其他基因表达数据库)、Proteomics Resources(蛋白质组资源)等 14 大类,可按名称或分类浏览,可以下载数据库介绍的全文,并可链接至所需要的数据库。

二、生物信息学数据库简介

(一) 核酸序列数据库

GenBank、ENA 和 DDBJ 是目前全球最全面、规模最大的公共核酸序列数据库,收录当前所有已知的核酸序列及相关的文献和生物学注释,它们每天进行数据交换,以保持最新、最全的数据。

1. **GenBank**　是由美国国家生物技术信息中心(NCBI)管理和维护的大型综合性的公共核酸序列数据库,包括所有已知的核酸和蛋白质序列及其相关的文献和生物学注释。GenBank 数据来源于约 140 000 个物种,其中 26% 是人类的基因组序列,所有序列中的 20% 是人类的 EST 序列。

截至 2023 年 8 月,GenBank 中收集的核酸序列数量达到 2 亿 4 611 万 9 175 条,碱基个数达 2 112 058 517 945 个;全基因鸟枪测序(Whole Genome Shotgun,WGS)序列 2 631 493 489 条,碱基个数达 22 294 446 104 543 个,而且数据增长的速度仍在不断加快。可以从 NCBI 的 FTP 服务器上免费下载 GenBank 的数据以及积累的新数据,数据库还提供数据查询、BLAST 等数据分析服务。

每条 GenBank 记录包含对序列的简要描述、科学命名、物种分类名称、参考文献、序列特征表以及序列本身。序列特征表包含来源物种、编码序列(CDS)、基因、编码区、转录单元、重复区域、突变位点或修饰位点等特征注释。

2. **ENA**(European Nucleotide Archive,**欧洲核苷酸序列数据库**)　是国际三大核酸序列数据库之一,始建于 1982 年,现在由欧洲生物信息学研究所(EBI)管理和维护,主要收集欧洲各国科研人员提交的原始序列数据、组装数据和序列注释,以及欧洲各大测序中心提交的高通量测序数据和国际核酸序列数据库协作体(INSDC)每天交换的数据。截至 2023 年 7 月,ENA 组装和注释的核苷酸序列达到 2 487.9 万条,碱基数达到 10 249.3 亿个。每一条核酸序列记录包括概览("Overview")、来源特征["Source Feature(s)"]、其他特征("Other Features")、组装("Assembly")、参考文献("References")、序列("Sequence")六个部分。

3. DDBJ(DNA Data Bank of Japan,**日本核酸数据库**) 1987 年,由日本国家遗传学研究所(NIG)创建,主要收集亚洲地区的核酸数据,并与 NCBI 的 GenBank 和 EBI 的 ENA 协作,同步更新。截至 2023 年 6 月(131.0 版),共收录 3 639 350 806 条序列,2 430 683 388 555 个碱基。DDBJ 主页提供 ARSA、TXSearch、BLAST、ClustalW 等数据检索和分析工具,以及数据提交工具如核酸序列提交系统(Nucleotide Sequence Submission System,NSSS)、批量提交系统(Mass Submission System,MSS)等。

(二)蛋白质序列数据库

1. UniProt(Universal Protein Resource) 是一个集中收录蛋白质资源并能与其他资源相互联系的数据库,也是目前为止收录蛋白质序列目录最广泛、功能注释最全面的一个数据库。UniProt 是由欧洲生物信息学研究所(European Bioinformatics Institute,EBI)、瑞士生物信息学研究所(Swiss Institute of Bioinformatics,SIB)以及美国蛋白质信息资源(Protein Information Resource,PIR)三家机构共同组成的 UniProt 协会(UniProt Consortium)所创建的一个通用蛋白质资源数据库,旨在为从事现代生物研究的科研人员提供一个蛋白质序列及其相关功能方面的广泛的、高质量的并可免费使用的共享数据库。目前,UniProt 由 4 个主要成分组成:UniProt 知识库(UnoProt Knowledgebase,UnoProtKB)、UniProt 参考子集库(UnoProt Reference Clusters,UnoRef)、UniProt 文档库(UniPro Archive,UniParc)和 UniProt 宏基因组学与环境微生物序列数据库(Metagenomic and Environmental Sequence Database,UniMES),每一个都针对不同应用而进行了优化。UniProt 是一个向所有使用者免费开放的数据库,科研人员可登录其网站在线检索或下载资料。

2. iProClass(Integrated Protein Knowledgebase) 是一个通过整合分散在网络中的各种蛋白质数据,为用户提供有价值的蛋白质信息的数据库。iProClass 由 ORACLE 系统维护,支持蛋白质序列的注释和基因组/蛋白质组学研究,能够获取最新的蛋白质信息,同时可以检索蛋白质 ID 图谱、蛋白质词典和相关序列。

3. Swiss-Prot 数据库 由瑞士日内瓦大学与 EBI 于 1986 年创建,目前已合并入 UniProt 数据库,即 UniProtKB/Swiss-Prot,Swiss-Prot 是高质量的、手工注释的、非冗余的蛋白质序列数据库,数据集涉及已知蛋白质的序列、引用文献信息、分类学信息、注释信息等,并与其他数据库建立了交叉引用,其中包括核酸序列库、蛋白质序列库和蛋白质结构库等。

TrEMBL 数据库作为 Swiss-Prot 的补充,是一个计算机注释的蛋白质数据库,主要包含了从核酸数据库中根据编码序列翻译而得到的蛋白质序列。现在 TrEMBL 数据库也已经合并入 UniProt 数据库,即 UniProtKB/TrEMBL。

(三)蛋白质结构数据库

生物大分子三维空间结构数据库则是另一类重要的生物信息学数据库。20 世纪 90 年代以来,越来越多的蛋白质分子结构被测定,蛋白质结构分类的研究不断深入,出现了蛋白质家族、折叠模式、结构域、回环等数据库。

1. PDB(Protein Data Bank) 是目前国际上著名的生物大分子结构数据库。由美国布鲁克海文国家实验室于 1971 年创建。1998 年 10 月起由结构生物信息学合作研究协会(RCSB)负责管理维护。RCSB 的 PDB 与生物磁共振数据库(Biological Magnetic Resonance Data Bank,BMRB)、日本的蛋白质结构数据库(Protein Data Bank Japan,PDBj)和欧洲的蛋白质结构数据(Protein Data Bank in Europe,PDBe)联合组成了世界上最大的收集、整理和提高蛋白质结构信息服务组织——全球蛋白质结构数据库(Worldwide Protein Data Bank,wwPDB)。

PDB 是结构生物学研究的重要资源,用户可免费访问其各种资源。主要收录小分子、碳水化合物、核酸(DNA 和 RNA)和蛋白质的结构信息。PDB 的数据每周更新,截至 2023 年 8 月末,PDB 数据库已经收录了利用 X 线衍射、核磁共振(NMR)实验数据或理论计算得出的蛋白质、多肽、蛋白质/核酸复合物、核酸及糖类等结构数据 209 159 条。这些数据由 RCSB 组织专业人员注释并向全世界免费公布。

为了确保 PDB 资料的完整可靠,绝大多数科学杂志、基金组织会要求科研人员将自己的研究成果提交给 PDB。提交的分子结构经过验证后会被赋予一个唯一编号,即 PDB ID。PDB ID 由一个数字和 3 个大写字母组成。PDB 的结构数据以文本文件格式存放。每条记录即是一个独立的文件,通常包括物种来源、化合物名称、结构提交者及有关文献等基本注释信息,以及原子坐标、配基的化学结构和晶体结构的描述、NMR 约束条件等原始数据。PDB 文件可以通过各种 3D 结构显示软件打开,如 NGL、Jmol 和 RCSB PDB viewer 等。

2. 组学原始数据归档库(Genome Sequence Archive,GSA)　是组学原始数据汇交、存储、管理与共享系统,是我国首个被国际期刊认可的组学数据发布平台。截至 2024 年 9 月,GSA 已汇交整合项目集 793 651 个,样本超过 4 100 万,总数据量超过 54PB。已发布实验数超过 3 100 万项,发布测序反应数超过 3 300 万项,样本类型涵盖植物(plant)、宏基因组(metagenome)、动物(animal)、病原体(pathogen)、人类(human)等。

GSA 主要为用户提供以下四个功能模块,①数据提交:用于组学原始数据元数据及序列文件提交;②数据浏览:用于元数据信息浏览及序列文件下载;③信息检索:用于根据特定条件搜索数据信息;④数据统计:提供系统分类统计信息,供用户查看。

GSA 数据类别主要包括项目信息(BioProject)、样本信息(BioSample)、实验信息(Experiment)、测序反应(Run)信息以及测序数据文件。项目信息是用来描述所开展研究的目的、涉及物种、数据类型、研究思路等信息;样本信息是指本研究涉及的生物样本描述,如样本类型、样本属性等;实验信息包括实验目的、文库构建方式、测序类型等信息;测序反应信息包括测序文件和对应的校验信息。各类数据之间采用线性、一对多的模式进行关联,从而形成"金字塔"式的信息组织与管理模式。

3. SCOP　蛋白质结构分类数据库(Structural Classification of Proteins,SCOP)是基于专家验证的对已知蛋白进行分类,且支持计算机自动分类的蛋白质数据检索和分析系统。截至 2022 年 6 月 29 日,SCOP2 共包含 861 631 个已有结构的蛋白质以及 72 544 个非冗余的蛋白质结构域。SCOP 将计算机程序自动检测和人工验证结合起来,将 PDB 数据库中的蛋白质按传统分类方法分成 α 型、β 型、α/β 型(α 螺旋和 β 折叠交替出现)、α+β 型(α 螺旋和 β 折叠连续出现),并将多结构域蛋白、膜蛋白和细胞表面蛋白、小蛋白单独分类,一共分成 7 大类型,并在此基础上,按折叠类型、超家族、家族三个层次逐级分类。对于具有不同种属来源的同源蛋白家族,SCOP 按种属名称将它们分成若干子类,一直到蛋白质分子的亚基。该数据库于 2009 年 1 月发行最后一版(1.75 版),不再更新,但仍然可以浏览检索。

SCOP2 是 SCOP 的延续版本,创建于 2014 年。与 SCOP 相比,SCOP2 的分类方式更加全面细致,SCOP2 根据结构和进化关系对蛋白质进行分类,采用复杂的节点网络形式描述结构和进化关系,而非 SCOP 的树状结构。

SCOP 累积数据和更新数据可以通过 SCOP2 和 SCOPe 获取,其中 SCOP2 对 SCOP 分类结构的呈现进行了显著性改变,采用有向无环图替代 SCOP 的树形结构,更加准确地表达蛋白质结构和进化关系,并且少量的蛋白质家族的表型可以获取。SCOPe 继续采用 SCOP 分类结构体系对数据进行维护和更新。

4. CATH　是由英国伦敦大学开发和维护的蛋白质结构分类数据库。蛋白质结构使用自动化和手动程序的组合分类,包括四个主要层次:类型(class,C)、构架(architecture,A)、拓扑结构(topology,T)和同源超家族(homologous superfamily,H)。根据这些,CATH 将蛋白质分为四类,即 α 主类、β 主类、α/β 类和低二级结构类。除此之外,CATH 还提供序列层次的分类,序列相似性大于 35% 就被认为具有高度的结构和功能相似性,从而被划分在同一序列家族(sequence family,S)中。对于较大的结构域则至少要有 60% 与小的结构域相同。CATH 与 Gene3D 合并,推出 CATH 加强版,即 CATH/Gene3D(v4.3),可实现一站式预测蛋白质结构域位置。截至 2024 年 9 月,CATH/Gene3D 涵盖了超过 1 亿 5 100 万个蛋白质结构域,归类成 5 841 个超家族。CATH 提供基于文本词/PDB ID 检索、分类浏览和输入序列三种方式查询蛋白质相关信息。

三、生物信息学数据库检索

目前,绝大多数生物信息学数据库本身提供了多种检索途径,如 CATH 提供了存取号、文本词、序列片段甚至蛋白质结构等。单个数据库提供的信息有限,因此,出现了集成化的检索系统,如美国国家生物技术信息中心(NCBI)的 Entrez 检索系统以及欧洲生物信息学研究所(EBI)的 EMBL-EBI 检索系统。

用户可利用关键词对生物信息学数据库记录的注释部分进行检索,以获取与序列有关的文献、蛋白质结构、基因图谱、生物学分类、功能注释等信息。

(一)Entrez 集成检索系统

Entrez 是 NCBI 的数据库集成检索查询系统,它将序列、结构、文献、基因组、系统分类等不同类型的数据库整合在起来,为用户提供了极大便利。

1. Entrez 可检索的数据资源　Entrez 可以检索 GenBank 数据库的核苷酸数据,还可以检索蛋白质序列数据、基因组图谱数据、蛋白质结构数据以及 PubMed 中的文献数据等。每个数据库通过 PubMed 和 PubMed Central 与相关的学术文献链接。Entrez 将收录的数据资源分成 6 大类。

(1)文献(literature):包括图书(Bookshelf)、医学主题词表(MeSH)、美国国立图书馆馆藏目录(NLM Catalog)、PubMed 文摘数据库、PubMed Central(PMC)全文数据库共 5 个数据库。其中最重要的是 PubMed,详见第三章第二节。

(2)基因(gene):包括基因数据库(Gene)、基因表达数据集(GEO DataSets)、基因表达谱(GEO Profiles)、同源基因(HomoloGene)、遗传多态性数据集(PopSet)等 5 个数据库。其中最重要的是基因数据库(Gene),收录全部已测序物种的基因注释信息,包括基因的名称、染色体定位、基因序列和编码产物(mRNA、蛋白质)、基因功能和相关文献信息等。

(3)蛋白质(protein):包括蛋白质保守结构域数据库(Conserved Domains)、相似蛋白质群组数据库(Identical Protein Groups)、蛋白质序列数据库(Protein)、蛋白质家族模型数据库(Protein Family Models)、蛋白质结构数据库(Structure)5 个数据库。其中最重要的是蛋白质序列数据库和蛋白质结构数据库。蛋白质序列数据库收录来源于 GenPept、RefSeq、Swiss-Prot、PIR、蛋白质研究基金会(PRF)及 PDB 的蛋白质序列和注释数据等蛋白质数据资源。蛋白质结构数据库收录 X 线晶体衍射和磁共振测得的蛋白质三维结构数据,这些结构数据主要来源于 PDB,但与序列数据库、生物分类数据库、PubMed 等建立了交叉链接,并可通过 Cn3D 在线浏览蛋白质分子的三维结构。

(4)基因组(genome):包括基因组组装信息数据库(Assembly)、生物材料资源库(BioCollections)、生物项目数据库(BioProject)、生物样本数据库(BioSample)、基因组数据库(Genome)、核酸序列数据库(Nucleotide)、高通量序列读框数据库(SRA)、生物分类命名数据库(Taxonomy)8 个数据库。其中最重要的是基因组数据库和核酸序列数据库。基因组数据库(Genome)收录了已经完成和正在进行的各种基因组数据、完整的染色体、连续的序列图谱,以及集成的遗传图谱和物理图谱。核酸序列数据库(Nucleotide)收录了 GenBank、ENA、DDBJ 国际三大核酸序列数据库中的核酸序列数据。

(5)临床资源(clinical):包括临床试验数据库、遗传变异与表型数据库(ClinVar)、基因型和表型相互印证的研究数据库(dbGaP)、单核苷酸多态性数据库(dbSNP)、染色体结构变异数据库(dbvar)、遗传检测登记数据库(GTR)、医学遗传学文献和链接数据库(MedGen)、在线人类孟德尔遗传数据库(OMIM)8 个数据库。其中 OMIM 由霍普金斯大学医学院持续维护更新,收录表型和相关病因基因的关系等相关信息,包括所有已知的遗传病、遗传决定的形状及其基因,除了简略描述各种疾病的临床特征、诊断、鉴别诊断、治疗与预防,还提供已知有关致病基因的连锁关系、染色体定位、组成结构和功能、动物模型等资料,并附有经缜密筛选的相关参考文献。截至 2024 年 9 月,已收录超过 17 000 项基因描述条目。

（6）有机小分子生物活性数据（PubChem）:包括生物测定数据库（BioAssay）、公共化学成分数据库（Compounds）、通路数据库（Pathways）和物质数据库（Substance）4 个数据库。

2. Entrez 检索途径与方法　Entrez 检索系统的检索词可以是 GenBank 存取号、基因名、分类、关键词、注释信息、作者及文献题目等相关内容。Entrez 可以一次性完成跨库检索,也可分别检索单个数据库。除此之外,Entrez 还通过邻接（"Neighbors"）功能和链接（"Links"）功能将上述数据库、NCBI 各种应用程序集成在一起,如序列类似性检索软件 BLAST、三维结构浏览器 Cn3D、基因组图谱浏览器 Map Viewers、序列图形浏览器 Graphical View、电子 PCR（e-PCR）、ORF 查询器 ORF Finder 等众多软件工具集成在一起。

用户可通过 Entrez 的邻接功能实现对同一数据库记录的整合以及数据库与应用程序的集成。利用 Entrez 的邻接功能不仅可以直接检索数据库中的记录,还可以根据查询的结果计算出最相似的记录。Entrez 有三种邻接方式:结构邻接、序列邻接和文献邻接。不同邻接方式分别采用不同的算法实现其邻接功能。序列邻接主要针对核酸和蛋白质序列数据库,采用 BLAST 算法,即比较核酸或蛋白质序列的相似性;结构邻接主要针对三维结构分子模型数据库,采用 VAST 算法,即比较两个蛋白质三维结构中各自结构的相似性;文献邻接主要针对 PubMed,采用词频统计,自动选择与之最相近的词或 MeSH 词。无论是序列邻接、结构邻接,还是文献邻接,检出结果均按照相关程度排序,便于用户取舍。因此,在浏览检出记录时,如果发现特别感兴趣的记录,可以选择具有邻接功能的显示格式如 Nucleotide Neighbors、Protein Neighbors、Related Articles、Structure Neighbors,即可得到与之密切相关的序列、文献或结构。

Entrez 的链接功能可实现不同数据库整合,"Links"将序列、结构、文献、基因组、生物分类等不同类型的数据库有机地集成在一起。在 Entrez 中,存在 Nucleotide Links、Genome Links、ProbeSet Links、OMIM Links、PopSet Links、Protein Links、PubMed Links、SNP Links、Structure Links、Taxonomy Links、UniGene Links、Linkout 等多种链接。这些链接建立在记录的基础上,并以"Links"下拉式菜单形式出现在查询结果中,用户可以从一个数据库直接转到另一个数据库。

由于 Entrez 具有邻接和链接双重功能,基本上从任何一个数据库入手都可以获取自己所需的信息。但是必须注意的是,选取的数据库不同,检索的入口略有不同,即使是同一检索入口如关键词、物种名、基因名,检出的结果也可能大相径庭。因此,Entrez 数据库查询的基本原则是从专门数据库入手,然后利用其邻接和链接功能,获取相关数据库中的信息。

例如,查找视黄醇结合蛋白 4（retinol-binding protein 4,RBP4）的核苷酸序列。其检索步骤是:

（1）进入 NCBI 主页,在"All Database"下拉式菜单中选择"Nucleotide"序列数据库。

（2）在提问框输入 RBP4。点击"Search"按钮,得到核酸序列记录 2 090 条（图 7-2）。

（3）点击记录带下划线的标题,即可获取相关内容的详细信息。

（二）ENA-EBI 检索系统

欧洲生物信息学研究所（EBI）是欧洲分子生物学实验室（European Molecular Biology Laboratory,EMBL）的一部分,由 EMBL 核酸序列数据库管理机制发展、演变而来。EMBL 于 1980 年在德国海德堡成立,是世界上第一家核酸序列数据管理机构。随着人类基因组计划的实施,核酸数据不断增长,1992年 EMBL 理事会投票决定成立英国威康信托（Wellcome Trust）基因组科学园,建立欧洲生物信息学研究所（主要以测序和序列研究为主的 Sanger 研究所）,并于 1995 年完成迁移工作。EBI 拥有两个著名的数据库:EMBL 核酸序列数据库（现为 ENA）和蛋白质序列数据库（SwissProt-TrEMBL,现为 UniProt）。

EMBL-EBI 维护的欧洲核苷酸序列数据库（European Nucleotide Archive,ENA）提供世界范围的核酸序列原始数据、序列拼装和功能注释信息,并记录和存储数据集测序全过程的技术应用情况:样品分离和材料准备,使用的仪器设备和配置,实验过程的主要环节,数据输出后的序列读取和质量评价,数据的生物信息学拼接、制图、功能注释等。ENA 数据包括机构或个人提交的原始数据,序列拼接和小规模测序注释数据,欧洲各大测序中心提供的测序数据,国际核酸序列数据库协作体（INSDC）的合

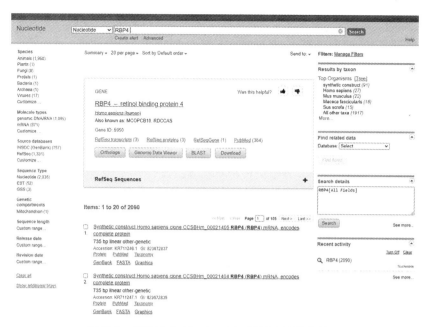

图 7-2　RBP4 在 Nucleotide 数据库的检索结果

作伙伴的定期交换数据等。截至 2024 年 9 月 23 日,ENA 累计收集的拼装/注释序列信息量已达 50 亿。

ENA 的基本单位是序列条目,包括核苷酸碱基排列顺序和注释两部分。序列条目由字段组成,每个字段由标识字起始,后面为该字段的具体说明。

ENA 检索页面的"Text Search"检索窗口支持使用 ENA 编号或基因描述词进行检索;"Sequence Search"检索窗口支持序列信息或序列编号检索。用户也可选择高级检索("Advanced search"),对检索条件进行限定。检索结果包括:基本注释、序列信息、物理图谱、序列特征、碱基序列和参考文献等。

例如,查找视黄醇结合蛋白 4(retinol-binding protein 4,RBP4)的相关信息。其检索步骤是:

(1)进入 ENA-EBI 系统主页,点击"Search"按钮跳转检索主页(图 7-3)。

(2)在"Search term"输入框内输入 RBP4。点击"Search"按钮,得到序列("Sequence")、编码序列("Coding")、读取("Read")、研究("Study")和样本("Sample")五大类数据,每一大类下细分小类,小类后面的数字,表示该小类下的结果,如图 7-4 所示。

(3)点击相应的存取号,如 AM268519,可以获得该序列的详细信息,如生物体("Organism")、存取号("Accession")、分子类型("Mol Type")、拓扑结构("Topology")、碱基个数("Base Count")、数据类型("Dataclass")、分类分区("Tax Division")、关键词("Keywords")、Md5 校验值("Md5 Checksum")等。还可以进一步浏览该存取号的 EMBL 格式的记录信息,FASTA 序列数据、相关文献和序列版本等。

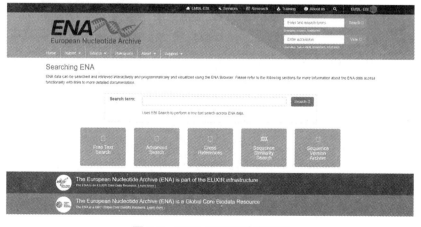

图 7-3　ENA-EBI 的检索页面

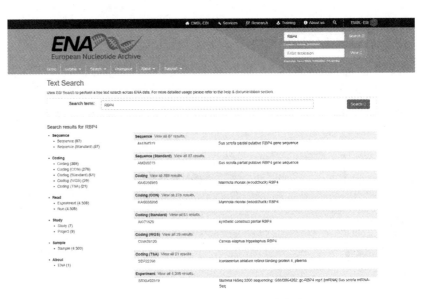

图 7-4　ENA-EBI 中 RBP4 的检索结果

第四节 │ 开放资源

随着网络技术的发展及科学技术的广泛推进,开放共享理念越发深入科技、教育领域,政府机构、国际组织、出版发行机构、图书馆、专业学会等联合推动相关资源和数据的开放共享,产生了巨大的科技推动力,加速信息资源的共享与广泛应用。本节主要介绍开放存取资源和开放数据资源。

一、开放存取资源

(一)概述

传统学术期刊价格猛涨及图书馆订阅经费不足引发了世界范围内的"学术期刊危机"。为了解决这一问题,构建真正服务于科学研究的学术交流体系,国际学术界、出版行业和政府机构掀起了开放存取运动的浪潮,2001—2003 年先后发表了《布达佩斯开放存取运动倡议》(*Budapest Open Access Initiative*,BOAI)、《关于开放存取出版的柏斯达声明》(BSOAP)及《关于自然科学与人文科学知识开放存取的柏林宣言》(BDOA)。自此,开放存取运动在全世界蓬勃发展,极大促进了学术交流与共享。

开放存取资源主要包括开放存取期刊(open access journals,OAJ)资源和开放存取仓储(open access repositories,OAR)资源两种。

(二)开放存取期刊资源

开放存取期刊(OAJ)资源是互联网上公开出版的、经过同行评审的学术期刊,允许用户免费检索、阅读、下载、复制、打印、链接和索引文章全文,无任何费用、法律和技术障碍,仅须保持论文作者的署名权和引用权。开放存取期刊具有投稿方便、出版快捷、质量控制、出版费用少、检索方便和免费试用等特点。以下为几种常用的开放存取期刊资源。

1. DOAJ(Directory of Open Access Journals) 是由瑞典隆德大学图书馆(Lund University Libraries)与 SPARC(Scholarly Publishing and Academic Resources Coalition)于 2003 年 5 月联合创建的开放存取期刊目录。截至 2024 年 11 月,DOAJ 收录的开放存取期刊超过 20 000 种,收录开放存取论文超过 1 000 万篇,覆盖 136 个国家。该系统收录的均为学术性、研究性的同行评审期刊,或有编辑进行质量控制的期刊。其中与生物医学相关的主题包括:农业及食品科学、生物及生命科学、经济学、化学、地球及环境科学、健康科学、法律及政治学、数学及统计学、一般科学、社会科学等。DOAJ 遵循创作共用(creative common)协议,收录的 OA 期刊、OA 论文可以免费浏览、下载和打印,目的是改善学术期刊的可见性与可用性,增加学术论文的影响力。DOAJ 提供浏览和关键词检索两种检索方式。

2. PMC（PubMed Central） 是 2000 年 1 月由美国国立医学图书馆（NLM）下属的国家生物技术信息中心（NCBI）建立的生命科学期刊全文数据库,旨在保存生命科学期刊中的原始研究论文全文并供访客免费使用。截至 2024 年 9 月,PMC 已经收录超过 2 900 种 OA 期刊,超过 1 000 万篇文献。PMC 遵循自愿加入原则,期刊一旦加入,必须承诺期刊出版后在一定时间内将全文提交给 PMC,由 PMC 提供给免费全文检索和访问。PMC 主页与 PubMed 类似,可以浏览期刊列表的同时,还可以进行基本检索和高级检索(图 7-5)。

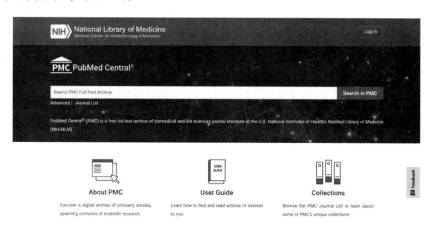

图 7-5　PubMed Central 主页

用户可以通过点击主页"Journal List"浏览选择期刊,获取该期刊上的全文。也可通过"Collections"界面选择主题浏览论文,还可以利用主页的检索框及高级检索方式检索。

3. BMC（BioMed Central） 是一家英国商业性出版机构,是重要的开放存取期刊出版商之一。截至 2023 年 7 月,该机构已出版 300 多种经同行评审的 OA 期刊,内容涵盖生物学和健康科学等领域。

用户可通过访问主页,点击"Explore journals",选择"Journals By Subject"或"Journals A-Z",按照主题或题名顺序浏览期刊,并通过选择期刊,获取发表在该期刊上的论文全文。也可通过论文库（"article collections"）界面选择主题浏览论文,还可以直接在主页的检索框输入关键词检索(图 7-6)。

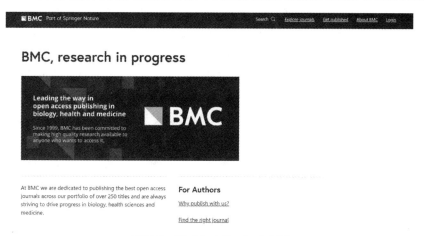

图 7-6　BioMed Central 主页

4. PLOS（the Public Library of Science） 是一家由众多诺贝尔奖得主和慈善机构支持的非营利性学术组织,旨在推广世界各地的科学和医学领域的最新研究成果,使其成为一种公众资源,科学家、医生、患者和学生可以通过这样一个不受限制的平台来了解最新的科研动态。目前 PLOS 出版 12 种生命科学与健康科学相关的 OA 期刊。用户既可以浏览某一种期刊,在该刊范围内检索文献,也可以在 12 种期刊中同时检索。

5. Free Medical Journals　是由法国 Manuel Montenegro 和 Bernd Sebastian Kamps 建立的免

费医学期刊信息网站。截至 2023 年 7 月,FMJ 收录 5 088 种生物医学期刊,提供 4 种浏览途径:①主题浏览,将所有免费期刊分为 80 个主题,每个主题后在括号内用数字表明主题下有 ISI 影响因子的期刊数和该主题免费期刊总数,如 Cardiology and Cardiovascular Diseases(61/213);②按 FMJ 影响力排名分段浏览;③按照开放存取的时间浏览;④按照期刊名字浏览。FMJ 还提供 "Free Medical Books" 的链接便于用户免费阅读开放存取图书。

二、开放存取仓储

开放存取仓储(Open Access Repositories,OAR)又称自存档,即单位或个人以 "自存档" 形式将信息资源存入公共的或机构的服务器,供免费检索、下载和使用。

OAR 收录的文献类型包括电子文档(eprint)、科研论文、课程资料、数据记录、音频视频、机构档案等。电子文档是以数字形式存储的研究性文章,主要有预印本(preprint)和印后本(postprint),其中预印本指论文原稿完成后,送至期刊出版社等待发表的论文,或是已投稿但未被审核接受的论文,甚至是未投稿的论文;印后本是指经过同行评议,多次校对并已正式发表的文章。

OAR 可分为学科仓储和机构仓储。学科仓储是按照学科领域进行组织的 OAR,以 arXiv 为代表。机构仓储是由研究机构建立和管理的 OAR,用来保存机构成员发表的论文。下面介绍几个代表性 OAR。

1. OpenDOAR(Directory of Open Access Repositories)　是英国诺丁汉大学和瑞典隆德大学图书馆在开放协会研究所(Open Society Institute,OSI)、英国联合信息系统委员会(Joint Information Systems Committee,JISC)等机构的资助下于 2005 年 2 月创建的 OAR 目录检索系统,是收录 OAR 最全、最权威的目录。截至 2024 年 9 月,OpenDOAR 收录超过 6 100 个 OAR 信息,提供 OAR 目录检索、元数据检索、目录浏览和数据统计等服务。

2. arXiv　是由美国国家科学基金会(National Science Foundation,NSF)和美国能源部资助,美国洛斯阿拉莫斯国家实验室(Los Alamos National Laboratory)的物理学家 Paul Ginsparg 于 1991 年 8 月创建的第一个电子预印本档案库。其主站点设在康奈尔大学,世界各地设有 17 个镜像站点,中国镜像站点设在中国科学院理论物理研究所。

截至 2024 年 9 月,arXiv 电子预印本文献库包括物理学、数学、计算机科学、定量生物学等多个领域超过 240 万篇文献。arXiv 的全文有多种格式(PS、PDF、DVI 等),需要安装相应的全文浏览器才能阅读。arXiv 提供主题分类和关键词检索两种方式检索信息。

3. HighWire Press　是全球领先的学术文献电子出版平台之一,由美国斯坦福大学图书馆创立于 1995 年,合作的单位有独立学术出版社、学(协)会、大学出版社等,收录近 1 800 种期刊、参考工具书、电子书、会议录等电子资源。截至 2024 年 9 月,HighWire Press 已收录电子期刊 300 多种,文章总数已达 760 多万篇,其中超过 250 万篇文章可免费获取全文,数据仍在不断增加。HighWire Press 收录的期刊覆盖生命科学、医学、物理学、社会科学等学科。HighWire Press 收录的期刊支持关键词检索、字母顺序检索和高级检索三种方式检索信息。

4. 中国预印本服务系统　是由中国科学技术信息研究所与国家科技图书文献中心联合建设,以提供预印本文献资源服务为主要目的的实时学术交流系统,是中华人民共和国科学技术部科技条件基础平台面上项目的研究成果。该系统由国内预印本服务子系统和国外预印本门户(SINDAP)子系统构成。国内预印本服务子系统主要收藏国内科技工作者自由提交的预印本文章,可以实现二次文献检索、浏览全文、发表评论等功能。国外预印本门户(SINDAP)子系统由中国科学技术信息研究所与丹麦技术知识中心合作开发完成,实现了全球预印本文献资源的一站式检索。通过 SINDAP 子系统,用户只需输入检索式一次即可对全球知名的 16 个预印本系统进行检索,并可获得相应系统提供的预印本全文。

三、开放数据资源

开放数据是运用信息技术,将公共数据集成于公共数据系统,面向公众免费开放、互通、共享。随着大数据时代的加速发展,数据被赋予全新的意义,其价值的聚合效应引发价值链的重构。因此,近年来各国积极推进数据开放,并加大投入,建设、维护、开放数据资源。

(一) 美国的开放数据

2009 年 5 月,美国建立了统一的国家开放数据平台 Data.Gov。截至 2024 年 9 月,该网站整合了包括联邦政府、州政府、市政府数据等在内的数据集 300 421 个。其中收录健康相关数据集超过 8 500 个,包括美国慢性病指标(U.S. Chronic Disease Indicators,CDI)数据集、阿尔茨海默病与健康老龄化数据集(Alzheimer's Disease and Healthy Aging Data)等。美国 Data.Gov 提供关键词索引和主题浏览功能,并对每一个数据集提供 CSV、RDF、JSON、XML 等多种格式的原始数据下载、浏览功能。

(二) 英国的开放数据

英国于 2010 年建立了统一的国家数据开放平台,涉及环境、地图、城镇、犯罪与司法、政府、健康、教育等 12 个领域。截至 2024 年 9 月,该平台开放了超过 624 600 个数据集,其中在健康与社会护理领域开放了英国肥胖、体力活动和饮食统计数据,英国儿童和成年人健康与健康行为调查数据等 27 231 多个数据集。英国 data.gov.uk 提供关键词索引和主题浏览功能,并提供 HTML 格式在线浏览和保存为 PDF 格式选项的数据下载功能。

(三) 中国的开放数据

我国尚未建立统一的国家数据开放平台。但国家各部委已建立了各自的开放数据平台,如中华人民共和国国家统计局官方网站的首页提供年度数据、月度数据、季度数据、普查数据、地区数据、部门数据等多种类型数据,并提供快速查询专题统计报表和关键词查询检索功能。此外,多个地方政府也建立了地方级别的开放数据平台,如北京市公共数据开放平台、上海市公共数据开放平台、四川公共数据开放网、广州市公共数据开放平台等。

(仇晓春　胡德华)

思考题

1. 检索近年来肿瘤免疫治疗学会(SITC)发布的相关研究报告与新闻。

2. 搜集近 5 年非洲地区各年龄组心血管疾病死亡率数据。

3. 查询在我国上市的境外生产药品"Temozolomide"胶囊的药品备案信息。

4. 根据收录的信息内容,生物信息学数据库分为哪几类?

5. 从技术的角度分析生物信息学数据库的数据来源。

6. 简述 FASTA 格式的特点和用途。

7. 如何查找到想要的生物信息学数据库?

8. 比较分析 GenBank、ENA 和 DDBJ 的异同。

9. 简述 UniProt、iProClass、Swiss-Prot、TrEMBL 等蛋白质序列数据库的特征。

10. Entrez 集成检索体现在哪些方面?

11. ENA 数据库提供了哪些检索方式。

12. 比较分析开放存取期刊(OAJ)和开放存取仓储(OAR)的异同。

13. 比较美国、英国和中国的开放数据的特点。

思考题解题思路

本章目标测试

本章思维导图

第八章 循证医学文献资源

第一节 | 循证医学概论

一、循证医学定义

循证医学（evidence-based medicine，EBM）是 20 世纪 90 年代初兴起的一门新兴交叉学科，对于循证医学的产生，很多媒体都给予了高度评价。

循证医学是人类社会和科学发展的需要和必然，它的产生与随机对照试验的问世、统计学方法的发展和临床流行病学的产生与应用密切相关。循证医学是临床医生对患者的诊治应基于当前可得的最佳研究证据，结合自己的临床实践经验和专业知识技能，并尊重患者的期望和选择作出的临床诊治决策。"基于问题的研究，遵循证据的决策，关注实践的后果，后效评价、止于至善"是循证医学的思想灵魂。"提出问题，搜寻证据，评价分析，决策实践，后效评价，持续改进，止于至善"是循证医学的实践模式。可以说，它是人类社会发展几千年认识和实践的经验结晶；是人们认识问题、解决问题的实践模式和思想方法论。经过几十年来的讨论和发展，循证医学的概念、方法、内涵和外延都已经发生了明显的变化。循证医学的哲学理念也在逐渐发展。早期狭义的循证医学主要指循证临床实践，仅仅指临床上对个体患者的诊治。广义的循证医学应包括一切医疗卫生服务的循证实践，除临床实践活动以外，还包括医疗法规和政策的制定、公共卫生和预防策略的制定、医疗卫生服务组织和管理、医疗卫生技术准入、新药审批、医疗保险计划的制订、临床指南的制订、医疗事故法律诉讼等一切与医疗卫生服务有关的活动和行为。目前，循证医学的理念、思想和方法已经推广应用到除医学以外的其他领域，展望 21 世纪的循证医学发展，机遇与挑战并存。人们对医疗保健干预措施效果和亚健康负担可靠证据的需求日趋明显，必将最终促进和实现从循证医学到知证决策与实践的战略转化。

二、循证医学临床实践的基础

循证医学作为一种新的临床医学实践模式，将当前可得最佳证据为决策依据，医生的专业知识为技术保证，患者的利益和需求为医疗的最高目标规定为其三原则。提出问题、检索证据、评价证据、应用证据、后效评价为实践循证医学的五个步骤。因而，要想在临床医疗过程中更好的实践循证医学，解决患者的具体问题，提高临床医疗水平，必须具备以下几个要素。

（一）最佳研究证据

当前可得最佳研究证据是循证医学实践的决策依据。最佳临床研究证据是指应用临床流行病学的原则和方法以及有关质量评价的标准，经过认真分析与评价获得的此前所有最真实可靠，且具有临床重要应用价值的研究成果。干预性研究的最佳证据产生于最少偏倚的高质量随机对照试验；诊断性试验的最佳证据指与金标准（参考标准）进行盲法对照，且纳入研究对象具有代表性的研究；预后研究和病因学研究的最佳证据产生于严格控制偏倚因素的对照研究，包括可能的随机对照试验、高质量的队列研究以及基础研究。系统评价是最高级别的证据之一。

（二）高素质的临床医生

临床医生是实践循证医学的主体，其专业知识和临床经验是实践循证医学的技术保证，对疾病的诊断和对患者的处理都是通过医生来实施的，因此，临床医生精湛的技术、全面的专业知识、丰富的临床经验、救死扶伤的责任感、同情心和正直诚实高尚的职业道德是实践循证医学的先决条件。没有高素质的医生，即使有最佳证据也不可能真正实践循证医学。

(三) 患者的参与

医疗的终极目的是解除患者的疾患，所以患者的期望、需求和利益是医疗的最高目标。循证医学强调的一个重要原则是"证据本身并不能指导实践，患者的价值取向和喜好起着重要的作用"。在面临同样决策时，由于价值观和喜好的不同，临床医生与患者间可能会作出不同的选择。患者对治疗的选择是建立在自身的文化背景、宗教信仰、心理状态、个人偏爱、社会经济状况等因素的基础之上，所以循证医学实践必须以患者为中心，充分尊重患者的自身价值、愿望和需求，关心爱护患者，从患者的利益出发，让患者享有充分的知情权，了解所患疾病的预后和可选择的治疗方法及其各自的利弊和费用，使患者参与自己疾病的处理，形成临床医生与患者的诊治联盟，得到患者的理解和配合，以保证有效合理的诊治措施取得患者的信任，提高依从性，达到最佳的治疗效果。所以，患者的参与是成功实践循证医学的关键之一。

三、循证医学临床实践的方法

循证医学实践是针对患者某一具体问题处理的个体化的决策方法。概括地讲，包括三个方面，即需要解决什么问题(提出临床问题)；如何找到所需证据(确定所要寻找的证据资料来源，查找证据)；如何利用证据(评价证据的安全性、有效性、适用性和经济性，用于解决临床问题)。具体可分为五个步骤。

(一) 提出问题

如何恰当提出临床问题对于临床医生而言是进行循证医学实践非常重要的一步。循证医学临床实践提出问题应该以解决患者所患疾病存在的重要临床问题为中心。构建一个具体的临床问题时，可将临床问题分解为 PICO 四个要素：P 表示 patient or population or participants(患者/人群/研究对象)、I 表示 intervention(干预措施)、C 表示 comparison(比较措施)、O 表示 outcome(结局指标)。临床问题主要来自日常临床医疗实践。

1. **病史和体格检查**　通过详细的病史采集和全面细致的体格检查可以发现问题。
2. **病因**　分析和识别疾病的原因(包括医源性)过程中发现问题。
3. **临床表现**　从观察疾病的临床症状和表现的变化中发现问题。
4. **鉴别诊断**　在考虑患者临床问题的可能原因、进行诊断和鉴别诊断时，分析可能存在的原因和问题。
5. **诊断试验**　在诊断和检查时，如何基于精确度、准确度、可接受性、费用及安全性等因素来选择，确定或排除某种疾病。
6. **治疗**　怎样为患者选择利大于弊并价有所值的治疗方法。
7. **预后**　怎样估计患者可能的病程和预测可能发生的并发症。
8. **预防**　怎样通过识别和纠正危险因素来减少疾病的发生及通过筛查来早期诊断疾病。

(二) 检索证据

根据提出的临床问题，确定关键词或主题词，选择合适的循证医学数据库，制订合理完善的检索策略，多渠道系统检索相关文献。

(三) 评价证据

将收集到的有关文献应用临床流行病学关于研究质量的严格评价标准，进行科学分析和评价。对经严格评价证实质量不高的研究证据则弃之不用；尚难定论，有争议的研究证据，可作为参考或进一步研究和探讨；对真实性好、有重要意义且适用性强的最佳证据，可根据临床具体情况，用以指导临床决策，解决患者的问题。如果收集的合格文献比较多，则可进行系统评价或 meta 分析。

(四) 应用证据

通过严格评价获得的真实可靠并具有重要意义的证据，可以用来指导临床决策，服务于临床实践。利用最佳证据进行临床决策时,必须根据具体情况,结合临床医生自己的专业知识、临床经验和技能,尊重患者的意愿、需求和价值取向,只有三者统一才可能使最佳决策得以实施。

(五) 后效评价,止于至善

最佳证据经过临床实践应用后,如果疗效确切,效果好,应该认真地总结经验,进一步推广应用,达到提高认识,促进学术水平的提升和医疗质量的提高。如果效果不佳,则应对证据的应用进行具体的分析和评价,分析问题,查找原因,总结教训,为进一步的探讨研究提供方向,重新查找证据、评价证据、临床决策应用,直到取得理想的效果。

四、循证医学临床实践的目的

循证医学实践的目的就是更好地解决临床医疗实践中的难题,解除患者的病痛,从而提高医疗质量和水平,促进临床医学的发展。

1. 促进临床医疗决策的科学化　循证医学是遵循证据进行决策的科学,以"当前可得最佳证据为决策依据,临床医生的专业知识为技术保证,患者的利益和需求为医疗的最高目标的三原则"和"提出问题、检索证据、评价证据、应用证据、后效评价的五步骤"作为行为准则,可以增强临床医疗决策的科学性。

2. 提高临床医生整体素质和业务水平　循证医学是临床医学的实践模式和思想方法论,对临床医生提出了更高的要求,通过循证医学的培训和实践,将提高临床医生的整体业务素质和水平。

3. 提高疾病的诊断和治愈率　循证医学实践过程中三原则和五步骤的实施,加强了疾病诊治的科学性、安全性、有效性、适用性及经济性,必将提高疾病的诊断和治愈率。

4. 价有所值,追求完美　循证医学不但追求利大于弊,价有所值的医疗服务,而且关注实践结果的后效评价,不断探索、修正补充、止于至善的思想,将使患者得到价有所值、最科学、最完美、最理想的服务。

五、循证医学证据类型与发展

(一) 循证医学证据资源发展

证据资源伴随着临床研究数量增加、质量提高以及信息加工传播技术的不断发展而发展。1991年,《美国内科医师学会杂志俱乐部》创刊,主要从国际重要临床医学杂志上遴选科学论文,然后邀请有关领域的国际专家,按照特定的结构和要求,制作简明扼要的文摘,并给予适当的评述,指出研究可能存在的主要问题和应用时的注意事项。同年 Gordon Guyatt 在此杂志提出循证医学的概念。1996 年,Iain Chalmers 等人收集已发表系统评价建立 Cochrane 图书馆,并创立了 Cochrane 协作网,以生产、保存和传播高质量的系统评价并定期更新,既方便检索,又避免重复评价和整合。1999 年,英国医学杂志出版集团与美国内科医师协会联合开发出版的《临床证据》,是全球最大的循证医学数据资源之一,是针对临床具体问题提供最新最佳的证据、用于指导临床治疗的临床证据精粹。2000 年,英国医学杂志出版集团推出《循证医学》杂志,从 100 多种主要医学杂志中筛选具有科学性和实践意义的重要研究论文进行摘要和述评,内容不再是单纯的证据堆积,而是加入了同行专家评论和推荐,对临床医生更实用。2002—2006 年,各大数据库提供商相继推出 DynaMed Plus、UpToDate、BMJ Best Practice 等数据库,在保持以前资源优势的基础上,不仅提供证据总结,还结合专家经验给出推荐意见和推荐强度。证据使用者不必花费大量时间从 PubMed、Embase 等文献数据库中去检索、获取全文,评价和总结临床研究证据。这类资源的不断完善,使循证医学实践成为可能。

(二) 循证医学证据资源类型

加拿大 McMaster 大学临床流行病学与生物统计学教授 Haynes R.Brian 等人分别于 2001 年、2007 年和 2009 年提出了循证医学证据资源的"4S""5S"和"6S"模型(图 8-1),金字塔顶端工作量小、覆盖面小,越往底端工作量越大、覆盖面也越大。临床证据资源检索可从金字塔顶端向底端依次进行。

如果计算机辅助决策系统不能解决临床问题,则需要利用证据总结,若问题仍不能解决,证据摘要或许能够解决问题,若问题还未得到解决,则可利用系统评价或原始研究证据。一旦在某一层级获得可靠、有效证据,则可停止查证,回到临床解决实际问题。由此可见,"6S"模型从侧面反映了临床研究证据的检索系统和检索方法的不断演进。

1. 证据整合系统/计算机辅助决策系统（systems） 囊括临床问题相关的所有研究证据（包括高度整合后的证据及原始研究证据）及其他信息,与临床实践密切相关,针对临床问题,直接给出答案或给出专家的推荐意见和推荐强度,如UpToDate数据库。

2. 证据总结（summaries） 系统地汇总了证据摘要、系统评价和原始研究,可通过网络直接

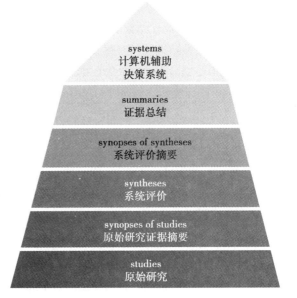

图 8-1　"6S"模型

获得,提供所有治疗建议相关重要参考文献,包括检索程序和证据质量评价流程,标明最近更新频率,更新维持更简便。如 DynaMed Plus 数据库。

3. 系统评价摘要（synopses of syntheses） 对系统评价的简要总结及专家对证据质量和证据结论的简要点评和推荐意见,通常表现形式是期刊、临床实践指南等,如国际指南协作网（Guidelines International Network,GIN）等。

4. 系统评价（syntheses） 基于同一临床问题、全面评价并整合所有研究证据作的原始临床研究的系统评价。如 Cochrane Library 以及各种期刊上发表的系统评价等。

5. 原始研究证据摘要（synopses of studies） 对原始研究进行阅读、整理归纳和分析,再结合自己的经验给出自己的观点进行评论。如临床综述。

6. 原始研究（studies） 收录在生物医学文献数据库中的原始临床研究。如中国生物医学文献数据库、PubMed 和 Embase 等。

六、循证医学证据分类、评价、分级与推荐

(一) 循证医学证据分类

证据分类的主要目的在于更好地使用证据。不同人群对证据的需求不同,对同一证据的理解也不同,因此,给临床医生和患者使用的证据不尽相同,给研究人员和决策者使用的证据也各有特色。由于当前尚无国内外公认、统一的证据分类方法,本部分以临床研究证据为例,主要按使用情况和研究方法特征介绍两种分类方法。①按使用情况分类:从使用者角度,可将证据分为政策制定者、研究人员、卫生保健提供者与普通用户4种类型;②按照研究方法特征分类:原始研究证据,主要以随机对照试验和观察性研究为主;二次研究证据,主要包括系统评价/meta分析、卫生技术评估和临床实践指南。

(二) 循证医学证据评价

1. 循证医学证据评价原则 只有坚持正确的循证医学证据评价原则,才能对循证医学证据评价作出客观和全面的科学评价。评价循证医学证据应坚持以下原则:①证据方法学评价是基础:正确的研究设计方案是保证证据真实性的前提;②证据真实性的评价是重点:证据真实性是证据的生命,证据真实性作为是否采用该证据的基本依据,如果证据不具备真实性,证据的重要性和适用性无从谈起;③评价标准选择要恰当:不同研究设计方案有相应的评价标准,评价标准的选择是否恰当直接影响评价的结果,因此,应根据研究设计类型选择恰当的评价标准;④评价力求全面系统:评价内容至少

包括设计、测量与评价内容,在此基础上,考虑不同研究设计优点和局限性;⑤正确看待阴性结果:通常阳性结果研究较阴性结果研究更容易被发表,如果阴性结果研究设计科学、测量严谨、分析客观、结论正确,则该阴性结果同样有意义,其价值不容置疑,因此,在针对某一临床问题的临床证据进行评价时,应注意不要遗漏阴性结果的证据。

2. 循证临床实践证据评价的内容　①内部真实性:指从当前研究对象得到的结果能否准确地反映目标/源人群的真实情况。影响内部真实性的主要因素有研究对象范围和研究实施环境等。可通过对研究对象类型、研究的实施环境和干预措施进行限定来改善内部真实性。②临床重要性:针对不同的临床研究问题,其临床重要性评价指标也有所不同。以干预性研究证据为例,除须呈现每组干预措施相关结局指标外,还应报告该干预措施的效应量及其可信/置信区间以表示估计值的精确度。③证据适用性:指基于当前研究对象得到的结果能否适用于目标人群以外的其他人群(外推性)。研究人群与其他人群的特征差异、研究对象类型等因素将影响外部真实性。增加研究对象的异质性可以提高外部真实性。

3. 循证医学证据评价步骤　①分析证据评价需求:评价者需要考虑进行证据评价的目的,一种是利用证据进行临床决策,如临床诊断问题的循证实践;另一种是对证据的进一步整合,如系统评价再评价。②收集证据:对于利用证据进行临床决策,选择"6S"模型顶部数据库,实施检索时更关注检索结果的特异性,而对证据进一步整合时,选择"6S"模型底部数据库,关注检索结果的敏感性。③筛选证据:初筛证据主要关注证据的真实性和相关性,可以从证据的刊载杂志、生产机构、研究设计和研究结果等方面对真实性进行初步判断,可以从证据提供的信息是否为自己或自己患者关心的问题和临床实践中常见问题、干预措施或诊断方法是否可行以及能否改变现有医疗实践进行判断。④确定证据的类型:当评价者利用证据进行临床决策时,可以考虑临床实践指南、系统评价/meta 分析等,评价重点是真实性、重要性和实用性,同时可以考虑方法学质量(偏倚风险)和报告质量;当评价者想对证据进一步整合时,可以考虑系统评价/meta 分析、随机对照试验、队列研究和病例对照研究等,评价重点是方法学质量(偏倚风险)和报告质量。因此,评价证据前应根据其所研究的问题和所采用的研究设计方案准确判定其类型。⑤评价证据:在实施证据评价之前制订计划书,计划书内容包括证据评价标准和评价标准相关条目说明,同时进行预试验和培训,最后进行证据评价。⑥解释和报告评价结果:评价者采取直观、简单的方式呈现评价结果,并对评价结果进行解释。

4. 主要研究设计证据质量评价　证据质量评价内容主要包括方法学质量评价和报告质量评价,方法学质量和报告质量各有所侧重,方法学质量评价主要是关注证据的研究设计、实施过程中能否遵循科学标准,如何对混杂和偏倚进行控制,使其结果真实、可靠的一种方法。报告质量评价指利用报告规范对某种类型证据的报告情况进行评价,不断提高医学研究的报告质量,同时也促进了更好的研究设计和实施,为证据的生产者和使用者了解研究过程、规范研究设计和利用研究成果等方面都起到了积极的作用。报告质量和方法学质量共同构成研究质量,报告质量高的研究,其方法学不一定设计合适,而报告质量低的研究,其可能会有较好的方法学质量。方法学质量高的研究,可重复性越好,结果越经得起考验。主要证据质量评价工具、量表或清单见表 8-1。

5. 主要临床问题循证实践证据评价　临床医生在基于证据进行临床实践时,需要对检索获得的证据进行评价,表 8-2 呈现了病因、诊断、防治和预后证据评价条目,帮助临床医生判断被评价证据的真实性、重要性和实用性,实现循证临床实践,对疾病的诊断、防治产生积极作用。

(三) 循证医学证据分级与推荐

证据质量与推荐强度分级方法的发展主要经历了三个阶段,第一阶段单纯以研究设计为基础进行判断,以随机对照试验为最高质量证据;第二阶段在研究设计的基础上考虑了精确性、一致性以及特殊的偏倚,以随机对照试验的 meta 分析作为最高级别的证据;第三阶段始于 2000 年,针对证据质量与推荐强度分级存在的不足,包括来自世界卫生组织在内的 19 个国家和国际组织 60 多名循证医学专家、指南制定专家、医务工作者和期刊编辑等,共同创建了推荐分级的评估、制定与评价(The Grading of Recommendations, Assessment, Development and Evaluations, GRADE)工作组,旨在通力协作,

表 8-1 主要证据质量评价工具、量表或清单信息列表

研究设计	关注领域	工具、量表或清单名称
系统评价/meta 分析	方法学	系统评价方法质量评价（AMSTAR-2）量表
		系统评价偏倚风险（ROBIS）工具
	报告	系统评价/meta 分析优先报告条目——PRISMA 清单
		诊断准确性试验的系统评价/meta 分析报告规范——PRISMA-DTA
		观察性研究系统评价/meta 分析的报告标准——MOOSE 清单
		定性研究系统评价报告规范（ENTREQ 指南）
		动物实验系统评价/meta 分析的报告标准
系统评价再评价	报告	系统评价再评价优先报告工具——PRIO-harm
证据图谱	报告	Campbell 证据图谱的报告指南
临床实践指南	方法学	指南研究与评价工具——AGREE Ⅱ
		AGREE China
	报告	国际实践指南报告规范——RIGHT 清单
	评级	STAR 工具
临床路径	报告	国家卫生健康委员会临床路径报告规范
		循证中医临床路径报告规范

表 8-2 主要临床问题循证实践证据评价

分类	真实性	重要性	实用性
病因问题循证实践	①是否采用了论证强度较强的研究设计方法？②除研究暴露因素外，试验组和对照组其他方面是否一致？③试验组和对照组有关因果效应的测量方法是否相同？④随访时间是否足够长？研究结果包含了所有随访的病例吗？⑤是否因果效应的时间先后顺序？⑥有剂量-反应梯度关系吗？⑦研究结果是否符合流行病学的规律？⑧病因致病的因果关系是否在不同的研究中反映出一致性？⑨病因致病效应和不良反应发生的生物学依据是否充分？	①暴露与结果联系的强度如何？②危险估计的精确性如何？	①患者与研究中的研究对象是否存在较大的差异，导致研究中的研究结果不能直接应用？②患者发生疾病的危险性如何？③是否符合患者的喜好和希望解决的问题？④是否终止接触暴露因素？
诊断问题循证实践	①是否与诊断目标疾病的参考标准或金标准独立地进行了盲法比较？②是否纳入适当的研究对象（这些研究对象与临床实践中的对象是否相似）？③研究所采用的金标准或参考标准是否与诊断试验无关？④测量诊断试验的方法或一组方法在另一组研究对象中是否也能得到可靠的结果？	①诊断性试验准确性评价；②诊断性试验临床应用价值的评价	①研究中的研究对象与患者之间是否存在较大差异，影响研究结果的直接应用？②患者对诊断性试验的期望和选择如何？③诊断性试验结果是否改变了对患者的处理？
防治问题循证实践	①患者接受治疗的分组是否随机化？随机分组的方法是否恰当？②随机分配方案是否充分隐藏？③研究随访是否完整？是否对全部随机入组病例的相关结果作了统计学分析（即意向治疗分析）？④是否对患者、医师和研究人员施行了盲法？⑤试验组与对照组基线特征是否相似？⑥试验组与对照组患者除了接受试验性治疗措施，其他治疗是否相同或可比？	①干预措施效果有多大？②干预措施效果的估计精确性如何？	①具体患者与研究人群的临床特征差异大小如何？研究结果能否用于治疗患者？②干预措施能否在患者中实施？③干预措施对于患者的利弊如何？治疗费用如何？④患者对于治疗措施的价值与期望如何？

续表

分类	真实性	重要性	实用性
预后问题循证实践	①研究中样本(研究对象)的代表性如何？②随访时间是否足够长？是否对所有样本(研究对象)进行了完整的随访？③是否采用客观的标准对结果进行评定(预后指标的定义是否明确)？其测量有无偏倚？④是否对影响结果的其他预后因素进行了调整？结果的可重复性如何？	①证据结果发生的可能性有多大(在一定时间段内某预后事件发生的机会有多大)？②证据结果的精确性如何(预后事件发生率的估算是否精确)？	①证据中的患者与实际患者的可比性如何(研究对象与患者相似吗)？②是否可将预后证据运用于临床实践(研究环境与临床条件接近吗)？

遵循证据,制定出国际统一的证据质量和推荐强度分级系统。该系统于2004年正式推出。

GRADE将证据质量分为高(A级,对观察值非常有把握:观察值接近真实值)、中(B级,对观察值有中等把握:观察值可能接近真实值,但也可能与真实值差别很大)、低(C级,对观察值的把握有限:观察值与真实值可能有很大差别)、极低(D级,对观察值几乎没有把握:观察值与真实值可能有极大差别)四个等级;推荐强度分为强推荐(明确显示干预措施利大于弊或弊大于利)和弱推荐(利弊不确定或任何质量的证据均显示利弊相当)两个等级。GRADE对证据质量的判断始于研究设计。一般情况下,没有严重缺陷的随机对照试验的证据起始质量为高(即A级),但有五个因素(偏倚风险、不一致性、间接性、不精确性和发表偏倚)可降低其质量。没有突出优势的观察性研究的证据起始质量为低(即C级),但有三个因素(效应值很大、负偏倚和有剂量-效应关系)可升高其质量。对于推荐强度,GRADE突破了之前将证据质量和推荐强度直接对应的弊端,进一步提出,除了证据质量,资源的多寡和患者的价值取向等证据以外的因素也影响推荐的强度,并将推荐强度的级别减少为两级。

第二节 | 循证医学文献检索方法

循证医学强调基于问题的研究,依靠当前可获得最佳临床研究证据结合临床医师经验和患者期望进行决策和实践,因此,及时、系统、全面地获得当前最佳证据是循证医学研究和实践的基础。

一、循证医学证据检索与传统文献检索的区别

循证医学证据检索的目的是为循证临床实践查找此前所有最佳临床证据,因而其检索范围、策略、方式必然有别于传统的文献检索,主要区别见表8-3。

表8-3　循证医学证据检索与传统文献检索的比较

比较项目	循证医学证据检索	传统文献检索
信息来源	强调全面收集各种数据库、检索工具书、相关期刊及正在进行和未发表的临床研究文献	很少对正在进行的研究和未发表的文献进行检索
检索范围	强调获得当前可得的全部相关文献(多国别、多语种文献)	对检索范围和查全率没有严格要求
检索方式	以计算机检索为主,辅以手工检索、参考文献追查、灰色文献的搜索	很少进行参考文献追查和灰色文献搜集
数据库选择	检索所有相关的临床证据数据库、临床实践指南数据库和书目型数据库	对数据库的选用无严格要求
检索策略的制订	严谨,科学	无严格要求
对检索结果的关注	关注临床证据级别,尤其重视系统评价和随机对照试验的研究结果,重视证据真实性、方法学的评价	较多关注述评文献或综述文献,不涉及文献真实性和方法学的评价

二、证据利用检索与证据制作检索的区别

循证医学证据检索根据检索目的不同分为证据利用检索与证据制作检索,在进行循证临床实践时,人们更多关注的是如何检索到当前最佳研究证据以指导临床决策,与制作证据检索在信息来源、检索策略、检索方法等方面有所区别,主要区别见表 8-4。

表 8-4　证据利用检索与证据制作检索的比较

比较项目	证据利用	证据制作(如系统评价制作)
信息来源	临床实践指南数据库 循证医学循证教科书 循证医学数据库 其他综合评价资源期刊 综合性文献数据库资源	综合性文献数据库资源 专题性文献数据库资源 循证医学数据库 各国家生物医学文献数据库 在研临床试验数据库 灰色文献(药厂、会议论文)
检索策略	关注特异性,重点检索主题词相关内容	关注敏感性,确保最大限度查找相关研究
检索方式	首选计算机检索,人工检索不做强制要求	计算机检索,要求须辅以人工检索
检索顺序	可遵循 "6S" 循证信息服务模型	先检索主要数据库,再扩展检索其他相关来源
检索结果	关注证据级别高和推荐意见强的报告,如 GRADE 系统推荐的高质量证据	关注高质量原始研究

三、循证医学文献检索步骤与注意事项

(一) 循证医学文献检索步骤

1. **基于临床实践情境,提出临床问题并分解为 PICOS**　当临床医师在医疗实践中提出一个具有临床意义的问题,首先分析、确定欲解决的临床问题涉及的主要概念,并对能回答该临床问题的信息需求进行分析和整理。通常这类临床问题可以分解为 PICOS 五个要素:即采用何种研究设计回答临床问题。

通过分析以下临床情境,可根据临床情境提出临床问题并对其进行证据检索。

案例

患者,男性,54 岁,因"间断性便血 3 个月加重 1 周"入院。入院前 3 个月无明显诱因出现间断性便血伴里急后重、排便不尽感,当地医院诊断为"混合痔"未行特殊治疗。近 1 周来,患者感上述症状逐渐加重,自发病以来体重下降约 5kg。吸烟、饮酒史 30 余年。直肠指检:胸膝位 7 点距肛缘 6cm 处可触及一约 4cm×6cm 大小的肿物;纤维结肠镜结果示:直肠前壁可见约 4cm×6cm 大小的溃疡性肿物(肿物距齿状线约 4cm);病检提示:直肠中分化腺癌;盆腔和腹部增强 CT 显示:直肠前壁增厚,其他脏器未见异常;肿瘤标志物、胸部 X 光检查未见异常。入院诊断:Ⅱa 直肠癌($T_3N_0M_0$)。针对该患者,若患者不想实施手术,放疗和 / 或化疗能否达到预期效果?按 PICOS 原则,这一问题可被细化如下:

P:成人直肠癌患者。

I:放疗联合化疗。

C:单纯化疗或单纯放疗。

O:缓解率、长期生存率和毒性。

S:随机对照试验、meta 分析 / 系统评价

2. **选择恰当的数据库**　根据所提临床问题的类型和现有条件,先检索密切相关的数据库,若检索的结果不能满足需要,再检索其他相关数据库。或先检索可能直接相关的数据库,当检出结果不理想时,再检索第二个或多个数据库。同时,可以根据"6S"模型,检索时按照计算机辅助决策系统、证据总结、系统评价摘要、系统评价、原始研究证据摘要和原始研究顺序逐级检索,如果从上一级数据库检索获得的文献解决了提出的临床问题,则不需继续检索下一级数据库,以避免不必要的时间浪费。

3. **确定检索词**　数据库选择好后,还应针对已分解的临床问题选择恰当的检索词。列出一组与临床问题有关的词,这些词应包括关键词和主题词。由于研究的内容可能涉及特殊的人群、特殊的干预措施或结果,而研究内容的主题概念在数据库中的检索用词又常标引得不够完善,没有列入主题词表,在这种情况下用主题词检索就很难令人满意。关键词检索与主题词检索的结果差别较大,检索结果不仅受检索方式、检索策略的影响,也与各数据库主题标引的质量和收录范围有直接关系。为提高检索质量和检索效率,应熟悉数据库的主题词表,了解相关主题词在词表中的收录情况。在选择检索词时,要重视对主题词的选择,充分利用主题词检索系统的优点(如主题词的树状结构,主题词和副主题词的组配,对主题词扩展或不扩展检索等),但也不能忽视关键词检索方式的应用。表 8-5 为放射治疗直肠癌的主要研究设计检索词列表,选择 P 和 I 或二者之一作为检索词,根据检索结果数量决定是否增加检索 meta 分析/系统评价。

表 8-5　直肠癌、放疗和系统评价/meta 分析及随机对照试验的检索词列表

主题概念		主题词	同义词
疾病	英文	"Rectal Neoplasms"［Mesh］OR "Anus Neoplasms"［Mesh］OR "Anal Gland Neoplasms"［Mesh］ 'rectum cancer'/exp OR 'metastatic rectal cancer'/exp OR 'rectal carcinoid'/exp OR 'rectal lymphoma'/exp OR 'rectum carcinoma'/exp	anal cancer*,anal gland neoplasm*,anal neoplasm*,anus cancer*,anus neoplasm*,carcinoma adenomatosum recti,carcinoma recti,circumanal gland neoplasm*,metastatic rectal,metastatic rectum,perianal gland neoplasm*,rectal adenocarcinoma,rectal cancer*,rectal carcinogenesis,rectal carcinoma,rectal chronic carcinoma,rectal hard carcinoma,rectal malignanc*,rectal metastases,rectal metastasis,rectal neoplasm*,rectal scirrhous carcinoma,rectal squamous cell carcinoma,rectal tumor*,rectum adenocarcinoma,rectum ampulla carcinoma,rectum cancer*,rectum carcinoma,rectum chronic carcinoma,rectum hard carcinoma,rectum malignanc*,rectum metastases,rectum metastasis,rectum neoplasm*,rectum scirrhous carcinoma,rectum squamous cell carcinoma 等
	中文	"直肠肿瘤"［不加权:扩展］OR "肛门肿瘤"［不加权:扩展］OR "肛腺肿瘤"［不加权:扩展］	直肠癌,直肠瘤,肛门癌,直肠肿瘤,肛门肿瘤,肛腺肿瘤,环肛腺肿瘤,肛周腺肿瘤等
干预措施	英文	"Radiotherapy"［Mesh］ 'radiotherapy'/exp	brachytherap*,chemoradiotherap*,irradiation,heavy ion,radiotherap*,proton therap*,radioimmunotherap*,radiosurgery,neutron capture therap*,x-ray therap*,radiation therap* 等
	中文	"放射疗法"［不加权:扩展］	放疗,放射疗法,放射治疗,全身照射,X 线疗法,淋巴照射,颅脑照射,放射免疫疗法,放射外科手术,半身照射,辅助放射疗法,化放疗,质子,颅脊柱照射,重离子等

续表

主题概念		主题词	同义词
随机对照试验	英文	"Randomized Controlled Trials as Topic"[Mesh] OR "Equivalence Trials as Topic"[Mesh] OR "Intention to Treat Analysis"[Mesh] OR "Pragmatic Clinical Trials as Topic"[Mesh] OR "Randomized Controlled Trial"[Publication Type] OR "Equivalence Trial"[Publication Type] OR "Pragmatic Clinical Trial"[Publication Type] OR "Single-Blind Method"[Mesh] OR "Random Allocation"[Mesh] OR "Double-Blind Method"[Mesh] 'randomized controlled trial（topic）'/exp OR 'equivalence trial（topic）'/exp OR 'randomized controlled trial'/exp OR 'equivalence trial'/exp OR 'non-inferiority trial'/exp OR 'pragmatic trial'/exp OR 'superiority trial'/exp OR 'randomization'/exp OR 'single blind procedure'/exp OR 'double blind procedure'/exp OR 'triple blind procedure'/exp	random*,equivalence trial,equivalence clinical trial,equivalence design,non-inferiority trial,noninferiority trial,pragmatic trial,non-inferiority clinical trial,non-inferiority design,practical clinical trial,pragmatic clinical trial,superiority clinical trial,superiority design,superiority trial,single masked,single blind,single-blind,double masked,double blind,double-blind,triple masked,triple blind,triple-blind,singleblind,doubleblind,tripleblind,intent to treat,intention to treat 等
	中文	"随机对照试验"[不加权:扩展]OR "实用性临床试验"[不加权:扩展]OR "等效性试验"[不加权:扩展]OR "随机对照试验（主题）"[不加权:扩展]OR "等效性试验（主题）"[不加权:扩展]OR "意向治疗分析"[不加权:扩展]OR "实用性临床试验（主题）"[不加权:扩展]	随机,单屏蔽,双屏蔽,三屏蔽,单盲,双盲,三盲,盲法,隐蔽分组,分配隐藏,等效性临床试验,等效性试验,等效试验,等效性设计,等效设计,等效性研究,等效研究,优效性临床试验,优效性试验,优效试验,优效性设计,优效设计,优效性研究,优效研究,非劣效性临床试验,非劣效性试验,非劣效试验,非劣效性设计,非劣效设计,非劣效性研究,非劣效研究,实用性临床试验,实用临床试验,实用性研究,意向治疗分析等
meta 分析/系统评价	英文	"Meta-Analysis"[Publication Type] OR "Meta-Analysis as Topic"[Mesh] OR "Systematic Review"[Publication Type] OR "Systematic Reviews as Topic"[Mesh] 'meta analysis'/exp OR 'meta analysis（topic）'/exp OR 'systematic review'/exp OR 'systematic review（topic）'/exp	meta analysis,meta analyses,metaanalysis,metanalysis,met-analysis,metaanalyses,metanalyses,met-analyses,systematic review 等
	中文	"系统评价（主题）"[不加权:扩展]OR "Meta 分析"[不加权:扩展]OR "Meta 分析（主题）"[不加权:扩展]	Meta 分析,系统评价,荟萃分析,系统综述,系统性综述,元分析等

注:Mesh 表示该词在 PubMed 和 Cochrane Library 数据库为主题词;/exp 表示该词在 Embase 数据库为主题词。

4. 制订检索策略并实施检索　根据检索课题的已知条件和检索要求,以及所选定的信息检索系统提供的检索功能,确定适宜的检索途径,如主题途径或关键词途径等。

检索途径确定后,编写检索策略表达式,即将选择确定的作为检索标识的主题词、关键词以及各种符号等,用各种检索运算符(如布尔逻辑运算符、截词符等)组合,形成既可为计算机识别又能体现检索要求的提问表达式。

若关注证据生产,通过提高敏感性扩大检索范围,提高相关文献被检出的比例,提高查全率;若关注证据利用,通过提高特异性缩小检索范围,排除非相关文献被检出的比例,提高查准率。检索者可根据检索目的选择。而检索策略的制订原则是敏感性要高,通过提高敏感性,达到提高检出率,降低漏检率的目的。

制订针对疾病和干预措施的检索策略的一般步骤如下：①针对某疾病的检索词（主题词/关键词）及其同义词和别名，还要考虑到不同语言可能有不同的后缀或前缀。将所有检索词以"OR"连接，意为只要其中任一个检索词相符就命中。②针对干预措施可能涉及的检索词也用"OR"连接。③将涉及疾病和干预措施的两组检索词用"AND"连接。④如果检索结果较多，可考虑加入研究设计检索策略，如系统评价/meta 分析检索策略，与疾病和干预措施进行逻辑"AND"连接。

5. 评估检索结果　对检索结果进行评价主要是看检索的结果是否在预期的范围之内。如果是为制作证据而进行检索，对检索结果的评价步骤有：浏览检出记录的标题和摘要，评价该记录是否符合事先制订好的纳入和排除标准，纳入符合要求的文献。对潜在的有可能符合纳入标准的记录以及不能确定是否需要纳入和排除的记录，应阅读全文，以进一步判断或评估。

若检索结果不能满足需要，有必要对已检索过的数据库进行再次检索或另检索其他数据库。由于不同的数据库收录范围不同，检索术语、主题词表及检索功能存在差异，因此，需在检索过程中仔细选择检索用词，并且不断修改和完善检索策略，调整检索策略的敏感性或特异性，以便制订出能满足检索需求的高质量的检索策略。

（二）循证医学文献注意事项

1. 系统、全面、多渠道的文献检索是生产高质量证据的保障　①检索相同主题已发表的 meta 分析/系统评价是检索的基础；②检索必检数据库同时，应重视与研究课题相关的专业数据库；③除全面检索数据库外，还应当进行手工检索、追踪参考文献和通过搜索引擎检索。

2. 应严格制订和详细报告检索策略　合理、详细的检索策略既是保证文献查全率与查准率，也是检索结果得以重现的前提。检索过程中，最好采用电子检索策略循证评价列表（An Evidence Based Checklist for the Peer Review of Electronic Search Strategies，PRESS EBC）评价检索策略和呈现检索。最好的检索方式是自由词和主题词相结合。建议应该清楚报告以下信息，①检索资源：包括检索资源名称和时间范围，如果实施了手工检索，应该详细报告手工检索的信息。②检索词：应该包括自由词和主题词以及自由词的同义词。如果使用了检索滤器，也应该报告。③检索限制：说明限制类型以及原因，如果没有任何限制，也应该明确报告。④检索时间：除了报告检索资源的时间区间，还应该报告检索的实施时间，如果更新了检索，还须报告更新检索实施时间。⑤检索实施者：检索实施者的姓名和资质。⑥检索结果：报告检索的最终结果、各个数据库的检索结果和其他检索的结果。

3. 咨询信息检索专家，提高检索结果的相关性　针对不同数据库，检索策略略有不同。在制订检索策略时若能得到相关信息检索专家或者图书馆相关工作人员的支持和指导，将有益于提高检索的全面性、准确性以及可靠性。

第三节 | 循证医学文献常用数据库检索示例

一、UpToDate

（一）简介

UpToDate 是以循证医学为基础的优质临床决策支持工具，为全球医生提供高效的医疗决策支持。由荷兰威科集团（Wolters Kluwer）出版发行。内容覆盖 25 个临床专科的 11 800 多个临床主题，同时提供 6 300 多篇英文药物专论、1 200 多篇中文药物专论、3 400 多篇药物说明书、1 500 多篇患者教育资料、35 000 多张图片资料、9 600 多条经过 GRADE 分级的推荐意见、440 000 多篇参考文献摘要/MEDLINE 引文和 200 多个医学计算器。

（二）检索规则

检索规则具体包括：①以疾病的诊断和治疗为中心来设计关键词，从高度怀疑的诊断及最具有指向性的症状出发。如"EB病毒阳性"优于"发热 咳嗽 EB病毒阳性"。②尽量使用规范的名称作为检索词,如"全血细胞减少"优于"三系减少"。③尽量采用自动联想功能,如输入"蛛网膜",系统就会自动联想出"蛛网膜下腔出血"。④检出结果不理想或搜索不到相关内容时,可尝试减少关键词或扩大关键词范围,如"单侧水肿"优于"射频消融术后不明原因单侧水肿"。⑤检索"指南(空格)关键词",可查找国际、欧洲、美国、加拿大、澳大利亚、日本等权威学会发布的指南和共识意见。

(三) 检索方法

通过 UpToDate 主界面导航直接进入专题分类、诊疗实践更新、重要更新和患者教育。提供浏览和检索两种途径。①专题分类浏览查询:在主界面,点击"专题分类",选择下拉菜单中"专科下主题",然后在 25 个临床专科中选择;②基于疾病检索:在主界面,在搜索 UpToDate 下方的检索框输入疾病名、症状、药名等作为检索的关键词,可以是一个或多个关键词,点击搜索按钮执行检索即可。

(四) 检索示例

在搜索 UpToDate 下方的检索框输入 "rectal cancer radiotherapy",点击搜索按钮实施检索,在检索结果界面点击 "Neoadjuvant chemoradiotherapy, radiotherapy, and chemotherapy for rectal adenocarcinoma" 可以浏览总结与推荐、引言、新辅助治疗的适应证、治疗前分期评估、新辅助治疗方法概述、非转移性疾病的治疗选择(长程放化疗、短程放疗、局部晚期直肠癌的全程新辅助治疗、其他方案和辅助治疗)、远处转移患者的局部治疗、治疗后监测及幸存者问题、学会指南链接、患者教育、总结与推荐和参考文献等内容。

二、DynaMed Plus

(一) 简介

DynaMed Plus 为 DynaMed 升级版本,提供的内容包括证据概述与推荐意见、循证临床实践指南、患者相关信息、辅助决策的计算功能等。根据 GRADE 将证据的推荐意见分为强推荐和弱推荐。

(二) 检索

在 DynaMed Plus 数据库检索界面,用户可按照主题浏览数据库的内容,也可以直接输入所要检索的关键词进行检索。本例选择以关键词形式进行检索,在检索框输入 "rectal cancer" 点击 "Search" 执行检索,在检索结果点击 "Management of Non-metastatic Rectal Cancer",浏览并选择 "Other Treatments" 进入 "Intraoperative radiation therapy","点击 STUDY SUMMARY" 下方 "Details" 浏览放疗相关内容。

三、BMJ Best Practice

(一) 简介

BMJ Best Practice 是 BMJ 出版集团于 2009 年发布的在 "Clinical Evidence"(临床证据)基础上全新升级版的临床诊疗辅助系统,内容涉及 32 个临床专科的 1 000 余种疾病和症状专题、10 000 余种诊断方法、3 000 余种诊断性检测、3 000 余种治疗分组、12 500 余种细分诊疗方案、25 600 余种合并症治疗方案、6 800 余部国际指南、4 000 余个临床操作视频、65 000 多篇参考文献、250 多个医学计算器、700 多个关联 Cochrane Clinical Answers。每个疾病提供概述(小结)、理论(流行病学、病因学和病史)、诊断(诊断路径/诊断建议、病史和体格检查、辅助检查、鉴别诊断、诊断标准和筛查)、治疗(治疗路径/治疗建议、治疗流程、新兴治疗、预防和患者指导)、随访(监测、并发症和预后)和资源(指南、图片和操作视频、参考文献、医学计算器和证据)等。

(二) 检索方法

通过 BMJ Best Practice 主界面导航直接进入最近更新、学科、医学计算器、操作视频、病例报告和证据等。提供学科浏览和疾病、症状检索两种途径。①学科浏览:点击 BMJ Best Practice 主界面的"学科"进入学科界面,浏览 30 余个医学专业最新内容,可以在"学科"内按学科或专题分类查找和浏览相关专题,在每个学科分类下,还可以查找本学科内相应的急症专题;②疾病、症状检索:搜索疾病或症状关键词可一步直达疾病和非疾病类(含症状)专题。在 BMJ Best Practice 主界面上方的检索框输入疾病或症状关键词,点击搜索键进入搜索结果页面。搜索结果按相关度进行排序并显示相关专题各重要章节的链接,搜索结果右侧摘要栏显示相关度最高专题的鉴别诊断、病史和体格检查等信息,便于快速获取相关信息。

(三) 检索示例

本例选择浏览方式查找"直肠癌",点击主界面"学科",在"学科"界面,点击"肿瘤学"进入具体肿瘤疾病名称界面,分别点击"结直肠癌"和"肛门癌"进入检索结果界面,在治疗栏目下,选择治疗路径查看放射治疗直肠癌或肛门癌的证据。

四、Essential Evidence Plus

(一) 简介

Essential Evidence Plus 由 Wiley InterScience 公司研发,内容涉及证据主题精要、针对患者的证据摘要和患者信息、决策支持工具与计算工具和 Cochrane 系统评价等。

(二) 检索规则

检索词不区分大小写,不建议使用完整的句子;逻辑运算符包括"AND"和"OR";短语检索,需要用英文半角双引号标识检索词,输出检索结果与输入的检索词短语完全匹配。

(三) 检索方法

Essential Evidence Plus 提供检索与浏览查询。①浏览查询:在主界面,根据需要点击"Essential Evidence Topics""POEMs Research Summaries""Cochrane Systematic Reviews""Decision Support Tools""History and Physical Exam Calculators""Diagnostic Test Calculators"或"Derm Expert Image Viewer",在每个分类下,还可以进一步浏览;②检索:在主界面,检索框输入一个或多个关键词,选择全部数据库或单一数据库,点击放大镜按钮执行检索。

(四) 检索示例

在主界面,检索框输入"rectal cancer" AND "radiotherapy",选择全部数据库,点击放大镜按钮执行检索。在检索结果界面,用户在左侧界面"Content"(内容)部分可通过"Epidemiology"(流行病学)、"Diagnosis"(诊断)、"Screening and Prevention"(筛查与预防)、"Treatment"(治疗)和"Prognosis"(预后)对检索结果进行优化,在"Resource"(资源)部分,可以分别浏览"Essential Evidence Topics""Evidence"(证据)和"Calculators"(计算器)等内容,点击"Colorectal cancer"进入结直肠癌的"Essential Evidence"界面,可以浏览结直肠癌的背景、预防、诊断、治疗和预后等信息。

五、ClinicalKey

(一) 简介

ClinicalKey 是爱思唯尔公司建立的全医学信息平台,内容包括图书、期刊、临床概述、药物专论、临床计算器、药物分类总览、临床指南、患者教育、操作视频和多媒体等。

(二) 检索规则

检索规则具体包括:①以疾病设计关键词,显示结果基于输入的检索词;②不支持布尔逻辑运算符和截词符;③支持短语检索,使用英文半角双引号标识检索词实现短语检索;④可以对检索结果按相关度和日期排序。

(三) 检索方法

ClinicalKey 提供浏览查询与检索。①浏览查询:在主界面,根据需要点击"Clinical Overviews""Drug Monographs""Calculators""Drug Class Overviews""Guidelines""Patient Education""Books""Journals""Procedure Videos"或"Multimedia"在每个分类下,还可以进一步浏览;②检索:在主界面,首先在检索框前选择"All Types""Books""Journals""Clinical Overviews""Clinical Trials""Drug Class Overviews""Drug

Monographs""Guidelines""Patient Education""Multimedia""Procedure Videos""Calculators"或"Clinical Focus"其中之一,其次在检索框输入一个或多个关键词,点击"Search"按钮执行检索。

(四)检索示例

在主界面,选择"All Types",检索框输入"rectal cancer",点击"Search"按钮执行检索。在检索结果界面,用户在左侧界面"Source Type"(资源)部分可通过"Full Text Only"(全文)、"Full Text and MEDLINE"(MEDLINE 数据库全文)、"Meta-analyses"(meta 分析)、"Randomized Control Trials"(随机对照试验)、"Narrative Reviews"(描述性系统评价)、"Images"(图片)、"Clinical Trials"(临床试验)、"Books"、"Guidelines"、"Videos"、"Patient Education"、"Clinical Overviews"、"Procedure Videos"或"Clinical Calculator"对检索结果进行优化,同时也可以实现学科和日期的优化。用户根据需要,选择左侧界面优化内容之一浏览相应内容,若选择"Clinical Overviews",点击"Colorectal Cancer",再点击"Nondrug and supportive care"浏览与放疗相关信息,也可以浏览该疾病的概要、术语、病因和危险因素、诊断、治疗、并发症和预后、筛查和预防、参考文献等。

六、Cochrane Library

(一)简介

Cochrane Library 是 Cochrane 协作网的主要产品,由 Wiley InterScience 公司出版发行,是一个提供高质量证据的数据库,也是临床研究证据的主要来源,内容主要包括 Cochrane 系统评价库和 Cochrane 临床对照试验中心注册库。

(二)检索规则与机制

在检索框中可使用的检索运算符有:①逻辑运算符"AND""OR"和"NOT"。②位置运算符"NEXT",如 lung NEXT cancer,可针对短语"lung cancer"进行检索。③位置运算符"NEAR",如"Back pain"NEAR/5 "exercise therapy"可针对两个检索词或两个短语同时出现在一个句子中的记录进行检索,检索词或短语的相邻范围为 5 个词汇,互换"NEAR"前后的检索词或短语对检索结果没有影响。④截词符"*",如对"cardio*"进行检索,将检出 cardiology 和 cardiography 等一批前缀为 cardio 的词汇。"*"除用作截词符外,独立使用该符号还可检索全部记录。⑤短语检索,需要用英文半角双引号标识检索词,如"diabetes mellitus",但不支持截词检索。

(三)检索方法

Cochrane Library 提供浏览功能,包括按主题("Browse by Topic")和按 Cochrane 系统评价协作组("Browse by Cochrane Review Group")等浏览,以及基本检索、高级检索、主题检索和 PICO 检索,这里主要介绍高级检索和主题检索。

1. **高级检索**　点击主页"Advanced search"进入高级检索界面,选择检索字段("Title Abstract Keyword""Record Title""Abstract""Author""Keyword""All Text""Publication Type""Source""DOI""Accession Number""Trial Registry Number""Cochrane Group""Cochrane Topic"),输入检索词,点击"Run search"执行检索,在检索结果界面点击"Send to search manager"将本次检索添加到检索历史中,方便组配检索。也可根据检索词的数量增加和减少检索行,点击检索项前的"+"和"−",分别增加和减少检索行。在高级检索界面可实现对检索条件进行选择和限定,进一步提高查准率。

2. **主题检索**　点击高级检索界面"Medical terms(MeSH)"进入主题检索界面,在"Enter MeSH term"检索框内输入检索词,在检索词输入框后选择副主题词(需要时选择),点击"Look up"可查看输入检索词的主题词及其定义和树状结构,若想要移到 MeSH 树状结构的上位词,则只需点击位于树状结构上层的上位词即可。选好要查询的主题词后,选择"Explode all trees"选项会自动扩大检索结果。有些主题词不止一个树状结构,可选择是否包括所有的树状结构,或者只选择所需的树状词汇进行检索。点击"Add to search manager"将执行的主题检索添加到检索历史中,以便组配检索。

3. **组配检索**　在高级检索界面点击"Search manager"进入检索历史界面,可显示已进行检索的检索策略和结果。在检索框内,可使用逻辑运算符将多个检索结果的检索序号组合在一起进行二次检索。

(四) 检索示例

1. 直肠癌高级检索　在高级检索界面输入"rectal cancer"及其同义词,即 anal NEXT cancer*: ti,ab,kw OR anal gland NEXT neoplasm*:ti,ab,kw OR anal NEXT neoplasm*:ti,ab,kw OR anus NEXT cancer*:ti,ab,kw OR anus NEXT neoplasm*:ti,ab,kw OR "carcinoma adenomatosum recti":ti,ab,kw OR "carcinoma recti":ti,ab,kw OR circumanal gland NEXT neoplasm*:ti,ab,kw OR "metastatic rectal": ti,ab,kw OR "metastatic rectum":ti,ab,kw OR perianal gland NEXT neoplasm*:ti,ab,kw OR "rectal adenocarcinoma":ti,ab,kw OR rectal NEXT cancer*:ti,ab,kw OR "rectal carcinogenesis":ti,ab,kw OR "rectal carcinoma":ti,ab,kw OR "rectal chronic carcinoma":ti,ab,kw OR "rectal hard carcinoma":ti,ab, kw OR rectal NEXT malignanc*:ti,ab,kw OR "rectal metastases":ti,ab,kw OR "rectal metastasis":ti,ab, kw OR rectal NEXT neoplasm*:ti,ab,kw OR "rectal scirrhous carcinoma":ti,ab,kw OR "rectal squamous cell carcinoma":ti,ab,kw OR rectal NEXT tumor*:ti,ab,kw OR "rectum adenocarcinoma":ti,ab,kw OR "rectum ampulla carcinoma":ti,ab,kw OR rectum NEXT cancer*:ti,ab,kw OR "rectum carcinoma": ti,ab,kw OR "rectum chronic carcinoma":ti,ab,kw OR "rectum hard carcinoma":ti,ab,kw OR rectum NEXT malignanc*:ti,ab,kw OR "rectum metastases":ti,ab,kw OR "rectum metastasis":ti,ab,kw OR rectum NEXT neoplasm*:ti,ab,kw OR "rectum scirrhous carcinoma":ti,ab,kw OR "rectum squamous cell carcinoma":ti,ab,kw OR heavy ion NEXT therap*:ti,ab,kw OR carbon ion NEXT therap*:ti,ab,kw,点击 "Run search" 执行检索,在检索结果界面点击 "Send to search manager" 将 "colorectal cancer" 的高级检索结果添加到检索历史中。

2. 直肠癌主题检索　在主题检索界面输入 "rectal cancer",点击 "Look up" 查看 "rectal cancer" 的主题词 "Rectal Neoplasms",点击 "Add to search manager" 将 "rectal cancer" 的主题检索添加到检索历史中。按照同样的方法完成主题词 "Anus Neoplasms" 和 "Anal Gland Neoplasms" 的检索。

3. 直肠癌组配检索　在检索历史界面,将利用逻辑运算符 OR 组合直肠癌的主题检索结果与高级检索结果。

4. 放疗检索　操作方法与直肠癌检索操作方法相似,这里不再赘述。

5. 直肠癌与放疗组配检索　在检索历史界面,利用逻辑运算符 AND 组合将直肠癌的检索结果与放疗的检索结果。

6. 结果呈现　在检索结果界面,选择 "Cochrane Reviews" 和 "Cochrane Protocols" 完成检索。

(五) 检索结果处理

1. 检索结果显示与排序　检索结果界面分别显示 "Cochrane Reviews" "Cochrane Protocols" "Trials" "Editorials" "Special Collections" 和 "Clinical Answers" 检索结果。默认显示 "Cochrane Reviews" 结果,点击 "Show all previews" 和 "Show preview" 分别显示检索结果界面所有记录摘要和单篇摘要。点击标题可以浏览 "Abstract" "Plain language summary" "Authors' conclusions" "Background" "Objectives" "Methods" "Results" "Discussion" "Appendices" "Figures and tables" "References" "Characteristics of studies" "Data and analyses" 和 "Download statistical data" 等内容,点击文献的作者可以直接进行作者检索,了解作者具体发表的文献情况。点击 "Order by" 后的下拉框,可以选择按 "Title-A To Z" "Title-Z To A" "Relevancy" "Publish Date-New To Old" 和 "Publish Date-Old To New" 对检索结果进行排除,默认按照 "Relevancy" 对检索结果排序。点击 "Results per page" 后的下拉框,选择 "10" "25" "50" 和 "100" 改变每页显示检索结果数量。

2. 检索结果的优化　在检索结果界面,可按照 "Data" ("Publication date" 或 "Custom Range")、 "Status" ("New search" 或 "Conclusions changed")、"Available Translations" (14种语言可供选择)、"Review Type" (8种类型可供选择)、"Topics" (37个主题可供选择) 对检索结果进行优化。

3. 检索结果输出　在检索结果界面,首先点击"Select all"前□选择导出的文献,接着点击"Export selected citation(s)",然后在弹出的对话框中选择导出的格式[Plain text、RIS(EndNote)、RIS(Reference Manager)、RIS(ProCite)、BibteX 和 CSV(Excel)]和选点击"Include abstract"前□,最后点击"Download"完成结果输出。

(田金徽)

思考题

1. 如何理解同一研究设计的方法学质量和报告质量之间的关系?
2. 请简述临床问题的主要来源。
3. 请简述循证医学证据检索与传统文献检索的异同。
4. 简述循证医学文献检索的注意事项。
5. 简述证据利用检索与证据制作检索的区别。

思考题解题思路

本章目标测试

本章思维导图

第九章 | 医学论文写作

第一节 | 医学论文的类型与特征

一、医学论文的类型

（一）按照学科性质划分

1. **基础医学论文** 是对医学基础理论问题进行研究、分析，进而阐明生命或疾病本质及其规律的论文。研究手段以实验室或动物实验为主，涵盖了分子生物学、细胞生物学、生理学、生物化学、病理学、药理学、基因组学、遗传学等基础医学研究。主要侧重报道与疾病发生、发展机制密切相关的新理论、新发现等内容，旨在为疾病的诊断和治疗提供新思路和理论基础。因此，其数量和质量是衡量一个国家医学研究理论水平的重要指标。

2. **应用医学论文** 包括预防医学、临床医学和康复医学论文。以人或人群为研究对象，主要侧重于解决疾病防治中的具体问题（如环境、药品、医疗器械、技术等）及其临床应用。通过病例对照、队列研究等方法系统分析疾病的诊断、治疗、预后、病因及预防等，阐明疾病发生、发展规律，为疾病防治提供科学依据，具有很强的实用价值。应用医学论文主要包括：病例分析、病例报告、疗效观察、病案讨论、临床经验总结、专题研究报告、新技术报告、调查报告等。

（二）按照论文内容和发表形式划分

1. **综述型论文** 是作者根据某一专题研究或学术问题所掌握的历史背景、研究现状、前景展望、争论焦点、已经解决或尚未解决的问题，结合自己工作实践中总结的观点或评论而撰写的论文。主要内容来源于已经发表的资料，即以间接资料为主，属于三次文献。

2. **研究型论文** 是作者经过具体选题所进行的调查研究、实验研究、临床研究的结果和临床工作经验的总结，是作者的第一手资料（即直接资料）。其内容可以是实验研究、临床观察、调查报告等；也可以是医学理论上的创新见解和新的科研成果；还可以是新知识、新理论、新技术、新方法应用于实际取得的科学总结。

3. **病例报告类论文** 是指把一定数量的某种疾病的病因、病理、临床表现、诊断、治疗和愈后等方面内容进行分析、整理、讨论，并提出作者的创见或建议而撰写的论文，其目的在于不断地总结临床经验，提高医疗质量。

4. **其他论文** 包括学位论文、技术论文、信件类论文、短篇报道、评论类论文、会议报告类论文等。具体指作者从事科学研究取得创造性的结果，为取得各级学位而撰写的学位论文；侧重于介绍某种手术方式或全新手术方法的技术论文；可用于表达对已发表论文的质疑或个人观点，也可用于发表一些未发布的数据和想法的信件类论文；对某一有价值或有苗头的重要研究的初步成果而撰写的短篇报道；对某一科研项目、研究专题、某一领域的研究工作、某一个问题或某一组科研论文进行全面、深入的阐述和精辟的评论，或侧重对某一方面进行深入评论的评论类论文；发表在国内或国际学术会议上的会议报告类论文等。

二、医学论文的特征

医学论文的撰写是医学科研工作从感性认知向理性认知的飞跃，是科研工作成果转化的必经环节。在具备广博专业知识和一定写作基础的前提下,遵循科学合理的写作原则是产出高水平医学论文的必要条件,这些基本要求主要体现在以下几方面。

1. **科学性**　指医学论文的科研设计、实验数据和推理论证等必须合理、准确和严谨,符合科学规律,实验结果经得起实践检验。主要体现在论文应具备真实准确、客观全面、逻辑辩证和成熟稳定 4 个特点。

（1）真实准确:指实事求是,绝对尊重客观事实。要求客观地反映研究内容的实际情况,如取材应确凿可靠,研究方法应先进正确,实验设计应严谨周密,数据结果及引文术语应准确无误等。

（2）客观全面:指公正地从宏观和微观等角度综合揭示问题。既要介绍研究成果,又要分析社会背景;既要总结成功经验,也要总结失败教训;既要阐明有利的一面,也要阐明不足的一面,使文章客观而真实。

（3）逻辑辩证:指用科学的论据和严谨的逻辑推理来论证和阐述问题的本质,使论文概念明确、结构严密、论点鲜明、论据充分、论证有力、结论正确、说理透彻,符合辩证逻辑原理。

（4）成熟稳定:指研究成果是经过反复论证和重复的最终结果。试验阶段探索性的结果通常不具备成熟稳定性,因此只能作为参考。

2. **创新性**　指论文的内容在同类研究领域中所具有的独创性、先进性和新颖性。创新性是决定医学论文水平高低和价值大小的关键,是医学期刊的编审人衡量其质量的基本标准之一。

创新性主要表现在:①在同类领域中提出了新理论、新概念、新原理;②在同一原理的基础上有新方法、新手段、新技术的创造;③发现了过去从未发现的新事实、新现象,并提供了数据和试验结果;④对原有的技术方法在不同领域和不同地区有新的应用。总之,创新性可以是前所未有的开创性工作,也可以是在前人工作的基础上有新的发现或应用等。

3. **实用性**　指论文要有实用价值,即通过基础或临床医学的科研活动,解决医学实践中存在的实际问题。医学论文的实用价值主要体现在其理论能否用于指导临床实践并推广应用;其方法技术是否为现实所需,可供实用,能否有助于解决疾病诊断、防治中的技术问题或阐明疾病的发病机制等。论文发表以后,要使读者看了能用,用则有效,能产生社会效益和经济效益。

4. **规范性**　指医学论文具有公认的相对固定的格式。为了便于不同领域及地区科研人员的交流,医学论文写作已逐渐形成了相对固定的格式,并趋于统一化、规范化。另外,医学论文涉及大量的医学名词、术语、药名,以及数量、单位、符号和缩写形式等,这些既涉及国际、国家规范和标准,也涉及专业或学科规范和标准。此外,各种疾病的诊断标准、疗效评价标准,以及有关检查、检测的操作标准及其正常值的判定标准等,在论文中进行描述时,应与同行公认的标准相一致。

5. **伦理性**　医学论文常涉及被试动物、志愿者和患者,因此写作时须遵守医学伦理道德。例如,注意执行动物保护法,尊重并维护志愿者和患者的隐私权、肖像权,注意为受试者或患者保守秘密等,特别是涉及人工授精、人体药物试验、变性手术、性医学、某些特殊的误诊误治病例报告等,更应严格遵守国际公认的伦理学准则。

6. **易读性**　论文发表的目的是进行学术交流,因此,论文必须具有可读性,即条理清楚,语言通顺,言简意赅,所用词汇必须准确、专业,没有歧义。撰写论文应具有逻辑性,结构严谨,论点鲜明,论据充分,结论正确,重点突出,使读者在最短时间内,获取最多的知识和信息。

7. **国际性**　医学论文的写作、发表是传播、交流医学科技信息的重要形式,发表即将作者的科研成果公诸于世,从而促进医学事业的发展。医学论文的国际性主要体现在通过医学论文的发表,使医学科技信息的传播突破空间和时间上的局限,与国际接轨,得以更广泛、更长久地交流、储存。撰写医学论文便于学术交流,应先争取在本地区、省内和国内医学期刊上发表文章,如确认自己的科研成果在国内领先也要争取在国际医学期刊上发表文章,向国际性学术会议投稿,进一步扩大医学学术交流的范围。

总之,关于医学论文的基本特征,可以概括为:①根在科学性,这是医学论文的根本特征和本质特征。科学性主要取决于可重复性,常与科研设计是否合理密切相关。②重在创新性,它取决于科研选题是否新颖,是论文水平高低、价值大小的关键,也是论文能否发表、获奖的决定因素。创新性经常表现在新技术、新方法、新成果方面。③贵在实用性:这是医学论文能否在社会推广应用的重要因素。实用性主要体现在是否能解决医学实践中存在的实际问题。

第二节 │ 医学论文的格式与内容要求

1978 年,一个由综合性医学期刊编辑组成的小组在加拿大温哥华市非正式集会,为投给他们期刊的稿件制订格式规范。其制订的《生物医学期刊投稿的统一要求》(*Uniform Requirements for Manuscripts Submitted to Biomedical Journals*)于 1979 年首次发表,被称为"温哥华格式",该规范一经公布很快为众多国际医学期刊广泛接受并采用,此后不断修订更新。2013 年更名为《学术研究实施与报告和医学期刊编辑与发表的推荐规范》(*Recommendations for the Conduct, Reporting, Editing, and Publication of Scholarly Work in Medical Journals*)。我国则于 1987 年公布了中华人民共和国国家标准《科学技术报告、学位论文和学术论文的编写格式》,简称"标准 GB/T7713—1987"。

根据相关规范与标准,医学论文的格式主要分为前置部分、主体部分和结尾部分。前置部分主要包括题目、作者署名、中英文摘要和关键词;主体部分包括前言、材料与方法、结果与讨论、结论;结尾部分包括致谢、参考文献、注释和附录等。此外,每篇英文论文都有数字对象唯一标识符(digital object identifier, DOI),有些英文论文还附有补充材料,中文期刊论文有中图分类号、文献标识码等。受论文体裁、内容及期刊风格等因素的影响,论文书写格式应根据具体情况而定。

以实验研究论文为例,参照"温哥华格式"并结合我国绝大部分期刊的投稿要求,介绍医学论文书写的基本格式以及内容要求。

一、题目

1. 题目(title) 又称标题、文题、篇名等。它是对论文内容的高度概括和综合,通常简单明了地反映论文的性质、研究范围及深度等信息,其作用是使读者一目了然,是读者检索、筛选和阅读论文的重要依据。一般而言,题目应体现出研究对象、处理方法和指标结果及三者之间的关系。

2. 题目的写作要求

(1)具体确切:即确切地表达论著的特定内容,恰如其分地反映研究范围和深度。由于科技论文具有很强的科学性和专业性,为了精准地传递信息,文要切题,题要得体,切忌使用模棱两可或过于笼统的词语,否则容易引起小题大做或小内容大标题的问题。

(2)简洁精练:即言简意赅,主题鲜明。在保证准确表达核心内容的前提下,字数越少越好。题目字数一般不宜超过 20 个汉字或 10 个外文实词,中英文题目含义也应保持一致。题目中一般不使用标点符号且题目后不使用句号。

(3)醒目新颖:主要内容及亮点体现在题目中,突出论著的独创性和创新性内容,题目使读者看起来既一目了然,又耳目一新,见题如见文,具有阅读吸引力。

3. 确定题目的注意事项

(1)题目中使用的各种概念逻辑上应保持统一,所用词语应提供有助于选定关键词和编制题录、索引等二次文献的实用信息。

(2)题目不可写成由主、谓、宾构成的完整文句,也尽量不用疑问句或带标点符号。如"严格实施手术室安全管理规章制度是减少护理差错事故的关键""肺癌术后需要化疗吗?"等,尽管整句和问句在内容表达上能减少歧义,切中核心或更具趣味性,但一定程度上也降低了标题的学术效果。

(3)题目中使用的缩略词应以公知公用为原则,避免使用不常用的公式、字符、代号、首字母缩略词以及复杂隐晦或不常见的词组等。如常见的缩写 CT、MRI、IR、DNA 等可使用,但如果是晦涩难懂的专有名词或缩写,如一些化学名称就应该使用通俗的名称替代。

（4）题目尽量少用"初步研究""初步观察""浅谈""漫谈"等字样,这容易给人造成一种研究结果不成熟的印象。另外,要避免使用没有特定定语成分的"研究""调查""观察""报告"等词。

（5）正确使用副标题。尽可能不设副标题,在主标题不足以表达清楚时,可用副标题补充阐明或引申说明论文中的特定内容。副标题具有补充、完善题目和避免题目过长的作用,常用来突出病例数、研究方法、重点内容,表示同位关系,指出疑问,或表示长篇连载论文各分篇的主题等。副标题一般用破折号或圆括号(外文多用冒号或不同字体)与主标题分开,位于主标题之下,以示区分。

（6）题目应与同类研究的文章题名相区别。

二、作者署名

作者署名(authorship)通常由作者姓名、单位及通信地址组成。其意义在于:①明确论文作者版权的法律地位;②明确作者对论文所承担的学术责任;③体现作者智力劳动所取得的成果和荣誉,同时也是考核、获奖或晋升职称的重要依据;④便于读者与作者的联系;⑤适应文献检索的需要。署名列于中文题目之下,其顺序应在投稿前由全体作者共同讨论确定,在文稿编排、修改过程中一般不应再作更改。

1. 作者署名的条件 标准 GB/T 7713.2—2022 对署名条件的规定:"对论文有实际贡献的责任者应列为作者,包括参与选定研究课题和制订研究方案、直接参加全部或主要部分研究工作并作出相应贡献,以及参加论文撰写并能对内容负责的个人或单位"。凡不具备以上条件者,不应成为论文的作者。研究生导师一般为论文的通信作者,不写通信作者一般默认第一作者为通信作者。

由于同名作者的大量存在,为了解决作者识别问题,越来越多的期刊要求投稿时提供作者的ORCID号。ORCID号(Open Researcher and Contributor ID,开放研究者与贡献者身份号)是全球通用的、免费的16位身份识别码,是目前使用最广泛的"科研人员全球学术身份证"。

2. 作者署名的原则

（1）署名一般应按贡献大小及担负具体工作的多少依次排列,而不应按学术威望和职务高低排名。如果是通信作者,需要在作者姓名右上角加"*",可以放在所有作者最后。署名人数不宜过多,一般不超过6人。

（2）论文一般只署个人真名、全名而不用笔名或化名。如确系集体共同设计、协作完成的重大科研项目可只写单位名称,并在文末注明具体责任人或执笔者、整理者,以明文责,便于查询。

（3）个人作者应该标明工作单位全称,所在城市名及其邮政编码。如属于合作性论文,作者分属多个单位,应按作者署名的先后顺序排列并添加脚注,同一单位作者的脚注序号相同,工作单位则依照脚注顺序依次注明,各工作单位之间连排时以分号隔开,或参考所投刊物的投稿格式要求书写。

（4）稿件文题页左下角地脚线(不占行的半横线)下注明的内容包括:①责任作者(通常是第一作者或通信作者)的出生年,职称,学位,简要业绩等;②基金项目:包括各级别基金资助课题(编号)或科研成果奖(编号)等。一般 SCI 论文的基金项目放置在致谢部分,标注清楚基金编号,表明研究的基金来源。论著发表前,如果参加研究及工作的作者已调往其他单位,可在名字末尾右上角加注符号,用脚注说明。

三、摘要

摘要(abstract)又称提要、概要,分为中文摘要和外文(一般为英文)摘要,以提供文献内容梗概为目的,不加任何注释和评论,确切而又简明地记述论文核心内容,起检索和报道文献的作用。作者的观点、论文的主要内容、研究成果、独到见解,应在摘要中体现。摘要可以弥补题目覆盖论文内容不全面的问题,使编审者、评阅人或读者迅速了解论文的内容梗概,从而初步决定对该文的基本评价和取舍。因此,摘要必须以准确而简洁的语言来表述文章中信息价值最高部分的内容。

现行国家标准 GB/T 6447—1986《文摘编写规则》中定义,摘要是"以提供文献内容梗概为目的,不加评论和补充解释,简明、确切地记述文献重要内容的短文"。联合国教科文组织规定:全世界公开发表的科技论文,不论其文种,必须附有短小精悍的英文摘要。

1. 摘要的类型 根据国际标准化组织 ISO 214:1976 *Documentation—Abstracts for publications and documentation* 规定,摘要分为报道性摘要(informative abstract)、指示性摘要(indicative abstract)、报道-指示性摘要(informative-indicative abstract)。

(1)报道性摘要:是原文内容的缩影,包括主要观点、材料、研究手段、方法、结果、结论等。这种类型的摘要内容丰富、信息量大、参考价值高。它能使读者不需要查阅原文就能获知其基本内容。同时,它又能为医学信息机构编制检索刊物及建立数据库提供便利条件。适用于大部分叙述性实验工作的文献。目前国内外医学论文在撰写此类摘要时多采用结构化格式,一般主要包括目的、方法、结果和结论等。

(2)指示性摘要:只报道文章所探讨的问题、目的和主要结论,不报道文章的具体内容,即"简介"。如果需要详细了解,必须查找全文。

(3)报道-指示性摘要:是前两种类型的综合使用,即以报道性摘要的形式表述文献中信息价值较高的部分,而以指示性摘要的形式表述其余部分。

2. 撰写摘要的注意事项

(1)摘要应在论文完成后撰写,以反映论文的浓缩要点。叙述完整,突出逻辑性,摘要结构应合理。一般采用第三人称客观论述,不作任何主观评论。

(2)摘要是完整的短文,具有独立性,可单独使用。即使不看全文,仍可理解论文的主要内容、作者的新观点和想法、课题所要实现的目的、采取的方法、研究的结果与结论。

(3)摘要应该条理清楚,简明扼要,字数以论文内容为参照,不包括前言、背景等,不加评论和注释。通常要求控制在 100~300 个字,英文摘要在 250 个实词左右。

(4)摘要中不用图、表、化学结构式、非公知公用的符号和术语,不引用参考文献,不列举例证。

(5)摘要的编排体例,一般采用前置式,置于题名和作者之后、正文之前,也可按照期刊的要求排列。

四、关键词

关键词(keyword)是论文论述的核心,是从论文标题、摘要、各级标题、正文及结论中选出的最能揭示论文主题内容特征并具有实质意义的自然语言词汇。关键词标引的目的在于帮助读者快速了解论文的主要内容;方便标引人员选择主题词、建立数据库和编制期刊累积索引等。

1. 关键词的选词原则 关键词在论文中应有明确的出处,且能够正确反映论文的主要内容,应包括:论述的课题、研究的直接目的和结果;某种药物用于疾病预防、诊断和治疗的重要手段、方法的创新、新见解或读者关心的问题;论文中出现频度最高的词汇或论述篇幅较多的内容。

关键词最好从《医学主题词表》(*Medical Subject Headings*,MeSH)中选取,可参照中国医学科学院信息研究所编译的《医学主题词注释字顺表》。中医药关键词应从中国中医科学院中医药信息研究所编写的《中国中医药学主题词表》中选取。

2. 关键词选定的注意事项

(1)关键词宜从《汉语主题词表》或专业词表中选取。未被词表收录的新学科、新技术中的重要术语以及地区、人物、产品等,可选作关键词。

(2)副主题词如诊断、治疗、不良反应、效果等一般不作为关键词使用。除非某些期刊要求同时标引主题词和副主题词,其标引格式为:主题词/副主题词。

(3)某些没有特定定语成分或不重要的实词不能选作关键词,如"研究""调查""观察""报告"等。

（4）未被公认的缩略词或通用词不能作为关键词。有的期刊则要求关键词必须用全称。

（5）化学分子式不能作为关键词;复杂的有机化合物应取其基本结构名称作为关键词,如 L-脯氨酸中的 "L-" 可省略;药名应采用标准名称而非商品名。

（6）一些具体说明的词,如抗肿瘤抗生素放线菌素 D 中,"抗肿瘤抗生素"不应标引,只需以"放线菌素 D"为关键词。

（7）标准 GB/T 7713.2—2022 规定,每篇论文的关键词数量一般以 3～8 个为宜,关键词之间以空格或分号隔开,最后一个词末尾不加标点符号。为利于国际交流,宜标注与中文对应的外文(多用英文)关键词。英文各关键词除首字母大写外,其余均小写。

（8）大多数期刊将关键词排在文题、摘要之后,另起一行,段前空 2 格书写;也有一些期刊将关键词的排位置于摘要之前,为编制索引和检索系统使用,以便进入国际检索体系。

五、中图分类号与文献标识码

为便于从学科属性角度编制索引并实现对某学科论文的族性检索,科技期刊论文应标注中图分类号。中图分类号是按照《中国图书馆分类法》对论文进行主题分析,并根据文献所属学科及内容特征分门别类后所赋予的一种分类代号。文献标识码是用于区分论文或报道信息的性质所使用的文献类型代码。大多数国内期刊要求中图分类号和文献标识码标引在关键词下方。

1. 中图分类号的选取方法　中图分类号的选取应通过查阅最新版《中国图书馆分类法》确定,目前该分类法已修订至第五版。分类号的数量根据论文而定,如果一篇论文涉及多学科的内容,分类号应按照内容起主导作用的学科主题归类,主分类号排在第一位,多个分类号之间以分号隔开,末尾不加标点符号。

2. 文献标识码的选取方法　文献标识码位于中图分类号之后,空三个汉字字符。其类型共分 A、B、C、D、E 五种:A 表示理论与应用研究学术论文(包括综述报告);B 表示实用性技术成果报告(科技)、理论学习与社会实践总结(社科);C 表示业务指导与技术管理性文章(包括领导讲话、特约评论等);D 表示一般动态性信息(通信、报道、会议活动等);E 表示文件、资料(包括历史资料、统计资料、机构人物、书刊、知识介绍等)。

六、前言

1. 前言（introduction）　又称为导言、引言、序言、绪论,是论文正文最前面的一段短文。是对正文主要内容的简要说明,起提纲挈领和引导读者阅读的作用。

2. 前言的写作内容

（1）国内外有关该课题研究的历史背景以及关于本研究的进展情况,包括前人完成的主要工作、理论及最新进展、已解决的和尚待解决的问题。

（2）有关该研究的动机、目的、思路、范围、理论依据、方法、预期结果和意义等。

3. 前言的写作要求

（1）前言应突出重点,言简意赅。其重点是说明研究目的及所要解决的问题。前言一般不列文内标题,篇幅不宜超过 300 个字,外文不超过 200 个实词。

（2）回顾历史或交代研究背景要直切主题,对有较强针对性的内容仅列出最切题、最有代表性的参考文献出处即可,切忌引文过繁过多。

（3）对教科书中众所周知的内容不必详述;避免公式推导和已知的理论原理及一般性方法的介绍。

（4）前言不应涉及研究中的数据和结论,它只起引导作用,不可写成摘要,或成为摘要的注释,尽量少与正文内容重复。

（5）前言中涉及评价的内容应实事求是,除非确有必要或有确切把握,一般不宜用"国内外未见报道"国内外首创""首次报道""首次发现""首例""前人未如何"等字样,也不可自我评价"达到某水平"或"填补了某空白"等,总之,应该公允、客观地评价自己和他人的研究成果。

七、材料与方法

材料与方法(material and method)主要介绍研究对象(人或实验动物等)的选择及研究所采取的方法,它是文章论据的主要内容,也是判断论文科学性、创新性的主要依据。写作时应体现研究工作中的三个基本要素(处理因素、实验对象、实验效应)和四项基本原则(随机、对照、重复、均衡),按照研究设计的先后次序依次说明,以便读者评价研究结果的可信程度,并能够据此进行重复试验获得相同的结果。

1. **材料**

(1)仪器设备:主要包括实验仪器的研制和生产单位、名称、型号、出厂时间、使用及操作方法、主要参数、仪器类型与精密度等。

(2)主要药品与试剂:如常规试剂,应说明药品、试剂的名称(尽量使用国际通用的化学名,而不用商品名)、成分、纯度和浓度、剂量、制造单位、出厂时间、批号等信息;如系新试剂或须制备的试剂还应注明其分子式或化学结构式、配方及实验配制方法等。

(3)其他:季节、温度、湿度及其他条件等。

2. **研究对象**

(1)动植物实验:实验研究类多为医学研究的基础,研究对象如果是动物应注明动物选择标准,具体包括动物名称、种系、数量、等级、性别、体重、来源、年龄和身长,遗传背景及其来源、饲养条件和实验环境、营养及健康状况,选择标准、分组和实验方法、记录与观察指标、测定结果等,以及是否遵循有关爱护和使用实验动物的法令和准则。当研究对象为植物、微生物或细胞时,还应详述其种系、族、菌别、株别、血清型以及培养条件等。

医学实验动物通常分为四级:一级为普通级;二级为清洁级;三级为无特定病原体(SPF)级;四级为无菌级(包括悉生动物)。省部级课题及研究生论文等科研实验必须应用二级以上的实验动物。作为遗传限定的实验动物有封闭群和近交系两大类。封闭群,有时也叫远交群。这种动物有较强的繁殖力和生活力,常用于一般实验。近交系则多用于肿瘤、遗传、免疫等领域的实验。

(2)临床研究:治疗性的临床研究对象主要为患者,写作重点是病例来源及选择标准,包括疾病名称、患者数量、性别、年龄、职业、病程、症状、体征、分组标准、疾病诊断分型标准、病理诊断依据、辅助诊断及实验室检查结果、疗效评价标准、监测指标、实验设计及评价方法等。

以患者作为研究对象,必须以维护受试者的权益为基本原则,最大限度地降低试验对受试者身体及精神上带来的不良影响。同时,还要保护患者的隐私权,如果文章确定发表,涉及患者个人信息的有关内容必须征得患者的书面认可。

(3)实验资料:各种实验设计、实验方法和步骤(包括实验环境和条件的控制)、操作要点、记录方式,实验组和对照组的选择、资料的收集与整理等。

3. **方法**　写作时应注意科学性、保密性和可重复性,临床研究还应注意随访的重要性。若采用的是通用或经典方法,只需写出名称即可;若是引用他人的方法,注明来源出处即可,不必重复细节;若采用的是改良方法,则应详述改进部分的细节,并引用原方法的文献;若是自己独创的方法,应详细叙述,以便读者重复验证。

如采用统计学方法,还要阐明具体的统计方法,包括统计学评价强度、试验对象抽样与分组、试验次数等。如果使用了计算机或数学模型加以研究,还应说明数据库或模型的设计方法、逻辑推演过程、研究对比方式等内容。

实验研究方面的论文,可用"材料与方法"这个标题。有关病例分析、疗效观察、流行病学调查、病案讨论等方面的论文,由于不涉及施加因素处理,所以可使用更能体现该部分内容的标题。如:"临床资料""资料来源""治疗观察""调查对象与方法""手术步骤"和"诊断标准"等。

材料与方法写作最重要的原则是体现研究的可重复性,只有能够被重复验证的实验结果,才能得到科学界的认可。

八、结果

结果(result)是研究者通过实验或调查等手段获得的研究成果的汇总,是论文的核心。它上承"材料与方法"部分,下接"讨论"部分,直接反映了论文的学术价值和研究水平。医学论文的学术价值,主要取决于结果部分。它说明了科学研究的实验效应,将研究、观察、测定所得的原始资料和数据,经过审查核对、分析归纳和统计学处理后得出的结果以文字、图或表的形式具体、翔实、准确地表达出来。不再需要描述方法,只需给出结果即可。类似于"令人惊讶地""有趣地"的词汇不应出现。

1. 结果写作的基本要求

(1)结果必须实事求是、准确无误、指标具体、内容充实。对有些不符合主观设想而出现的数据和结果,无论结果是阳性还是阴性,肯定还是否定都应如实反映,不能随意摒弃,应客观如实报道。有些貌似无关的结果,可能成为重大发现的线索。

(2)结果中所涉及的实验数据、调查或观察结果、典型病例等应经过分类整理、统计分析及审查核对。

(3)内容较多时可根据实验过程的先后、不同的观察指标、不同的施加因素、不同观察内容等进行分段叙述,最好能列小标题,做到层次分明。

(4)结果不应简单罗列研究过程中所得到的各种原始材料和数据,必须进行科学合理的整理,用适当的表、图,结合文字进行表达。表格应简明扼要、重点突出、内容精练、科学性强、栏目清楚、数字准确、一目了然,可减少文字叙述,简明易懂,便于分析比较,避免遗漏。已用图表说明的内容,无须再用文字详述,只需强调或概括其主要发现即可。结果部分一般不宜引用参考文献。

(5)论著中所有数据都应经过统计学处理。对均值和百分率应进行显著性检验,否则易造成假象。当统计学的显著性检验显示 $P<0.05$ 或 $P<0.01$ 时,应分别写为"差异有显著意义"或"差异有非常显著意义"。

2. 结果写作的形式

结果写作有文字、图及表三种形式。总的原则是:能用文字说清楚的用文字,文字不易表达清楚的用图或表描述结果。根据目标期刊的要求,允许使用的图表总数可能有限制。因此,在添加过多的图表之前,再次检查投稿指南。注意不要包含太多的图表(一般约 8 个)。

(1)表格主要包括统计学处理表、对照表、数据测定表、影响因素表、分布情况表、关系表等。

(2)图是形象化的表示方法,它包括线条图、柱形图、坐标图、散点图、描记图、照片等。

(3)文字表达结果是必不可少的手段,力求以最少的文字,最简洁的语言把结果表达清楚。

3. 结果写作的注意事项

(1)结果部分的内容属于作者自己的研究成果,因此,在此不能引用他人文献。否则,会有抄袭之嫌。

(2)对所得的"结果"不应进行任何分析、说明、解释与评论;也不应与前言、方法和讨论部分的内容重复,以保证结果的科学性与准确性。

(3)有些论文"结果"和"方法"联系非常密切,这时可将"结果"直接写在相应的"方法"之后,将标题合并成"方法与结果"。如临床论文中,常以"治疗效果""近期疗效"或"随访结果"等为标题。

九、讨论

讨论(discussion)是对各项研究结果进行分析归纳后的科学解释与评价。作为论文主体部分的精华,它是作者学术思想的延展,体现了作者对实验结果的思考、理论分析和科学推论,也是最难写的部分。它以结果为依据,着重挖掘现象之间的内在联系,多层次深角度解释实验结果、阐述可能机制。其目的在于阐明事物间的内部联系与发展规律,揭示研究结果的理论与实践意义。讨论写得成功与否,直接关系到论文的结果能否被他人认可和接受,好的"讨论"可以更充分地体现研究结果的价值与意义。因此,讨论部分最能体现出文章的科学性、先进性和作者的分析水平。

1. 讨论的主要内容

（1）针对研究目的,综合分析实验结果,阐明研究结果及其结论的理论意义、指导作用和应用价值。明确说明是否已达到预期目的,是否能证明原先提出的假说。

（2）与国内外有关课题的研究结果及其理论解释进行比较,分析异同及影响因素,提出作者自己的观点和见解,突出本研究的独到之处。比较时需要列举佐证文献材料,引证时应注意:①以自己的工作作为基点,或援引必要的文献资料来论证自己的观点。②把本文的结果和前人的工作进行比较,以分析其异同。③据理反驳某些相反的见解。只要有根据,要敢于标新立异。④引用别人的材料要客观,论断应留有余地,避免把问题绝对化。

（3）应实事求是地指明研究潜在的局限和缺点,客观地分析和解释研究中的意外发现、疑点、相互矛盾的数据等现象。

（4）提出有待研究的问题,展望未来的研究方向、改进方法与建议等。也有学者对"讨论"提出了下列结构化撰写方式,可参考采用:①陈述主要发现;②本研究的优势和局限性;③同其他研究比较的优缺点,特别是讨论结果中的差别;④研究的意义、可能的机制和临床医生或决策者的实用前景;⑤未解决的问题及今后的研究方向。

2. 讨论的写作要求及注意事项　讨论代表了论文的学术水平,最能反映出作者所掌握的文献量及理论思维、学术素养和知识的广度、深度。写好讨论必须以事实为基础,以理论为依据,准确分析研究结果的真正意义。讨论的内容应从结果出发,紧扣研究题目的设想,有的放矢。凡是结果中无法提取的讨论线索和依据,不要讨论与评价。第一段是对研究结果的简要总结,最后一段是结论。讨论中的其他段落应写的是本文研究与先前研究结果的比较、意义及局限性。讨论部分作者可以讨论本论文是否成功地填补了在前言中证明是正确的"知识空白",特别注意以下几点:

（1）突出研究主题,围绕研究结果深入、透彻地阐明作者的学术观点;着重论述新发现、新论点、新启示。

（2）以事实论据和理论论据为基础,使用辩证的论证方法详尽全面地论证作者的观点,使论证具有说服力、可信性。

（3）讨论是对结果的解释和说明,可进一步简要说明结果,但不可重复叙述结果。

（4）讨论应避免面面俱到进而写成文献综述,不应将一般性知识写入,也不应罗列大量文献,过多引用他人观点,容易造成他人观点与自己观点和结果相混淆,难以反映论文的真正价值。

（5）避免在论证不充分时下结论;对不能肯定的观点,或因观察例数较少等原因对某些现象不能下最后结论的,措辞要客观含蓄,如用"有待进一步研究证实""尚需进一步观察"等;避免工作尚未完成就提出或暗示首创权,对"首创""首次发现"等提法要谨慎;正确评价他人的贡献和自己的成绩,切忌贬低他人、抬高自己。

（6）讨论内容较多时,可分段叙述并标出序号,按结果项目中的顺序结合文献分段讨论,但一般不加小标题。每段应集中围绕一个论点,提出论据,加以论证。

（7）在评价研究结果时,应将客观事实与逻辑推理严格区分开来。即不应将设想的概念与已完成的结果混为一谈,进而对结果做过多的引申和推断,陷入不着边际的空谈,甚至产生错误,从而影响论文的质量。

（8）讨论一般不列图和表,不宜过长。文献一般不整段引用,而是引用其观点或结论,用"角码"标出参考文献。

（9）无须担心研究结果与预期结果不同。一项实施良好的研究,如果对目前的研究没有产生积极的结果,作者可适当讨论其影响。只要作者的研究设计合理,实施得当,即使结果是负面的,也没有理由认为论文研究结果是无用的。

十、结论

结论(conclusion)又称小结、总结或结语,是论文的总体结束语和总论点,是对论文全文的概括与总结。其内容着重描述研究的结果、结论性意见和主要数据等,反映论文的目的、解决的问题及最后得出的结论。字数一般控制在100~200字,不使用图表。结论必须明确回答前言中提出的问题,内容与研究目的相一致,且要客观、准确、简明,不能与讨论部分重复。现在许多医学论文的结论内容已作为讨论的结尾,因而将讨论和结论合为一项,即"讨论与结论"。

1. 结论的主要内容

（1）进一步概括提炼主题。

（2）在充分论证基础上,提出最终结论。

（3）提出问题,发人深思。

（4）展望未来。

2. 结论的分类和基本要求　结论分小结和总结。小结的内容少,篇幅短,位于原著论文正文之后,仅用简短文字列出全文表达的主要内容,其中包括主要结果、结论、数据,目的在于阐明本文的成果和理论。而总结的篇幅和内容相对较多,常用于综述型论文,起概括主题的作用。内容上,需将全文已论述的问题再次扼要概括,还可发表作者的见解和观点(此处小结中不允许)。

十一、参考文献

参考文献(reference)位于正文末尾,是结尾部分的主体,主要用来说明论文中所涉及的方法或论点的来源出处,是论文结果可靠性的重要文献保证。中华人民共和国国家标准GB/T 7714—2015《信息与文献　参考文献著录规则》将"参考文献"定义为"对一个信息资源或其中一部分进行准确和详细著录的数据,位于文末或文中的信息源"。一方面体现了科学研究的继承性和论文本身的起点,是评价论文水平高低和价值大小的重要指标;另一方面体现了作者治学态度的严谨性,以及对原著作者知识产权的尊重等。此外,参考文献还为读者查找文献线索及论文引证和期刊评价提供了便利。

任何其他来源的想法或事实都需要一个引用来支持。但普遍或共知的事实无须引用参考文献。

参考文献通常按照其在正文中出现的先后顺序,以阿拉伯数字在引用作者或引用内容的右上角加方括号标注。如果一处同时引用了多篇文献,需用逗号将引用文献的顺序号分开;如果遇到连续号应用使用范围符号连接,如[1,3-5]。参考文献题录附在文末,其排列顺序应与正文中引用的次序一致。

1. 参考文献的著录要求

（1）著录最必要的文献:参考文献贵精不贵多,著录首要原则是必须引用与论文有密切关系的文献。如在同类研究中与本文研究所涉及的材料、方法、过程和结果相似或相反的文献。未被引用但被阅读或具有补充信息的文献可作为附录列于"参考书目"中。目前,国内外期刊对引用文献的数量未作统一限定,但引用时应把握好适当原则,根据论文类型、论文学科和具体内容以及发表刊物的要求做相应调整。

（2）著录最准确的文献:著录的文献一定是作者亲自查阅过的。著录项目如作者姓名、题目、期刊名称、年卷期、起止页码等应来自原刊,以保证其准确性。直接引用题录或抄袭其他论文参考文献易造成著录错误,误导读者查阅,从而严重影响论文的可靠性。

（3）著录最新的文献:科技期刊的有效使用期在5年左右,因此,引用近3~5年内的参考文献所占的比例,是衡量知识领域文献老化的一个指标。如果5年内引用的比例高,则说明作者具有及时获得新知识的能力,其研究的成果接近当前水平。

（4）著录已公开发表的文献：即引用在国内外公开发行的正式出版物（带有 ISSN 或 CN 标识）上发表的文献，尤其是本学科核心期刊上的文献。核心期刊发表的论文质量相对较高，可信性强，且影响范围较大，便于查找获取。内部刊物、会议汇编、私人通信、讲义、未被接收的文献资料不宜列入参考文献。互联网上的信息、个人通信和未公开发表的论文不引用。

（5）引用知名学者发表的文献：知名学者往往是某学科某专业领域内的国内外权威人士，具有较深的学术水平和造诣。以这些人发表的文献作为论文的佐证和依据，对研究人员和读者都具有较大的说服力，增加研究的可信性。

（6）参考文献著录应采用标准化、规范化的格式：其目的是有利于文献的著录、阅读、修改和二次文献整理以及国际科学文化交流。参考文献著录应该使用文献本身的语种文字著录。

2. 参考文献著录项目与格式 医学论文的参考文献项目与格式，国际上通常采用"温哥华格式"。我国的相关标准可以参考 GB/T 7714—2015《信息与文献 参考文献著录规则》。撰写论文时除了参照以上标准，具体著录细则还需参考所投期刊的稿约要求。

参考文献的引用数量没有具体的规定，应参照杂志社所规定的投稿要求或学位论文要求核定。一般国内期刊上学术论文的参考文献数量以 20～40 篇为宜，综述型文章的参考文献数量更多。硕士学位论文一般应不少于 50 篇，博士学位论文一般应不少于 100 篇，外文文献均不低于总数的 1/2。

通常著录内容主要包括 3 部分：主要作者、文献题名、出版事项（原文出处），包括版本、出版地、出版者、出版年、卷、期、页码等。下面简单列举几种国内医学期刊常见的参考文献著录项目与格式。

（1）期刊：［序号］作者. 题名［文献类型标识/文献载体标识］. 刊名，出版年，卷（期）：起 - 止页码.

例 1：［1］任凯夕，赵诣林，金超，等. 小鼠骨髓来源巨噬细胞体外培养及极化相关实验方法的建立［J］. 细胞与分子免疫学杂志，2013，29（3）：310-313.

例 2：［2］Gao LH，Zhu WJ，Liu YJ，et al. Physical performance and life quality in postmenopausal women supplemented with vitamin D：a two-year prospective study［J］. Acta Pharmacol Sin，2015，36：1065-1073.

（2）图书专著：［序号］主编. 书名［文献类型标识/文献载体标识］. 版次（第 1 版可省略）. 出版地：出版者，出版年：起 - 止页码（可选，当整体引用时不注）.

或：［序号］主要责任者. 题名［文献类型标识/文献载体标识］// 主编. 书名. 版次（第 1 版可省略）. 出版地：出版者，出版年：起 - 止页码（可选，当整体引用时不注）.

例 3：［3］郭继军. 医学文献检索［M］.4 版. 北京：人民卫生出版社，2013：44-50.

例 4：［4］Siddhartha Mukherjee. The Gene：An Intimate History［M］. Nebraska.NE：Scribner，2016：15-28.

（3）网络资源：［序号］析出文献主要责任者. 析出文献题名［文献类型标识/文献载体标识］. 年，卷（期）：页码［引用日期］. 获取和访问路径. 数字对象唯一标识符.

例 5：［5］国家心血管中心. 中国心血管病报告 2016（中文版）［R/OL］.（2017-08-03）［2018-01-16］. http：//www.nccd.org.cn/News/Columns/Index/1089.

例 6：［6］NCD Risk Factor Collaboration（NCD-RisC）. Worldwide trends in body-mass index，underweight，overweight，and obesity from 1975 to 2016：a pooled analysis of 2416 population-based measurement studies in 128·9 million children，adolescents，and adults［J/OL］. Lancet，2017，390（10113）：2627-2642［2018-01-19］. http：//www.thelancet.com/journals/lancet/article/PIIS0140-6736（17）32129-3/fulltext.

根据 GB/T3792-2021《信息与文献 资源描述》规定，常用文献类型以单字母方式标识，如表 9-1。

表 9-1 主要参考文献类型及其标识

参考文献类型	普通图书	会议录	报纸	期刊	学位论文	报告	标准	专利
标识码	M	C	N	J	D	R	S	P

十二、其他

医学论文结尾部分还包括了致谢、附录和注释等内容，主要用于补充交代主体部分无法展开或简略带过的内容。

1. 致谢（acknowledgement） 是对某些不具备作者署名条件，但对本研究工作或论文撰写有较大帮助和支持的单位或个人表示谢意的一种方式，是对他人的贡献及其责任的肯定。

致谢的对象与范围包括：在研究工作中提出过指导性意见或提供过帮助、协助的机构或个人；为研究工作提供实验材料、仪器及其他便利条件的组织或个人；为论著数据进行统计学处理、给予转载和引用权的资料、图片、文献、研究思想和设想的所有者；对论文写作提出建议或给予修改者；国家科学基金、资助研究工作的奖学金基金、合同单位、资助或支持的企业、组织或个人。此外，对一般例行的劳务或事务性工作，可不专门致谢，已经以其他形式致谢过的，不再用书面致谢。

致谢的部分须实事求是，并征得被致谢人的书面同意；在正文后面列出其姓名或单位、具体贡献，如"技术指导""财政支持""数据收集""语言编辑"等。致谢置于文末，参考文献之前。

2. 附录（appendix） 即对正文主体部分的补充项目或参考项目。它通常是与正文相关却又不便于表达的图、表、资料介绍或标准等，附于论文末尾以供读者或编辑人员查看详情。附录并非论文的必备部分，应结合具体课题的需要而添加，列于参考文献之后。通常编入附录的资料主要包括以下类型：①文稿完成后所获得的与论文密切相关的新资料、新发现；②较之正文更为原始或详尽的实验过程、技术方法、实验数据和其他资料；③某些重要公式的演算、推导、证明过程等；④与正文有关的复制品或珍贵罕见的资料；⑤能启发读者，并对专业人员有重要参考价值的资料。如有些实验或观察到的现象，虽影响到本研究工作，列入正文中可能又会冲淡主要观点，但如实报道可能会对专业同行带来参考意义。

3. 注释（annotation） 也称作注解，用于对文中的一些概念或词语作简要说明。通常有以下 3 种形式，①正文夹注：是指在正文中某一词或短语后面加圆括号的方式，将需要说明或解释的内容注入括号内，如 MCI（轻度认知功能障碍）；②脚注：也叫"呼应注"，用于对课题、基金、作者、正文中某些词语的分别说明，通常列于本页的地脚处，以不占格的半横线与正文隔开；③尾注：一般列于论文篇末，主要用于注释内容较复杂、文字较长的概念，其写作形式与附录形式相同。

4. 补充材料（supplement） 补充材料不是必需的。当论文有些图表，某些详细方法的介绍，或者有些额外的结果，因为字数或篇幅的限制，无法在正文里展示，而作者又觉得对读者很有帮助，或者是本文不可缺少的，可考虑放在补充材料里面。补充材料可与作者的文章一起发布以增强论文的说服力。补充材料与文章一起提交，并为每个补充文件提供简明的描述性标题。其文字和图表的质量要求与正文相同。

5. 收稿日期和本文编辑 中文期刊文末应由编辑注明收稿日期和本文编辑姓名。例如（收稿日期：2018-08-30），转行标注（本文编辑：×××）；英文期刊的收稿日期常在论文首页，不注明本文编辑。

第三节 │ 研究型医学论文的撰写

研究型医学论文是目前常见的一类期刊论文，在期刊中通常占据着大量的篇幅。研究型医学论文的特点是针对某一个或一些问题，分析和讨论原创性研究发现，其主体部分的常规格式为研究问题及其相关内容介绍、研究方法、研究成果、讨论以及总结。研究型医学论文撰写的关键不仅仅在于英语写作水平，更重要的是作者是否能够有效地阐述科学研究的发现及其意义，让读者特别是审稿人认同论文的原创性和科学性。本节将重点介绍研究型医学论文的撰写过程与方法。

一、研究型论文的分类

研究型论文按照写作目的的分类，可分为学术论文、学位论文和技术型论文。

1. **学术论文**　学术论文是某一学术课题在实验性、理论性或观测性上具有新的科学成果或创新见解和知识的科学记录,或是某种已知原理应用于实际中取得新进展的科学总结,用以在学术会议上宣读交流或讨论,或在学术刊物上发表或作其他用途的书面文件。

2. **学位论文**　学位论文是学术论文的一种特殊形式,是指在导师指导下完成的学术研究与科学实验成果的书面报告,主要用来考查高等院校学生的基本学术能力,以判定其是否具有申请相应学位的资格。

3. **技术型论文**　技术型论文主要应用现有理论解决设计、技术、工艺、设备、材料等具体技术问题。技术型论文对技术进步和生产力提高起着直接的推动作用。这类论文具有技术先进性、实用性和科学性的特点。

研究型医学论文按照医学学科以及课题性质分类主要分为基础医学、临床医学、预防医学、康复医学等四类。

二、撰写研究型论文的准备工作

无论是基础医学类研究型论文还是临床医学类研究型论文的撰写,在开始撰写前都需要做好大量的前期准备工作,如首先需要阅读大量参考文献作为积累,在精读高质量文献的同时要把握文献撰写的思路、技术路线和统计方法,其次课题研究或者临床实践后对所获得的资料及数据要及时加以整理分析,同时还要根据结果对预期的设想进行验证等。在主要的实验结果得出之后应尽早作好记录并开始撰写文章,其好处在于:①研究中的各种情况记忆犹新,印象深刻,便于写作。②在写作中能及时发现某些研究结果不符合主观设想、资料上的某些欠缺或提出一些值得深入的新线索。此时,实验装置、材料等都还保留着,来得及做一些必要的重复实验或补充。③如果是合作项目,合作者还未分散,便于提出咨询,集思广益。

三、研究型论文的具体写作方法

(一) 确定题目

想要发表高质量的论文就必须在选题时充分了解国内外研究动态,尽量选择与国际学术研究同步的课题,这就离不开文献研究。认真研读外文文献、分析国际研究动态尤为重要。确定题目前,一般首先围绕课题搜集有关资料,然后再对实验结果进行整理和提炼,把主要论点作为题目;或者先拟定一个较粗的暂用题目,待论文完稿后再全面斟酌题名。

1. **选题的重要性**　医学论文写作与研究工作的各个环节紧密相关。科研课题是研究者对某一问题的理论认识和实践手段的概括,课题是经过充分的思想准备和实践准备提出来的,它集中体现了选题的科学思维、理论深度和实践能力,反映了命题者与实践者的智慧、经验与技巧。选题的关键是明确课题是否重要,是否有先进性。选题不只是横向专业知识和科学信息理论上的提炼,而且是对医学发展实践的纵向挖掘。

2. **选题的原则**　研究型医学论文选题要考虑必要性、创新性、合理性、系统性和开拓性等因素,应根据自身的情况扬长避短,在自己的主观条件和具有的客观条件均为最佳的交叉区域内进行选题,选取难易适中、水平达标、符合自己实际能力的论文题目。

3. **选题的方法**

(1) 获取文献:当前,网络文献数据库非常发达,大多数高校都购买了常用的引文分析数据库如Web of Science 数据库,或者电子期刊全文数据库如 ScienceDirect 即 Elsevier 电子期刊全文数据库等。还有部分 SCI 期刊采用 OA(open access)模式,可以直接下载全文。文献研究也可以借助于免费数据库如 PubMed 等。

(2) 阅读综述:如果对选题相关领域不太熟悉,那么从综述开始阅读是一个捷径。医学高质量期刊有一部分是专门的综述期刊或以综述为主的期刊,并且影响因子往往很高,论文以约稿为主,并且撰稿者往往是本领域的专家,阅读这类综述往往有助于迅速了解本领域的最新动态。值得一提的是,由于综述往往是对近几年的研究进展进行全面阐述,阅读综述要注重时效性,最好阅读近期发表的综述。

(3)分析文献:分析文献是指通过对收集到的某领域的文献进行研究,以探明研究对象的性质和状况,并从中引出自己的选题。分析文献的前提是对文献有全方位的把握,尤其是要掌握本领域已经发现的创新点以避免选题重复;要对本领域存在争议的研究热点有充分了解,这些争议点往往就是选题所在;在已有文献的基础上进行合理推导,往往也能产生新的选题。

(4)扩展阅读:如前所述,医学研究具有综合性,因此文献研究应具有相当的扩展性,能够覆盖选题和论文内容设计的主要方面。扩展阅读可以是追踪某篇重要文献的参考文献,也可以是追踪某一重要作者的一系列文献,还可以就交叉主题进行检索和文献分析。

(二)拟定提纲

提纲是用序号和文字构成的一种逻辑顺序,是论文写作的骨架与轮廓,因此应尽量详细。

1. 拟定提纲的意义　　拟定提纲一方面可帮助作者从全局着眼,明确层次和重点,防止遗漏。另一方面,通过提纲把作者的构思、观点用文字固定下来,做到目标明确,主次分明,随思路的进一步深化,会发现新问题、新方法和新观点,使原来的构思得到修改和补充完善。同时,完整的提纲也有利于征求合作者意见,集思广益,统一认识。如系分头撰写,可做到互相协调,任务明确。

2. 撰写提纲的方法　　撰写提纲的方法主要包括标题式和提要式两种。标题式提纲是以简明的标题形式把文章的内容概括出来,用最简明的词语标示出某部分或某段落的主要内容,这样简明扼要,是医学科研人员常用的写作方法。提要式提纲是在标题式提纲的基础上较具体明确地概括出各个层次的基本内容,相当于文章的缩写。作者可根据自己的写作习惯选用以上两种提纲形式,无论选择何种或将二者结合,其目的都在于启发写作的积极性和创造性。值得注意的是,在实际的写作过程中作者应做到既有纲可循,又不拘泥于提纲,尽可能地拓宽思路,才能写出好的论文。

3. 拟定提纲的步骤　　拟定提纲的第一步是在确定题目的前提下,明确全文的中心内容。第二步是按论文写作的格式,确定全篇总体安排,将正文分成若干段落,并列出标题。第三步是在每个标题下面安排要点和细目,简单的可用标题式提纲;复杂的、重要的尽可能写出主题句。第四步是参照论文结构的要求,逐项拟定思考分析的逻辑程序、实验观察材料的安排、图和表的使用、讨论的问题、结构的要点、参考文献的序码等。这样就会使论文有一个完整的雏形,为初稿写作奠定基础。

(三)初稿写作

初稿写作应按照写作提纲安排的顺序,尽量利用所有的材料,将论文要撰写的内容充分表达出来,把实验数据和资料进行归类分析,并把各个部分的安排进一步调整得当。初稿力求论点鲜明、论据充足、论证合理、内容层次分明、重点突出、逻辑严谨。它是对论文内容和形式的再创造过程,也是论文写作最重要的阶段。

初稿的拟写方法有多种,实验研究论文多采用顺序写作法,即按照医学论文的规范体例或提纲顺序阐述自己的观点,分析实验数据。还可采用分段写作法,此种写作法多是作者对论文的中心论点已经明确,或提纲已形成,但对某一层次的内容没有把握或尚未考虑成熟,因此可先写好已经成熟的段落内容,等待内容成熟或进一步实验后再继续写作,最后依次组稿进而形成初稿。初稿最好能集中一定的时间和精力一气呵成,以保证思维的连贯性,以免遗漏主要问题。文字修辞可放在修改的过程中再加以完善。完成全文后,需进行前后对照检查,使全文风格一致,层次清楚,衔接紧凑,使用这种写法,最好每次完成一个完整的部分。

(四)稿件修改

修改是论文写作中不可缺少的工作。无论是初写者还是经验丰富的作者,在初稿完成后都要经过一番审读、推敲、修改才能定稿。修改是对初稿内容的进一步深化和提高,对文字的进一步加工和润色,对观点的进一步订正。初稿写作完成后,最好先放置一段时间再动手修改。这是因为刚刚完成初稿时,头脑还未冷静下来,思维活动尚处于初稿写作时比较固有的模式,不太容易走出原有构思的圈子,若此时对初稿进行修改,不易发现问题。

对初稿的修改可从内容和形式两方面考虑。内容是重点,它决定了论文的水平与价值;而形式则直接影响内容的表达效果。修改时应注意以下几个方面的内容:即文题是否相符;论点是否鲜明;论据是否充分;论证是否严密;布局是否合理;结论是否科学客观;用词是否符合医学术语;文稿是否符合医学论文写作规范或稿约要求;标点符号应用是否正确;有无错别字;图表设计是否合理;引证著录是否规范等。有经验的作者在初稿修改前,都会保留一份原稿,因为有时在几经修改之后,可能会发现某些部分还是最初的写法好。文稿修改后,还可请有关专家、同行审阅修改,以提高论文质量。

(五) 定稿誊清

在绝大多数情况下,实验研究论文都不是一次定稿的,总是需要反复进行必要的修改。一般而言,前几次修改着重于内容和结构的调整,后几次修改着重于修辞与其他细节,只有达到层次清楚、数据无误、判断合理、论点明确、结论得当、文字通顺的要求时,才能定稿誊清。书写时要字体端正、笔画清楚、稿面整洁、格式规范;打印时切忌字体太小或排列过密。在稿件誊清时,论文的格式、医学术语、符号、计量单位及表格图片的使用一定要符合相关规范或所投期刊的要求。

第四节 ｜ 综述型医学论文的撰写

综述(review)是指某一时间内作者针对某一专题,对大量原始研究论文中的数据、资料和主要观点进行归纳整理、分析提炼而写成的论文。综述属三次文献,专题性强,涉及范围较小,具有一定的深度和时间性,能反映这一专题的历史背景、研究现状和发展趋势,具有较高的情报学价值。阅读综述,可在较短时间内了解该专题的最新研究动态,收集若干篇有关该专题的原始研究论文。国内外大多数医学期刊都辟有综述栏目。

一、综述的特点

1. **综合性**　综述要纵横交错,既要以某一专题的发展为纵线,反映当前课题的进展;又要从本单位、省内、国内到国际,进行横向比较。对大量素材进行综合分析、归纳整理、消化鉴别,使材料更精练、更明确、更有层次、更有逻辑,进而把握本专题发展规律,预测发展趋势。

2. **评述性**　是指比较专门、全面、深入、系统地论述某一方面的问题,对所综述的内容进行综合、分析、评价,反映作者的观点和见解,并与综述的内容构成整体。一般来说,综述应有作者的分析评价,否则就不成为综述,而是手册或讲座。

3. **先进性**　综述不是写学科发展的历史,而是要搜集最新资料,获取最新内容,将最新的学科信息和科研动向及时传递给读者。检索和阅读文献是撰写综述的重要前提工作。一篇综述的质量如何,很大程度上取决于作者对本专题相关的最新文献的掌握程度。

二、综述的作用

1. **信息量大、浓缩性强**　综述文章采众家之说,可以帮助读者在短时间内了解当前某问题的历史背景、争论焦点、研究现状和发展趋势等。能扩大读者的知识面、开阔读者视野,起到温故而知新的作用。

2. **可找到知识新的生长点和突破口**　读者通过综述可进行纵横比较,纵观该课题的发展沿革、当前水平;横览国际、学派间、单位间、方法间的异同和分歧的焦点。追踪渊源,有可能摸索出今后发展趋向及前景,找到当前的突破口和未来发端。尤其是对科研选题,能做到审时度势,扬长避短。

3. **有助于学科横向联系**　相关学科的读者通过阅读综述可以拓宽专业视野,延展学科方向,促进多学科、跨学科研究的开展,催化边缘学科的形成。

4. **提供回溯检索的线索**　综述文章后常附有大量的参考文献,这些参考文献都是经过综述作者专门选定的,相当于一种小型的专题索引检索工具,而且具有专指性和针对性较强的特点。

三、医学综述的分类

1. **研究现状和进展综述**　以介绍医学领域或相关专题的最新研究进展和主要研究动向为基本内容。作者需广泛收集、阅读国内外文献资料,掌握学科发展动态,且在该领域内有较深的学术造诣。

2. **临床研究综述**　针对新的病种、新的诊疗技术和药物,以及临床工作者在医疗实践中遇到的新问题等一些分散的问题,及时加以综述,从中找出内在规律,以解决临床实践问题,或为预测未来趋向提供依据。

3. **专题学术会议综述**　是将国际性、全国性或区域性的专题学术会议概况和与会代表的论文加以综合而撰写成的专题学术会议资料,或专题学术会议论文综述。侧重于对专业学术会议的综合分析与评述,内容广泛而丰富。

四、撰写综述的基本步骤

(一)选题

综述的选题是否恰当,直接关系到文章的价值。要求题目具有明确的目的性、新颖性、学术价值、实用价值、经济价值和社会效益。题目可大可小,大到一个领域、一个学科、一个专题;小到一种药物、一个方法、一种疾病。在具体命题时,题目一定要准确贴切,切忌大题小做或文不对题。好的题目应该能够准确表达论文的特定内容与特色,用词应是反映研究范围和深度的最恰当、最简明的逻辑组合,即言简意赅,高度概括。初写者最好选题窄一些,深一些。题目的拟定需要反复推敲,可从以下 3 方面考虑选题。

1. **选择与自己所从事的专业及今后研究方向一致的课题**　写起来更得心应手,一方面有利于收集并理解相关资料,融会贯通,便于进行综述选题及框架结构的搭建。另一方面有利于掌握本专业的最新发展动态,写出更有价值及代表性的综述。

2. **选择具有强烈现实性的课题**　即国内外有关医疗保健、卫生防疫、教学、科研工作中亟待解决的课题。

3. **选择边缘学科的新课题**　国际上发展较快,又不被多数同道熟悉的边缘学科课题有利于拓宽知识面,加强多学科合作,推进医学科学交叉融合发展。

(二)收集、阅读和整理文献

1. **收集文献**　收集文献资料是写好综述的物质基础,应体现完整性、相关性、代表性、可靠性和时效性的特点。

(1)资料收集方式:使用与专业相关的各种中外文数据库以及网络资源,收集专著、教科书、会议论文集、最新期刊等文献。

(2)筛选文献:优选核心期刊上的文献、著名专家学者的文章。文献以近三年发表的为主,突出知识信息的时效性。

(3)引用第一手资料:尽可能不用译文,避免以讹传讹,出现错误和专业性问题。

2. **阅读文献**　阅读文献的要点包括以下几个方面,①摘要:摘要是论文基本内容的缩影。它是全文的简要介绍,包括研究目的、研究对象、涉及范围、内容及过程、所取得的成果或观察到的新现象。通过阅读摘要,基本上可决定是否需要通读全文。②前言:前言是论文的总纲,从中可了解开展该项研究的缘起、课题涉及的范围、工作条件或与其他工作的关系、前人工作的综述、背景资料、本研究的理论根据、所采用的方法、预期的结果等。通过阅读前言,可大致判断文献的起点高低与研究水平。③材料和方法:材料和方法主要说明研究工作中所使用的材料、方法、观察的对象和研究的基本过程。④结果:结果是通过材料和方法所得的客观事实,它是全文的核心,决定论文的价值和水平。应注意此部分图表的逻辑性、准确性与科学性,特别是数据的可重现性,以及作者对一些分散数据的处理方法。⑤讨论:讨论是作者将研究过程的观察所得和实验结果,经过综合分析之后构成的若干观点或论点,是整篇论文的归结,也是评估该项研究价值的重要依据。⑥参考文献:主要用来说明作者使用参考文献的深度和论文本身的起点。同时也为核实和查阅有关原始文献提供线索,进一步了解其内容。

阅读文献是写好综述的关键,可以通过以下建议制订阅读文献的策略。①先中文,后外文:通常阅读中文文献的速度要快于阅读外文文献的速度。各专业都有国内出版的中文期刊,其中包括一些属于译刊性质的期刊。阅读译刊不但可以快速熟悉本专业的基本内容与研究动态、一些非专业的术语译名与定义,还有利于提高阅读外文文献的速度,加深对内容的理解。②先综述,后专题:综述性论文往往包括大范围的背景介绍,其中还包括对问题的分析、评述或归纳,内容比较全面客观。在此基础上再去读专题论文就易于深化。③先近期,后远期:近期文献在论述近代科学成就的同时,往往引用、论证和概述早期的发展情况,同时,近期文献所附的参考文献,又提供了较好的文献线索。相反,若按课题发展的时代顺序由远至近阅读,则不仅花费时间多,而且某些旧的知识信息可能已经被新的知识信息所取代,所以效果远不如由近至远阅读好。④先文摘,后全文:由于语言的限制与情报的分散性等诸多因素,作者几乎没有可能也无必要一一阅读各种期刊全文。应善于先利用书目型数据库大范围地阅读专题文献摘要。阅读摘要过程中可以挑选自己需要又能查找到的原始文献。由于原文内容经过摘要筛选,阅读全文时效率就提高了。⑤先粗读,后精读:对于以上方法所挑选出的文献,并不一定开始就通读全文,阅读宜分粗读、精读两步。粗读可了解全文梗概及背景,利于精读时迅速抓住全文关键;精读则要了解具体的条件、方法、事实与数据细节,不致遗漏重要内容。

3. **整理文献** 用科学的方法把阅读后准备使用的文献进行加工、整序和记录,以便利用。可选用 EndNote、NoteExpress 等文献管理软件进行文献管理。采用时间顺序、因果分析、现状对策等常见论述方法对记录内容进行适当分类,方便对资料进行鉴别与比较。

(三) 拟定提纲

综述没有固定不变的提纲模式,通常采用标题式提纲。将拟表述的主题按逻辑顺序分解为若干子题和细目。然后再将收集到的资料按提纲分类、编号,将拟引用的部分做上标记,明确在每一子题或细目下采用哪些材料,讨论哪些问题。撰写提纲是需要反复修改加工的过程,要注意把握整体框架,兼顾各部分之间的逻辑性,要层次分明、前后呼应。

(四) 综述的内容结构

1. **前言** 前言部分应用词简洁,使读者对所综述的内容形成初步的轮廓认识,引起读者进一步阅读全文的兴趣。包括:论述写作的目的和意义;涉及的主题范围、历史发展、现状分析;目前本领域未知的,或存在争议,或亟待进一步研究的地方;涉及的主要概念,术语第一次出现要做英文标注并写清缩略语。

2. **正文** 是综述的主要部分,它包括全部论据和论证。主要内容是通过比较各家学说及论据来阐明有关问题的历史背景、目前状况和发展趋势等。根据所述问题的性质、范围和资料的多少,分解为若干个子题,再按一定的逻辑顺序排列。建议初学写作者按以下三个部分来写作正文。

(1) 历史发展:按某问题的发展历史、年限或问题的性质,对一些共同的观点或已经解决问题的结果(论)加以归纳、阐述。或按时间顺序简要说明各个阶段的发展状况和特点,通过历史对比来表明目前达到的水平,即所谓纵向对比。对第一个发现者或首创者及其工作做详细的叙述,对后来学者的重复性报道不必一一赘述。

(2) 现状分析:介绍课题国内外研究现状及各派观点(包括作者本人观点),将整理归纳的科学事实和资料有序排列并进行必要的分析,把尚未解决的问题或对某问题的不同意见加以揭示,即横向对比。

(3) 趋向预测:在纵横对比中肯定所综述课题的研究水平、存在问题及不同观点,并对未来研究的趋势进行预测。叙述尚未解决的问题时要尽可能详尽,因为读者最注重这方面的消息,这些问题通常是今后研究的重点。要从横的方面对比各类(各国、各派、各种观点、各种方法)情况,特别注意阐述某些突破性研究成果的主要特点和发展方向,并客观地评价某科研方法、技术诸方面的利弊。

3. **总结**　概括正文部分的主要内容,主要简述该学科领域当前国内外的主要研究成果、发展动向、应用价值、实际意义、目前存在的主要问题、今后的发展趋势等,最好能提出自己的见解、观点。有助于发挥综述文献对科学研究的引导功能。

4. **参考文献**　是综述的重要组成部分,引用参考文献不仅是对原作者的尊重,也为综述提供了可靠的科学依据,为读者提供查阅原始文献的线索。

五、撰写综述的注意事项

1. **明确主题和范围**　选择明确的主题和范围,确保综述的内容不会过于宽泛或狭窄,合理确定研究的时间范围和地域范围,以便搜集和整理相关文献。

2. **搜集文献**　撰写综述文献要全面,使用多种渠道搜集文献,特别是最新的、主要的文献不能遗漏,而且要确保所选文献的可靠性和学术价值。

3. **评估文献质量**　仔细评估所选文献的质量和权威性。优先选择权威期刊、由知名学者或机构发表的文献。

4. **文献分类与组织**　对搜集到的文献进行分类和组织,可以按照主题、时间顺序或研究方法等进行排列,以便读者理解和获取信息。

5. **文献批判性分析**　在撰写综述时,要进行批判性分析,不仅陈述文献内容,还要对文献的优缺点、研究方法、结论等进行评价和比较。

6. **注意文献更新**　综述撰写过程中要时刻关注新的研究成果和文献,确保综述的内容是最新的,可以在综述中加入对未来研究的展望。

7. **结构清晰**　综述应具有清晰的结构,包括引言、研究背景、文献搜索方法、文献分类、文献分析、结论等部分,确保文章逻辑连贯、条理清晰。

8. **避免抄袭**　撰写综述的目的是总结前人研究成果,但不应简单抄袭他人的观点和文字,要用自己的语言进行表述,并标明引用出处。

9. **引用格式**　在综述中正确使用引用格式非常重要。确保按照规范的引用格式列出所有引用的文献,以避免抄袭和学术不端行为。

第五节 | 病例报告的撰写

一、病例报告的相关概念

1. **概念**　病例报告(case report)是医学论文的一种常见体裁,通过对单个病例、两个病例或病例系列进行记录和描述,在疾病的表现、机制以及诊断治疗等方面提供第一手感性资料。

病例报告是医学期刊中常见的一个栏目。过去,病例报告类论文多是报告一些首次发现的新病例,如艾滋病、军团病都是通过病例报告被人发现的。但随着时间的推移,病例报告类论文主要集中在已知疾病的特殊临床表现、影像学及检验学等诊断手段的新发现、疾病的特殊临床转归、临床诊断治疗过程中的特殊的经验和教训等方面。

尽管在循证医学的证据分级中,病例报告的证据级别并不高,但对于临床医生而言,却有其特殊的高价值。病例报告最重要的特色就是具有很强的临床实用性,其价值在于发现新疾病或疾病的特殊情况、启发疾病机制的研究、提出新的疗法、认识不良反应,如同在临床工作中参与疑难病例的讨论,是临床医生锻炼临床思路、提高诊疗水平的重要途径之一。病例报告一般篇幅短小,易读易传播;优秀的病例报告,不仅对临床实践具有重要的指导意义,而且对社会发展也具有重要的教育意义,可以涉及医疗管理和医学伦理等多方面的问题,引起相关政策决策部门的关注。

2. **类型** 广义的病例报告包括病例报告、病例分析、病例研究、大查房、药物不良反应、临床挑战、解决临床难题、短篇报道、临床挑战等,但实质上都是基于一例或数例患者的文章。

3. **作用** 病例报告通过对疾病形象生动的描述,给读者以深刻的感性认识,使抽象的一般性的疾病表现和诊疗过程有了具体、形象的内容,便于临床医生进一步从理论上掌握疾病的特点与本质。

(1)启发科研思路:病例报告是描述少见(罕见)的临床事件的唯一方式,是收集与记录疾病的临床特征、分布频率、危险因素以及治疗与预后等第一手临床资料的主要途径。病例报告为临床工作者形成各种临床研究假设提供了丰富的资源,尽管病例报告本身不能验证这些假设,但可以引发一系列深入研究。

(2)为个体化治疗提供范例或参考:病例报告常常对单个患者或一组患者,在某一时点观察到的暴露与疾病之间的关系进行简单总结,因此,其研究结果常常受到质疑,但不可否认的是,病例报告在详尽地描述单个病例或一组病例的临床和实验室研究结果时,如果方法学可靠,可以为病因机制和治疗方法的研究提供重要帮助。基于仔细观察的病例报告是推动医学进步的重要动力。

(3)病例报告的二次利用:随着互联网技术的发展,病例报告也可进行系统检索,并通过对病例报告的综合分析进行二次研究。通过收集同类的系列病例报告,对其进行综合分析,可以开发出许多临床工具,如用于鉴别诊断的三联症等。

4. **局限性** 病例报告虽然有非常重要的作用,但在方法学上存在难以回避的局限性,主要体现在以下4个方面。

(1)病例报告不能估计疾病或临床事件的发生频数,也不能估计机遇的作用,因此有时报告两个罕见临床事件同时存在被认为有生物学意义,而实际上通常是机遇所致,因此对病例报告的结论要有正确的评价。此外,在研究复杂病因疾病时,病例报告的作用非常有限。

(2)病例报告的结果可推广性较低。病例报告是个体化的诊疗情况报告,特征维度很多,严格地讲,在现实中几乎不可能找到情况完全一致的其他病例。医生在临床中参考应用病例报告结果时,必须考虑其所诊治的患者和报告中病例背景的一致度问题。

(3)病例报告大多属于描述性研究,基于临床病例本身的治疗转归进行叙述,因此研究设计不够严密,也无规范的对照设计,对于临床假设的论证强度较低。病例报告是对临床诊治经验的总结性研究,可用于提出科研假设,但通常无法验证科研假设。

(4)由于病例报告的研究对象是高度选择的,因此容易发生偏倚。阴性结果的治疗可能不会被撰写成报告投稿及发表。

二、病例报告写作的 CARE 指南

1. **CARE 指南简介** CARE 指南名称的来源是 case 和 report 这两个词的前两个字母。2013 年 9 月,美国芝加哥举行的同行评审和生物医学出版大会首次发布病例报告指南(Case Report Guidelines,CARE),由美国密歇根大学流行病学系 Joel J.Gagnier 和 *Global Advances in Health and Medicine* 杂志主编 David Riley 牵头,联合 27 名国际专家基于共识性过程形成,并陆续获得近百家同行评审学术期刊认可。

CARE 指南为规范临床实践的病例报告撰写,提升病例报告的准确性、透明度与实用性,改进报告质量提供了工具支撑,也是后续针对特定治疗类型的病例报告指南扩展研究以及中国临床案例成果数据库建设的重要参照。CARE 指南和其他类型文章的指南,如:CONSORT 指南(临床试验报告统一标准,Consolidated Standards of Reproting Trials),PRISMA 指南(系统综述和 meta 分析优先报告条目,Preferred Reporting Items for Systematic Reviews and Meta-Analyses),以及针对遗传关联性研究论文的 STREGA 指南(加强性报告遗传学关联研究,Strengthening the Reporting of Genetic Association Studies)等,都得到国际医学期刊编辑委员会(International Committee of Medical Journal Editors,ICMJE)以及大

多数国际医学期刊的认可,并列入相应稿件撰写和编辑的要求中。

2. CARE 条目清单 2013 年版 CARE 指南包括 13 个主题模块的条目清单(表 9-2),为准确、完整、透明地呈现案例报告的主要内容提供了一个结构化的写作框架,并简要描述了各主题对应的报告条目。2017 年,CARE 工作组进一步发布指南使用的解释说明文档,用以具体指导研究者撰写高质量的案例报告。此外,CARE 官方网站也提供包括中文版在内的多语种 CARE 清单、写作模板和参考案例。

表 9-2 CARE 条目清单

主题模块	条目编号	CARE 条目描述
标题	1	"病例报告"与诊断或干预的主要内容同时列于标题中
关键词	2	包括"病例报告"在内的有关诊断或干预措施的 2~5 个关键词
摘要	3a	背景:本病例报告的独特之处是什么? 为医学文献增添了什么新的内容?
	3b	主要症状和/或重要临床表现
	3c	主要诊断、治疗干预和结果
	3d	结论:从本病例报告中主要"获取"了什么经验?
引言	4	病例的背景概要,可以引用参考文献(1~2 段文字)
患者信息	5a	识别患者特定信息(年龄、性别、职业等)
	5b	患者主诉
	5c	既往史、家族史、心理情况,包括相关的遗传信息
	5d	相关既往干预措施及结果
临床发现	6	描述重要的体格检查(PE)和临床发现
时间轴	7	采用表或图描述病例报告的历史和当前诊疗的重要时点
诊断评估	8a	诊断方法,包括体格检查、实验室检查、影像学检查、问卷
	8b	诊断方面的挑战,如患者经济条件、语言或文化差异
	8c	诊断结果,包括鉴别诊断
	8d	预后特征,如肿瘤病理分期
治疗干预	9a	干预类型,如药物、手术治疗、预防和自我保健
	9b	干预管理,如剂量、强度、持续时间
	9c	干预变更及理由
随访和结局	10a	医生和患者自评结局
	10b	重要的随访检查结果
	10c	干预依从性和耐受性(如何评估)
	10d	不良反应和意外事件
讨论	11a	本病例报告的经验和局限性
	11b	相关医学文献讨论及参考文献
	11c	结论的合理解释
	11d	病例报告的主要启示
患者观点	12	患者对诊疗过程的评价
知情同意	13	患者应给予知情同意(如有要求,可提供)

第六节 ｜ 医学论文英文摘要的撰写

一、英文标题的撰写

（一）英文标题的写作要求

标题是标明文章、作品等内容的词组、短语或短句。可分为主题名、并列题名、副题名等。英文标题是医学论文的重要组成部分，可以高度概括、准确揭示论文主题，指导读者阅读，便于储存及检索，在促进国际学术交流方面起着不容忽视的作用。因此，医学论文英文标题写作应符合下列要求。

1. 突出主题　标题是文章的主要观点和主要论点的体现，是浓缩的信息点，也是读者最先得到的直接信息。国际医学期刊编辑委员会制订的《生物医学期刊投稿的统一要求》中对标题的要求为：简练和反映论文主题，标题应简明扼要、重点突出、反映论文主题。

2. 准确规范　英文标题语言表达要合乎医学论文写作的规范标准。英译要在正确理解原文的基础上进行，必须忠实地传达原文的内容，保持原文的风格。英文标题规范如下。

（1）格式规范：现行国家标准 GB/T 7713.2-2022《学术论文编写规则》规定："题名是论文的总纲，是反映论文中重要特定内容的恰当、简明的词语的逻辑组合。题名中的词语应有助于选定关键词和编制题录、索引等二次文献所需的实用信息，应使用标准术语、学名全称、药物和化学品通用名称，不应使用广义术语、夸张词语等。为便于交流和利用，题名应简明，一般不宜超过 25 字。为利于国际交流，论文宜有外文（多用英文）题名。

下列情况允许有副题名：题名语义未尽，用副题名补充说明论文中的特定内容；研究成果分几篇报道，或是分阶段的研究结果，各用不同副题名以区别其特定内容；其他有必要用副题名作为引申或说明者。题名在论文中不同地方出现时应保持一致。"

不同的刊物有不同的书写要求，作者在投稿前，应仔细阅读所投杂志的稿约。一般来说，英文标题书写主要有 3 种形式，①标题中每个实词的首字母均大写，其余小写；虚词，如冠词、连词和介词用小写字母；②标题中的全部单词均用大写；③仅标题首词的首字母大写，其余字母均小写。大多数期刊采用第一种格式。如："The Efficacy of Carvedilol in the Treatment of Congestive Heart Failure in the Elderly: A Report of 45 Cases"（卡维地洛在 45 例老年充血性心力衰竭治疗中的应用）。

（2）选词专业化：与其他学科的英语术语相比，医学英语术语特征相对明显，专业化是医学英语的一大特色。因此，熟知医学英语术语，选择专业词汇，避免使用通俗语是医学工作者治学严谨的表现。此外，科技英语用词强调词义单一、准确，忌用多义词。根据科技英语的这一修辞特点，在英译时应用词义明确、单一的词来代替词义较多的词。

（3）用词准确：不宜使用缩略词语等不宜辨识、难于理解的词语，除非是整个科技界或本行业公知公认的标准化的缩略词语、代号、符号、公式等，化学结构式最好翻译成英文名称。

（4）习惯搭配：在英语中，有相当数量的动词、名词、形容词都有其固定的介词搭配，在使用此类词语时一定要多加注意，以避免错误。

3. 简明有效　好的标题应高度概括、言简意赅、便于检索。在完整、准确地概括全文内容的基础上，用尽量少的文字恰当反映所研究的范围和深度。英文标题简明有效主要体现在：

（1）信息处理上：遵循科技写作中语言运用的最小信息差原则，以谋求语言运用的最大信息量的输出和最佳交际效果，即"作者应该写的都能写出来，读者对作者所表达的意思都能读明白"。

（2）选词用语上：标题力求语言精练，中心词突出，一般在 20 个单词以内，通常不超过 25 个单词。

4. 得体原则　医学论文标题的写作与翻译，要求与论文的内容协调一致，包括风格的一致，语言表达应符合英语习惯。因此，在医学论文标题英译时，要考虑其语法、修辞特点，尽可能体现出英语的固有风格，避免"中式英语"的弊病。

（二）英文标题的类型

英文标题通常有以下几种类型。

1. 词组型标题　常见的有以下 3 种标题：

（1）名词性词组型标题：是名词性词组短语构成的标题，名词性词组通常由一个名词或几个名词加上修饰语构成，修饰语可以是形容词、介词短语，也可以是另一个名词。包括①名词+介词短语，根据名词与介词短语的不同关系采用相应的介词，如：of，in，名词前也可加修饰词，如 A rapid method of total lipid extraction and purification；②名词+分词短语，根据语法可用现在分词或过去分词，如 Measurement of protein using bicinchoninic acid；③名词不定式，不定式作名词的定语，如 Preerythrocytic malaria vaccines to prevent Plasmodium falciparum malaria；④定语+名词，常用形容词、名词、现在分词、过去分词及复合词作名词的定语，如 DNA-based immunotherapy；⑤名词+从句，多为定语从句或同位语从句，如 DC-SIGN，a C-type lectin on dendritic cells that unveils many aspects of dendritic cell biology。

（2）动宾词组型标题：由动词加宾语构成，这类标题也很常见，标题中通常包含：论……，试论……，浅谈……，等动词。在英语中，只有完整的句子才会用谓语动词，因此在翻译这类标题时，通常把动词翻译成动名词，与后面的宾语连接起来构成动名词短语，如：Breaking down barriers：the evolution of cell invasion。

（3）介词短语结构标题：是较鲜见的英文科技论文标题，如 In search of hepatitis C virus receptor(s)。该类标题以"on 介词短语结构"形式常见于国内英文学术期刊论文或中文论文标题译文，on 后面为具体的研究内容，类似于汉语中：论……，对……的探讨。

2. 句子型标题　包括①陈述句标题：汉语的陈述句型标题通常是完整的句子，译成英语时，一般不译成完整的句子，而是译成短语的形式。②疑问句标题：研究评述性、综述性和驳斥性问题时，可以用疑问句作为标题来点明整篇论文讨论的焦点，在不影响原意的前提下灵活翻译，可直译、意译或增译和减译，易引起读者兴趣，但我国医学论文一般不用疑问句。如 Is CD81 the key to hepatitis C virus entry?

3. 复合式标题　复合式标题含有主标题与副标题两部分，主标题宽泛地提出研究对象与研究内容，副标题将研究主题的对象、内容范围、视角、方法、路径等具体化，达到凸显研究特色与创新的功效。主标题与副标题互为补充，相得益彰，有助于最大限度地提升标题的表达力与可读性。主、副标题由一些标点符号（如冒号、破折号、问号等）分界。如 Gapped BLAST and PSI-BLAST：A new generation of protein database search programs。

（三）英文标题常用词组和表达方式

包括①用……（方法/手段）对……进行研究/分析/观察/评价：Study（analysis/observation/evaluation/assessment）of（on）...（by）using 方法/with 工具。②A 对 B 的作用：Effort of A on B，如 Protective effect of omeprazole on endothelin-induced gastric mucosal injury。③A 与 B 的关系：Correlation（relation/relationship）between A and B，Correlation of A with B and C。常用修饰词 positively/negatively/significantly/insignificantly。④用……治疗……：Use of... in the treatment of...（病）in...（生物），如 Use of omeprazole in the treatment of gastric ulcer in the elderly。⑤A 是 B：A is（are）B，如 Sleep is the Elixir for Mental Well-being。

总之，文章的英文标题一定要有创意才能抓住读者的"眼球"，因此，论文作者不仅要有严谨的治学态度，还要掌握专业英语知识，熟悉医学英语文体的写作特点，熟记常用的句式结构及英语习惯表达方法，在正确理解论文主旨的基础上，力求重点突出，行文准确、规范、简洁、得体。

二、英文摘要的撰写

（一）英文摘要的功能

1. 国内外大部分医学期刊对英文摘要都有相应的写作规范和要求。英文摘要独立于正文，信息密度高,能够准确反映论文的研究水平和学术信息,读者可通过阅读摘要,判断是否阅读原文,用较少的时间和精力了解本学科以及相关学科在世界范围内的研究情况。

2. 随着我国医学科学的迅速发展,国际学术交流日益频繁,凸显出医学论文中英文摘要的重要作用,英文摘要已成为科学技术国际传播、交流与合作的桥梁和媒介。

3. 英文摘要是论文能否被国际著名检索系统收录的主要评估标准之一,好的英文摘要对于增加期刊和论文的被检索和引用机会、吸引读者、扩大影响起着不可忽视的作用。

(二) 英文摘要的分类

1. **非结构式摘要** 20 世纪 50 年代,学界开始研究论文摘要,1959 年 *Science* 推广使用传统型摘要(traditional abstract),即非结构式摘要(unstructured abstract)。非结构式摘要通常采取一段式写法,强调语言的逻辑性和突出重点,不需要按照特定的框架结构来组织内容。

2. **结构式摘要** 1987 年,加拿大学者 R. Brian Haynes 倡导在生物医学期刊应用结构式摘要(structured abstract),其主要特点为信息量更大、层次更分明,具体为在标准格式(standardized format)中展示文章的研究目的(objective)、实验设计(design)、研究单位(setting)、研究对象(patient and participant)、处理方案(intervention)、评估方法与结果(measurement and result)、结论(conclusion)。1995 年,中华医学会系列杂志率先使用结构式摘要,极大推动了其在国内期刊的应用发展。

结构式摘要因其便于检索、阅读及记忆等优势,从医学领域逐渐演化推广至其他领域,结构式摘要的内容也随着需求变化而发展。有包含研究目的、方法、结果、结论四要素结构式摘要;包含背景、目的、方法、结果、结论五要素结构式摘要;包含背景、目的、方法、结果、结论、评述六要素结构式摘要等。

相比于传统型摘要,结构式摘要更强调内容的完整性与叙述的层次性,在实际应用时有诸多优势:①将文章的主要信息以清晰、简洁、有序的方式呈现,使读者更容易理解文章内容和框架,进而提高阅读效率;②层次分明从而更有利于检索,提高文章的可发现性和可读性;③更易于被翻译、记忆和使用,促进跨语言和跨领域的分享、交流和合作。

(三) 英文摘要的时态、语态和人称

英文摘要时态常用一般现在时、一般过去时、少用现在完成时、过去完成时,进行时态和其他复合时态基本不用。一般现在时用于说明研究目的、叙述研究内容、描述结果、得出结论;一般过去时用于叙述过去某一时刻(时段)的发现、某一研究过程(实验、观察、调查、医疗等过程)、提出建议或讨论等。

国际标准化组织 ISO 214:1976 中明确:尽量使用主动语态,主动语态有助于写作中简洁、清晰、有力地表达论文的观点,易于阅读和理解。实际在撰写论文英文摘要时,动词用何种语态,要从具体的摘要特点出发,根据句子结构、不同的文体使用主动语态或被动语态。被动语态和主动语态的选用依据通常是看读者是否有必要了解动作的发出者,如果这个信息不重要,就可以采用被动语态。

英文摘要的人称使用第三人称,如 it、this paper 等,而不用第一及第二人称。或采用更简洁的被动语态或原形动词开头 To describe...,To study... 等。

(四) 英文摘要的正文

1. **目的**(objective) 简要说明研究的目的,说明提出问题的缘由,表明研究的范围和重要性等。在描述研究目的时,应考虑论文针对的读者群体,简要阐述课题的研究背景,体现为何要做这项工作和这项研究工作的重要性。如:To evaluate the effects on 24-hour intragastric pH levels of infusions with omeprazole and H$_2$ receptor antagonists in bleeding duodenal ulcer patients.

(1)"目的"常用动词如下。①研究:study,investigate,examine,observe,explore,如 "Our objective in this report is to examine the clinical feature,pathology and treatment for patients with pancreatic cancer";②评价:evaluate,validate, 如 "To evaluate sonography as a tool for initial diagnosis in emergency room patients with abdominal trauma";③确定:determine,decide,confirm,support,define,characterize;④证实:prove,demonstrate,document,test,support,testify,verify;⑤阐明、搞清:explain,elucidate,clarify,illustrate,delineate, find out，contribute to the knowledge of；⑥介绍：describe，present，report；⑦建立：establish，develop，set out；⑧寻找：search for，look for，seek，find；⑨识别、区分：identify，differentiate，discriminate；⑩优选：optimize；⑪比较：compare；⑫回顾：review；⑬相关：correlate A with B。

（2）"目的"常用名词如下。①aim：既是动词又是名词，两种词性都可以用来表示某种目的，作名词时可有单复数变化。如"The aim of this study was to establish an *hB1F* transgenic mouse model to promote the functional study of *hB1F*；This study aims to examine the effect of rectal balloon-distention stimulus"；②attempt：既是动词又是名词，两种词性都可以用来表示某种目的；③goal：只能作名词，用来表示某种目的；④purpose：只能作名词，用来表示某种目的。

（3）"目的"常用结构和句型如下。①陈述句：描述研究目的时，最简单的句型是用this paper，this study，this project，this research，the purpose/aim/objective/goal（of present study）等词做主语，后面紧接着用一个实用动词作谓语。如investigate，discuss，examine，test等，宾语为研究内容。即This paper concerns.../This paper tests.../This paper investigates.../This paper reports.../This study discusses.../This project describes.../This present study explains.../This research calculates.../Our project examines.../This survey analyses.../This thesis determines.../This paper demonstrates.../This paper considers.../This paper evaluates.../This paper measures....。②不定式结构：如"To determine if use of omeprazole protects against the gastric mucosal injury"。

2. 方法（method）　简要说明研究课题的基本设计、使用的材料和方法、如何分组对照、研究范围及精确程度、数据是如何取得的、经何种统计学方法处理等。

（1）"方法"常用词如下。①研究或试验过程的常用词：test，study，investigate，examine，experiment，discuss，consider，analyze，analysis等。如"We use N-body simulations to investigate the structure of dark halos in the standard cold dark matter cosmogony"；②说明研究或试验方法的常用词：measure，estimate，calculate等，如"We have developed a global model to estimate emissions of volatile organic compounds from natural sources（NVOC）"；③介绍应用、用途的常用词：use，apply，application等，如"Our program uses a maximum likelihood approach and is based on version 3.3 of Felsenstein's dnaml program"。

（2）"方法"常用结构和句型：按照研究对象、研究方法进行分类介绍如下。

1）研究对象的选择、来源及标准。①纳入研究：were entered into/enrolled in/selected（randomly），如"A total of 169 patients were included in the study，83 of whom received..."；②排除或退出研究：...were excluded from participation，withdrew from the study due to/because to...，如"Patients with significant aortic valvular diseases were excluded"。

2）研究对象的分组。①...were divided into/classified/grouped into...；②...were divided randomly/randomized into...；③... were divided equally into...，如"Patients were divided into three groups：Group 1... Patients（n=539）with a history of duodenal ulcer and a positive H. pylori screening test result were randomized into 4 groups. OAC group received 20 mg omeprazole，..."。

3）年龄。①某一年龄：A 50-year-old patient，Patients（age 26 ± 3 years）；②在某年龄范围内及平均年龄：Patients range in age from...to...，with a mean of（50 years）；③在某一年龄以上或以下：Patients more than 50 years；Patients under/less than 50 years。

4）性别、时间。①性别：twelve patients（7 male and 5 female）；The male-to-female ratio was 1∶4；②时间：Body weight was measured weekly，and liver biopsy was obtained at 4，8 and 12 weeks...。

5）诊断与治疗。①诊断：be diagnosed as having...，be diagnosed as...by.../with...？be suspected as...；②治疗：be treated with...（alone or in combination with...），be treated on outpatient/inpatient basis，如"50 patients with active bleeding duodenal ulcer were randomly assigned to receive one of the four treatment regimens..."。

6）检查与手术治疗：were examined...，was performed...，were operated on somebody。

3. 结果（result）　简要列出研究的主要结果和数据,有什么新发现,说明其价值及局限。叙述要具体、准确,并需给出结果的主要数据及置信区间、统计学显著性检验的确切值。

（1）"结果"常用词:展示研究结果的常用词汇有 show,result,present 等。选用动词表达结果时要非常慎重,用不同的动词表达作者对研究结果所持的态度不同,结果的可靠性也不一样。①表明:indicated... 通过客观结果揭示某种规律性东西;②发现:found that... 呈现客观结果,不加主观意见;③显示:showed that... 只呈现客观结果,不加主观意见;④提示:suggested that... 表示可能得到某种启示,但不确定。

（2）"结果"常用结构和句型:概括为以下 6 类。

1）结果表明:The results showed/demonstrated/revealed/documented/ indicated /suggested...that...;It was found that...,如 "The results showed that high thigh cuff Doppler technique was 79 percent sensitive,56 percent specific and 63 percent accurate"。

2）与……有关:A was related / correlated /associated with B;There was a relationship /correlation between A and B;There was a relation of A with B and C, 如 "Insulin sensitivity index was negatively with blood velocity（$r = 0.530, P < 0.05$）,body mass index（$r = 0.563, P < 0.01$）and baseline insulinemia（$r = 0.489, P < 0.05$）"。

3）增加或减少。①表示数值增加的动词:increase,rise,elevate;②表示数值增加的名词:increase,increment,elevation;③ 表示数值减少的动词:decrease,reduce,fall,drop,decline,lower;④ 表示数值减少的名词:decrease,decrement,reduction,fall,drop,decline,lowering;⑤从……增加到……,平均增加……:increase from...to...,with a mean/average（increase）of...;⑥从……增加到……,总的增加……:increase from...to...,with an overall increase of...;⑦增加了 10%:increase by（10%）。

4）倍数比较。①增加 3 倍或减少到原来的 1/3:increase by 3 fold（times）/a 3-fold increase;②A 是 B 的 3 倍:A is 3 fold（times）as...as B/ A is 3 fold（times）B。

5）结果的统计学意义:①明显不同（significant difference）;②很明显不同（very/highly significant difference）;③区别不明显（insignificant difference）;④无区别（nonsignificant difference/no difference）。

6）统计学意义常用句型:①There was/is significant difference in...between A and B;②The difference in...between A and B was/is significant;③A was/is significant difference from B in...;④No significant difference was found / observed / noted in...between A and B. in 表示区分的性质或内容。如 There were no significant difference between treatment groups in symptoms and lung function（$P > 0.05$）。

4. 结论（conclusion）　简要说明经验证、论证取得的正确观点及其理论价值或应用价值,是否可推荐或推广等。

（1）"结论"常用词大致分为以下 4 类。

1）陈述论文论点和作者观点的常用词汇主要有:suggest,report,present,explain,expect,describe 等。如 "The results suggest that abnormalities in male sex development induced by p,p'-DDE and related environmental chemicals may be mediated at the level of the androgen receptor"。

2）阐明论证的常用词汇有:support,provide,indicate,identify,find,demonstrate,confirm,clarify 等。

3）推荐和建议的常用词汇有:suggest,suggestion,recommend,recommendation,propose,necessity,necessary,expect 等。

4）因表达语气的不同而选词略有区别:①表示肯定语气的,如 We found that.../The data obtained suggested that.../The results indicate that...;②不太肯定的语气,结论留有余地,如 We are beginning to understand the significance of.../There was limited evidence to show that...;③表示否定的语气,如 We found no evidence that...;④暂时无法作出决定,需要进一步深入研究,如 We believe that these findings should prompt a review of.../The available evidence is insufficient to.../Future study is also recommended to determine...。

（2）"结论"常用结构和句型：Facts show that...（事实表明……），Experiment finds that...（实验说明……），Study proves that...（研究证明……），Results show that...（结果显示……），Comparison concludes that...（这一比较可推断出……），Statistical analysis demonstrates that...（统计分析指出……），The result of this study can be generalized for...（这一研究成果可推广到……），The results of this study are summarized as follows...（研究的结果归纳如下……），Calculations made with this formulation show that...（用公式计算表明……）等。

句型包括①结果提示：These results suggest that...，如 These results suggest that the new treatment method is more effective than the traditional one in reducing symptoms of the disease；②结果支持或反对某种观点：These results support the idea that...；These results fail to support the idea that...，如 These results do not support the idea that treatment to lower cholesterol concentration cause mood disturbance；③表示观点的确定或不确定性：There is no evidence that...；It is likely/unlikely that...，如 There is no evidence that NIDDM produce any change in bone metabolism or mass；④具有……意义：Be of great（some/little/no）clinical significance in...to...，如 The detection of *p53* gene is of great clinical significance in tumor diagnosis；⑤前瞻性说明：...remain to be further studied；It is remains to be proved that...，如 However, the relation of insulin resistance to hypertension remains to be further studied；⑥插入语：This is the first case,...,of pancreas divisum，如 This is the first case, to our knowledge, of pancreas divisum。

（五）英文摘要常见错误分析

医学论文英文摘要中的问题主要分为两类：一是摘要写作方法问题；二是语言应用问题。

1. 摘要写作方法问题 可细分为以下 4 类：

（1）篇幅不当：摘要的篇幅主要取决于论文的长度和摘要类型，通常情况下摘要为 100～500 个字。有些摘要篇幅较短，未能准确表达论文的主要内容。这一问题与两个因素有关，一是摘要中应有的组成部分残缺，二是与对应的中文摘要相比，英文摘要过于简化。有些摘要则篇幅过长，叙述累赘，违背了摘要的目的。因此，在摘要写作时，作者应注意控制篇幅，既不能追求简练而遗漏主要研究内容和结果，又不能过分赘述本应放在正文中的研究细节，如具体实验数据等。

（2）时态误用：英语共有 12 种时态，在多数医学论文中常用的只是其中的 3～4 种，一般现在时和一般过去时最常见，现在完成时和一般将来时偶尔出现，其他时态（如进行时）则很少见到。一般来说，英文摘要的时态可简单归纳为"目的"和"结论"一般用现在时，"方法"和"结果"用一般过去时。

（3）语态误用：医学论文重在对客观事物和研究过程的叙述，谁做的研究并不重要，因此英文摘要中多使用被动语态来强调事实本身。在中国科研工作者写的英文摘要中不难发现作者对被动语态的偏爱。近年来，国外摘要开始越来越多地使用主动语态，因为主动语态能更加准确有力地表达作者的思想。时态的选用不能一概而论，应该视具体情况和个人写作习惯而定。

（4）文体修辞不当：一篇摘要应客观叙述研究方法和结果，措辞应简练朴素，不掺杂主观感受和宣传语调，应避免如 A very interesting example is found that...，The method is very useful for... 等句式，以显示摘要的客观性。

2. 语言应用问题 可细分为以下 7 类：

（1）拼写错误：一些人认为写作中单词拼写错误似乎微不足道，但一篇充斥着拼写错误的论文摘要会令读者质疑它的学术严谨性和科学性。拼写错误的原因有两点，一是作者的英语基本功不扎实，而且写作时粗心大意；二是写完摘要后，作者没有仔细检查校对。

（2）单复数误用：①英语中有些名词既可数又不可数，在表示某种意义时可数，在表示另一种意义时则不可数，要牢记其含义，以免误用，造成误解。如 damage 表示"损伤"，damages 表示"赔偿金"（法律用语）；②抽象名词不应加 s，intakes 应为 intake（摄入量）；③作定语的名词不应加 s，6-years survival 应为 6-year survival（6 年生存率）；④注意拉丁词和某些动源性名词的复数变化，如 bacterium

（细菌）的复数为 bacteria；phenomenon（现象）的复数为 phenomena；diagnosis（诊断）和 analysis（分析）的复数应分别为 diagnoses 和 analyses；data 本身是复数。

（3）中式英语：要参考国际通用译名和医学英语专业词典的译法，不能用汉英词典逐词翻译中文名词。如："病灶"正确的译法是 lesions，不是 ill kitchen。"解剖部位"正确的译法是 region，不是 district。"心脏杂音"译成 murmur，不是 district。"膏药"的译法是 dog-skin plaster，不是 medical cream。此外，有一些词汇直接使用汉语拼音，如："脾虚"国际通常译成 pixu 等。

（4）缩略语使用不当：某些众所周知的缩略语可以直接使用，一般的缩略语首次出现应予定义。有些作者在中文摘要（通常出现在英文摘要之前）中对缩略语进行定义后，在英文摘要中直接使用，这是不正确的，因为英文摘要常常会独立于中文摘要被收录，读者未必有机会看到中文摘要。因此，在英文摘要中需要对首次出现的缩略语进行重新定义，正文同样如此。此外，有些作者在定义缩略语后，又重新使用完整的词组，这也是不正确的。另外，don't、can't 和 they'll 等属于口语表达用词，不是缩略语，切忌在医学论文中出现。

（5）阿拉伯数字的误用：①在英语表达中，一般句子开头不可直接使用阿拉伯数字。如"61 patients with type 2 diabetes who were receiving glargine insulin were enrolled"应修改为"Sixty-one patients with type 2 diabetes who were receiving glargine insulin were enrolled"。②根据国际通行的数字使用方法，一位数字拼写出英语单词，如不用 2 patients，要用 two patients。两位以上的数字可直接用阿拉伯数字，如 14 trials。如数字后有计量单位，则使用数字，如 2ml 或 14ml。需要注意的是，如果提及多个数字，既有一位数，又有多位数，则应都写成阿拉伯数字，如"During the observation period, 2 patients with heart diseases, 14 patients with liver diseases, and 20 patients with kidney diseases were enrolled"。

（6）美式拼写与英式拼写混用：英文摘要美、英拼写法混用，有时用 realize、program、color，有时用 realise、programme、colour，造成语体风格不一致。在此情况下，可根据所投期刊已发表文献所使用的语种选择一种，且不得在行文中随意更换。

（7）主谓语不一致：通常情况下，每写完一个句子，首先要检查句子的主要成分，主语和谓语是否完整、主谓关系是否一致。例如，mumps（腮腺炎）、caries（龋齿）、arthritis（关节炎）、diabetes（糖尿病）、rickets（软骨病）、measles（麻疹）、shingles（带状疱疹）、hysterics（癔症）等在形式上像是复数，实际上这些词都是单数名词，用它们做主语时，要注意主谓语一致。

医学论文的英文摘要浓缩了正文的精华，其篇幅虽短，但要写好非易事，平时除了加强英语基本技能的训练，提高英语水平，还应大量阅读原版的专业英语文献，加强日常积累，避免在写作的时候生搬硬套。多读多练，在医学论文英文摘要写作中的错误必将大大减少。

三、英文关键词的撰写

英文关键词应与中文关键词一一对应，用词要准确。英文关键词一般用名词或名词词组形式，不用动词形式。关键词的大小写因各个期刊的要求不同而相异，各词汇之间用";"分隔。

医学论文的关键词最好从《医学主题词表》(*Medical subject headings*，MeSH)中选取，可参照中国医学科学院信息研究所编译的《中文医学主题词表》(CMeSH)。未被词表收录的新的专业术语（自由词）可直接作为关键词使用，建议排在最后。中医药关键词应从中国中医科学院中医药信息研究所编写的《中国中医药学主题词表》中选取。关键词不要采用缩略语形式，应按《中文医学主题词表》(CMeSH)还原为全称。

四、作者署名与工作单位的撰写

（一）作者署名

英文摘要应列出全部作者姓名，作者署名应符合国家标准 GB/T 7714—2015《信息与文献　参考文献著录规则》规定，依据国家标准 GB/T 16159—2012《汉语拼音正词法基本规则》、国家标准 GB/T

28039—2011《中国人名汉语拼音字母拼写规则》书写,同时参照国际标准化组织 ISO 690:2021 *Information and documentation-Guidelines for bibliographic references and citations to information resources*。

中国人名包括汉语姓名和少数民族语姓名。汉语姓名按照普通话拼写,少数民族语姓名按照民族语读音拼写。汉语姓名按汉语拼音,采用姓在前,名在后,姓名之间用空格分开,复姓连写,姓和名开头首字母大写,如 Sima Xiangru(司马相如)。由双姓组合(并列姓氏)作为姓氏部分,双姓中间加连接号,每个姓氏开头字母大写,如 Zheng-Li Shufang。港、澳、台作者姓名的拼写法与汉语拼音的拼写法不同,要按当地拼写法列出。

(二)工作单位

单位名称应用统一的译名,采用单位对外的固定写法,不可随意翻译,如苏州大学应为 Soochow University 而不是 Suzhou University。值得注意的是,有些城市的拼音比较特别,如"陕西"为了和"山西"区别翻译成 Shaanxi 而不是 Shanxi,再如哈尔滨、乌鲁木齐、拉萨、呼和浩特这些地名是根据少数民族语言发音音译过来的,分别为 Harbin,Urumqi,Lhasa,Hohhot。

工作单位书写应遵照小单位在前、大单位在后的习惯,我国医学期刊大多采用这种格式,在大学(University)二级单位的书写上,建议学院和系用 College of...,School of...,Faculty of...,Department of... 来表示;三级单位的教研室用 Section of...,Unit of... 来表示。但大多数医学期刊在表达二级和三级单位时,均用 Department of... 表示。除实词的首字母大写外,其余均小写。不同工作单位的作者姓名的右上角标以 1、2、3 等角码与下所注工作单位相对应。

第七节 ｜ 医学论文投稿

医学论文,是指将医学科研成果或医疗实践经验从学术上加以总结论述并发表的文章。撰写医学论文的主要目的是用来发表,否则就失去了撰写论文的意义。因而英语有过"不发表毋宁死"(publish or perish)的说法。按照公认惯例,科学成果的首创权必须以学术论文的形式在公开发行的正式出版物上发表或在学术会议上宣读,才能得到承认,仅由新闻媒体传播是得不到承认的。

一、期刊的选择

论文投稿时,作者要根据文稿的专业性质、研究内容、学术水平、体裁,并结合拟投期刊的具体要求(包括学科专业、稿源范围、影响力、出版周期、发行量及从收稿到刊出的间期等)来选择期刊,这是文稿能否发表的关键,可考虑以下因素:

1. **高影响因子期刊**　国际上通常使用期刊影响因子(impact factor,IF)的大小来确定期刊学术水平。虽然目前科研评价体系反对"唯影响因子",但不可否认,高影响因子期刊上发表的论文往往研究内容更深入,研究结论更有科学价值,更容易获得同行的关注。所以,影响因子还是选择目标期刊的重要考虑因素。①中文核心期刊:是指发表某学科论文数量较多、质量较高、影响力较大,代表该学科现有水平和发展方向的期刊。即 IF 越大就越有可能被评定为核心期刊。评价中国(不含港、澳、台)出版的医学核心期刊,主要有以下 3 种工具书和一个系列:《中文核心期刊要目总览》《中国科技期刊引证报告》(CJCR)、中国科学引文数据库(CSCD)、中华医学会期刊。②外文医学期刊:可以根据期刊引用报告(Journal Citation Reports,JCR)(详见第五章)或《中国科学院文献情报中心期刊分区表》的期刊分区来选择投稿期刊。期刊分区是根据期刊所属学科领域进行的分区,分区靠前的期刊相对质量较高,当然收稿门槛也较高,在投稿之前应了解期刊情况,量力而行。

2. **《高质量科技期刊分级目录》**　为推动建设与世界科技强国相适应的科技期刊体系,助力我国科技期刊高质量发展,中国科学技术协会于 2019 年起正式开展《高质量科技期刊分级目录》发布工作。相关全国学会选取一定数量的学术期刊,按照 T1、T2 和 T3 三个级别进行评估认定。T1 类表示已经接近或具备国际顶级水平的期刊,T2 类是指具有较高水平的国际知名期刊,T3 类是指为学术界所认可的国内外优质期刊。

原则上,入选分级目录的期刊数量不超过本领域期刊总量的 50%,每个级别期刊数量根据该学科期刊实际情况确定。突出"高质量"要求,综合考量期刊的前沿问题把握能力、学术成果创新水平、传播影响力、出版时效性、服务学术交流和经济社会发展能力等指标,坚持选优选精、宁缺毋滥,其中医学领域期刊包括:

(1)《临床医学领域高质量科技期刊分级目录》:由中华医学会认定完成,共收录 547 种中外文临床医学期刊,包括《心血管病学科技期刊分级目录》46 种、《内分泌学科技期刊分级目录》38 种、《儿科学科技期刊分级目录》39 种、《医学影像学科技期刊分级目录》47 种、《耳鼻咽喉科学科技期刊分级目录》35 种,《眼科学科技期刊分级目录》37 种、《呼吸病学科技期刊分级目录》35 种,《消化病学科技期刊分级目录》46 种、《神经病学科技期刊分级目录》70 种、《妇产科学科技期刊分级目录》33 种、《肿瘤学科技期刊分级目录》62 种、《烧伤外科学科技期刊分级目录》37 种、《整形外科学科技期刊分级目录》22 种。

(2)《中医药科技期刊分级目录 T1、T2 级期刊名单》:由中华中医药学会、中国中医科学院共同完成,收录中英文中医药科技期刊 38 种,其中 T1 级 11 种,T2 级 27 种。

(3)《预防医学与卫生学高质量科技期刊分级目录》:由中华预防医学会完成,收录期刊 122 种,其中中文期刊 33 种,外文期刊 89 种。

(4)《细胞生物学领域高质量科技期刊分级目录》:由中国细胞生物学学会认定并发布,收录国内外期刊 39 种,其中 T1 级 11 种,T2 级 12 种,T3 级 16 种。

(5)《护理学领域高质量科技期刊分级目录》:由中华护理学会编制完成,收录国内外护理学科期刊 88 种,其中 T1 级 22 种,T2 级 23 种,T3 级 43 种。

3. 中国科技期刊卓越行动计划 由中国科学技术协会、财政部、教育部、科学技术部、国家新闻出版署、中国科学院和中国工程院于 2019 年 11 月 22 日启动实施中国科技期刊卓越行动计划,下设领军期刊、重点期刊、梯队期刊、高起点新刊、集群化试点以及建设国际化数字出版服务平台、选育高水平办刊人才 7 个子项目,其中入选期刊包括:

(1)领军期刊:共有 22 种,均为英文期刊,如《国际口腔科学杂志》(International Journal of Oral Science)、《药学学报》(Acta Pharmaceutica Sinica B)、《中国免疫学杂志》(Cellular & Molecular Immunology)、《中华医学杂志》(Chinese Medical Journal)等。数据库收录情况为,SCIE 收录 22 种、Scopus 收录 22 种、CSCD 收录 19 种、Ei 收录 8 种。

(2)重点期刊:共有 29 种,均为英文期刊,如《中国药理学报》(Acta Pharmacologica Sinica)、《神经科学通报》(Neuroscience Bulletin)、《药物分析学报》(Journal of Pharmaceutical Analysis)、《癌症生物学与医学》(Cancer Biology & Medicine)、《运动与健康科学》(Journal of Sport and Health Science)、《转化神经变性病》(Translational Neurodegeneration)等。数据库收录情况为,SCIE 收录 29 种、Scopus 收录 29 种、CSCD 收录 27 种、Ei 收录 14 种。

(3)梯队期刊:共有 199 种,包括中英文期刊,如《国际皮肤性病学杂志(英文)》(International Journal of Dermatology and Venereology)、《中华内科杂志》、《遗传学报(英文)》(Journal of Genetics and Genomics)、《中国癌症研究(英文)》(Chinese Journal of Cancer Research)等。

(4)高起点期刊:共有 30 种,包括中英文期刊,如《感染性疾病与免疫(英文)》(Infectious Diseases & Immunity)、《寒地医学(英文)》(Frigid Zone Medicine)、《基因与疾病(英文)》(Genes & Diseases)、《心血管病探索(英文)》(Cardiology Discovery)等。

4. 审稿周期 规范的学术期刊会告知明确的同行评审过程。如评审标准、评审人员的选择、同行评审的类型(单盲还是双盲)、同行评审的周期,以及编委会如何处理同行评审结果。根据期刊不同,审稿周期有所不同,多数期刊的初审耗时约 1~2 个月,但有些可能需要 3 个月甚至更长。审稿周期的长短也是选择目标期刊时需要考虑的。期刊的审稿周期,可以从该期刊的官方网站上查询到,或在投稿指南中有所介绍。另外,还可以查看期刊是月刊、双月刊还是旬刊,对其审稿周期做一个预估,判断是否适合投稿。

二、期刊栏目

期刊栏目是指有固定的名称,对一组题材内容、性质、功能、目的相近的稿件进行定期或不定期、连续报道的版面,具有导向、索引、分类等作用。对于作者和读者来说,期刊栏目有以下三个功能:①导研功能:了解期刊的栏目设置,有利于作者把握期刊的编辑意图、内容导向、选题方向、期刊特色,结合自身优势调整写作计划和文章选题内容,有针对性地投稿。②导投功能:针对不同栏目的读者特点和阅读需求,按照选题指南和稿件录用标准撰稿,提升稿件的被采用率。③导读功能:期刊栏目本身具有极好的导向性作用,可以按图索骥,对期刊中的文章进行选择性阅读。同时,通过栏目设置了解有关领域的最新动态,及时调整阅读方向,决定阅读的详略程度和取舍策略。

因此,确定拟投期刊之后,可以通过查阅该刊的栏目设置,判定是否与文稿内容同属一个研究范畴,只有研究范畴相同,该刊才有可能接收所投稿件。还可以查阅该栏目近期是否发表过类似的论文,若有类似的论文,考察其水平如何,对比自己的论文看是否有新的补充,或有何独到之处,最后再决定是否投稿。在此基础上,仔细阅读该刊的投稿须知,并对稿件作出相应的调整和修改。

三、投稿信

准备寄出的论文稿件要做到该刊所要求的各部分材料准备齐全,不要留有"未尽事宜"或待补事项。交稿后除审稿人或编辑建议改动外,作者本人不应再对稿件有大的增减、修改等。

写好投稿信是迈向成功的第一步,期刊的编辑往往需要一些有关作者和作者论文的信息,作者也希望给编辑提供一些有助于其全文送审及决策的信息。这些信息都应该包括在投稿信中。如何写投稿信,不同期刊具体要求不一样,一般在杂志的"投稿须知"中会有要求。如果没有具体的要求,可按照通用要求处理,投稿信应包括以下几方面的内容:①投稿愿望(greeting);②本研究或发现的意义(significance of the new finding);③对内容重复问题(redundancy)、研究对象隐私权问题(privacy)、知情同意问题(informed consent)及其他需要说明的问题加以说明;④对研究成果可能引起的利益冲突(interest conflict)或法律纠纷(legal liability)问题,如:多中心研究的成果归属问题、与资助单位的利益分配问题加以说明;⑤所有作者的签名(signature),超过25个作者时,签名到第25个作者;⑥其他要说明的问题,比如能否付出版费(版面费、彩图费)的说明;⑦通信作者(corresponding author)的详细地址和联系方式,包括电话和E-mail;⑧伦理声明(ethical statement),涉及人体试验的伦理,应根据《世界医学协会赫尔辛基宣言》(2013)及《涉及人的生物医学研究伦理审查办法》进行伦理审查。无论前瞻性抑或回顾性的临床研究,作者投稿时应出具该研究经过机构伦理委审查批准和获得受试者知情同意或豁免的证明文件,并在文中描述相关的审批内容和批件号;涉及动物实验的伦理,应表明严格遵守国家实验动物相关法律、法规和标准,包括但不局限于《实验动物管理条例》(2017年3月1日修订版)和GB/T 35892—2018《实验动物 福利伦理审查指南》等,同时参考借鉴国际生物医学期刊关于动物实验研究报告的相关指南共识(如ARRIVE 2.0、IGP 2012、IAVE Guidelines 2010等)。

四、投稿方式

在利用网络之前,作者主要通过纸刊获取学术期刊的投稿途径,认为从纸刊上获取的投稿途径真实可信。查询投稿途径的方法有三种:①直接翻阅有关的学术期刊(来源于图书馆、工作单位或个人订阅等);②查阅《中国报刊大全》《乌利希国际期刊指南》等纸本期刊检索工具书;③咨询同行。通过邮寄稿件或直接到学术期刊编辑部投稿。

随着信息技术的发展和互联网的普及,投稿方式由线下逐渐转移到线上,首先是电子邮箱投稿兴起并成为主流,然后随着各学术期刊在线投稿系统上线,电子邮箱投稿和投稿系统在线投稿成为作者向学术期刊投稿的主要方式。作者多从网上查询投稿信息,但很多投稿网站鱼龙混杂,可能获得虚假投稿链接,易对作者和学术期刊造成不良影响。在这种情况下,可以通过期刊主办单位的官方网站、学术期刊数据库查询期刊最新发布的投稿须知或来稿须知,确定正确的期刊投稿方式。注意:①查询拟投稿期刊的最新要求,以便在稿件的准备中就开始遵循期刊的习惯和格式,节省论文调整时间;②投稿时严格遵循期刊的要求,按照规定的程序填写或添加投稿信息;③E-mail 地址必须准确,便于投稿及投稿后与编辑联系;④要使用国际通用邮箱,最好使用机构邮箱,以防收发邮件被列为垃圾邮件;⑤建议不同投稿系统注册时设置相同的用户名和密码,便于管理投稿账号,避免遗忘。

随着"两微一端",即微博、微信及新闻客户端为代表的新兴媒体迅速崛起,部分学术期刊设立微信公众号并设置"我要投稿"栏目,提供投稿途径获取方式或者投稿链接,作者点击投稿链接即可转到在线投稿系统。

五、评审意见

通常每种期刊都有由主编(负责期刊全部的编辑出版工作)、多名专职编辑(负责处理稿件的日常工作)和多名评审专家(负责稿件评审工作)组成的期刊编辑委员会。绝大多数期刊实行"初审—同行评议—复审—终审"或"初审—复审—同行评议—终审"流程,处理结果有以下 3 种。

1. **同意接收与发表**　论文被接收后,仍有重要的后续工作需要完成,如校对稿件、签署版权转让书、缴纳版面费等。收到论文被接收的邮件之后,要密切关注邮箱动态,以便及时处理。如果作者没有按照要求去做,或者超过给定的期限没有完成编辑部的要求,有可能导致稿件被拒。很多期刊会提供"OA"(open access)选项,通过 OA 可以提高论文的受众面、扩大论文影响力,如果科研经费充足,可以选择。

2. **建议修改**　仔细阅读并准确领会审稿意见和修改建议,给出有针对性的回复,说明对文稿的修改情况及部分内容未按评审意见修改的理由。一定要在编辑部要求的最后期限内将修改稿发送或上传到指定位置。常见情况有:①如果编辑部要求只对原稿作一些小的改动(如关键词改为主题词、参考文献的著录格式或项目应规范化等),按其要求修改即可。②如果要求对原稿内容作较大的改动,则要区分情况,慎重对待。第一,如果评阅的意见是正确的,原稿确实存在很大的缺陷,应按评审意见认真进行全部或部分改写。第二,如果评审意见部分内容不合理,要对没有采纳的意见逐条加以说明。第三,如果认为评审意见是错误的,误解了原稿,应使用礼貌委婉的词语向主编或编辑说明理由,反驳时要把握分寸,亦可引用已发表文献来证明自己的文章,说服审稿人。总之,作者对待评审意见既要勇于修正错误,也要敢于坚持真理。如果编辑部仍坚持评审人的评审意见可改投其他刊物。

3. **拒绝**　投稿被拒的原因中,除了稿件的质量问题,退稿原因是多方面的,常见的有:

(1)未送外审直接被主编拒稿:①稿件内容不在期刊的收稿范围内;②摘要和/或总结部分没有说服力;③研究的创新性、贡献等重要内容阐述得不够清楚;④有些类型的论文原本就很难发表在具有高影响力的期刊中,如概念分析(concept analysis)、整合性综述(integrative review)、量表研发等相关论文。

(2)被审稿人拒稿:①语法存在大的问题,无法读懂要表达的意思;②论文质量差;③研究内容不完整,遗漏重要信息;④过度夸大研究的因果推断或影响力。

一般来说,著名期刊的退稿会远远超出录用稿件。稿件被拒后,作者要调整心态,按照专家的评审意见认真修改,重新投稿。具体来说,要做好以下几点:①提升稿件质量;②寻找合适期刊;③细读投稿须知;④熟悉投稿流程。再接再厉,改正不足,汲取教训,不断提高写作能力,争取文稿早日发表。

第八节 ｜ 学术诚信规范

科学研究需要规范学术行为,严明学术纪律,维护学术尊严,弘扬勇于创新、求真务实的科学精神,树立严谨踏实、诚实自律的优良作风,营造追求真理、锐意创新、严谨求实、诚信负责、真诚协作的学术氛围,因此,需要严格遵守学术诚信规范。

一、学术诚信规范

科学研究要建立在信任与诚实的基础上,科研工作者进行研究时,应该实事求是、不欺骗、不弄虚作假,恪守科学价值准则、科学精神以及科学活动的行为规范。科研诚信需要坚持五个基本价值观:诚实、信任、公正、尊重和责任。科研工作者在进行研究时应遵守相应的规则和范式,包括逻辑层面,主要规范逻辑思维与创造性等方面的内容,交代学术缘起、问题意识、已有研究、个人独创和理论发展等,以确保在原有研究的基础上发现新问题,达到思想的深化和学理的创新;方法层面,主要规范研究的路径、边界与方法等,包括说明源流传承、范式依托、理论框架、分析模型、方法创新等;形式层面,主要指文本规范,包括文献索引、引证出处、参考书目、注释体例等。

二、基本学术诚信规范

(1)遵守科学伦理道德,尊重研究对象,按照风险(伤害)最小化、有利、公正原则开展科研活动。在涉及人体的研究中,尊重人的自主性、知情权和隐私权,坚持程序公正、回报公正和分配公正。

(2)在数据、资料采集与分析中遵守诚实客观的原则,真实、详细记录研究过程,保证实验记录和数据的完整、真实和安全。

(3)遵守论文写作规范,提高论文写作技能和水平。学术成果文本应规范使用中外文语言文字、标点符号、数字等。

(4)尊重他人劳动和权益,依照学术规范合理使用引文或引用他人成果。引用他人的成果不应构成本人研究成果的主要部分或核心部分。引用他人的成果、观点、方案、资料、数据等,均应注明出处。引文原则上应使用原始文献和第一手资料,凡转引他人成果,应注明转引出处。

(5)学术研究成果的署名应实事求是,只有对研究成果作出实质性贡献者,才有资格在研究成果中署名。有资格署名者,除因保密需要或本人书面同意外,均应署名。合作成果应按照参与者所作贡献大小的顺序署名,另有合法约定的除外。任何成果均应在发表前经所有署名人审阅并签字,署名者应对本人完成部分负责,并承担相应的学术责任和法律责任。成果主持人应对成果整体负责。

(6)一篇论文只能投给一家期刊,只有在确知被退稿后,才能改投其他期刊。论文发表后,他人有权做恰当的引用和进一步了解该成果的细节。国家资助的成果发表后应该与同行共享。

(7)研究成果发表时,应以适当方式向提供过指导、建议、帮助或资助的个人或机构致谢。一旦发现研究成果中有疏漏或错误,应及时向相关人员和机构报告,根据错误性质实施有效补救措施。对已发表研究成果中出现的错误和失误,应以适当的方式予以公开和承认。

(8)诚实严谨地与他人合作,耐心诚恳地对待学术批评和质疑。介绍、评价研究成果时,应遵循客观、公正、全面、准确的原则,进行实事求是的分析、评价和论证;不故意夸大或贬低研究成果的学术价值、经济或社会效益。

三、学术不端行为的认定

(1)侵占、抄袭、剽窃他人论文、报告和研究数据等成果;允许或协助他人侵占、抄袭、剽窃自己或他人论文、报告和研究数据等成果;请他人代写或代他人撰写或购买论文、报告等。

(2)篡改、伪造自己或他人的原始研究数据(包括实验数据、调查数据和软件计算结果等)和研究成果等;隐瞒不利数据用于伪造创新成果和新发现;在接受必要的调查时无法提供原始试验记录;未经严格论证主观臆造学术结论等。

(3)直接引用他人成果、观点、方案、资料、数据等而未标明出处或论文雷同率(包括与直接翻译的成果比对)偏高。

（4）在未作贡献的科研成果中署名，署名位置高于实际贡献，共同完成的科研成果只署名部分成员，未经本人同意擅自署其名，或未经项目负责人同意标注资助基金项目等。

（5）重复发表或变相重复发表自己的研究成果，包括一稿多投、用中文发表后又译成外文发表、一项成果以多篇论文分散发表而文章相互重叠，以论文形式发表后又不加改动以书的章节形式发表等。自己照抄或部分袭用自己已发表文章中的表述，而未列入参考文献。

（6）其他违背学术界公认的学术道德规范的行为。

针对学术诚信建设存在的问题，提出以下有效的对策：①加强学术诚信教育；②建立学术诚信数据库；③完善学术诚信评价体系；④加强学术诚信立法；⑤发挥社会舆论监督作用。从而为防范学术不端行为的发生、维护科学活动的可持续发展、营造良好的科研氛围提供保障。

（黄　艳　史继红）

思考题

1. 简述综述的写作步骤。
2. 英文摘要常见错误分析。
3. 如何选择投稿期刊？
4. 什么是研究型医学论文。
5. 研究型医学论文按照学科以及课题性质可以分为哪几类？
6. 简述研究型医学论文选题的原则与方法。
7. 简述研究型医学论文拟定提纲的步骤。
8. 简述研究型医学论文的写作步骤。
9. 简述学术诚信规范的主要特征。
10. 基本学术诚信规范包括哪些方面的内容？
11. 学术不端行为如何认定？
12. 针对学术诚信问题，可以采取哪些有效的策略？

思考题解题思路

本章目标测试

本章思维导图

推荐阅读

［1］ 罗爱静,于双成.医学文献信息检索.4 版.北京:人民卫生出版社,2024.

［2］ 王红兵,胡琳.信息检索与利用.3 版.北京:科学出版社,2019.

［3］ 赵玉虹.医学文献检索.3 版.北京:人民卫生出版社,2018.

［4］ 郭继军.医学文献检索与论文写作.5 版.北京:人民卫生出版社,2018.

［5］ Wang Q,Tao C,Yuan Y,et al. Current Situations and Challenges in the Development of Health Information Literacy. Int J Environ Res Public Health. 2023 Feb 2;20(3):2706.

［6］ Peters GM,Kooij L,Lenferink A,et al. The Effect of Telehealth on Hospital Services Use:Systematic Review and Meta-analysis. J Med Internet Res. 2021 Sep 1;23(9):e25195.

［7］ 杨克虎.循证医学.3 版.北京:人民卫生出版社,2019.

［8］ Klein WMP,Chou WS,Vanderpool RC. Health Information in 2023(and Beyond):Confronting Emergent Realities With Health Communication Science. JAMA. 2023 Sep 26;330(12):1131-1132.

［9］ 李小平,胡德华.科技信息检索.2 版.北京:科学出版社,2022.

［10］ 黄晴珊.全媒体时代的医学信息素养与信息检索.广州:中山大学出版社,2014.

［11］ 黄如花.数字信息资源开放存取.武汉:武汉大学出版社,2017.

［12］ 姜鑫.生物信息学数据库及其利用方法.现代情报,2005,25(6):185-187.

［13］ 尚文刚.医院信息系统教程.2 版.北京:科学出版社,2022.

［14］ 关于印发医学科研诚信和相关行为规范的通知［EB/OL］. https://www.gov.cn/zhengce/zhengceku/2021-02/21/content_5588061.htm.

［15］ 王铁军,闫爽.当前我国科研诚信存在的问题及对策分析//Information Engineering Research Institute,USA, Asia Pacific Environmental Science Research Center,Hong Kong.Proceedings of 2017 2nd International Conference on Education & Educational Research and Environmental Studies(EERES 2017)V109. 东北电力大学马克思主义学院, 2017:4.